傅晓骏名中医传承工作室丛书

傅晓骏名中医学术思想文集

主编 傅晓骏

全国百佳图书出版单位
中国中医药出版社
·北京·

图书在版编目（CIP）数据

傅晓骏名中医学术思想文集 / 傅晓骏主编. -- 北京：中国中医药出版社，2025.4. --（傅晓骏名中医传承工作室丛书）.
ISBN 978-7-5132-9087-6

Ⅰ．R249.7

中国国家版本馆 CIP 数据核字第 2024FY8500 号

中国中医药出版社出版

北京经济技术开发区科创十三街 31 号院二区 8 号楼
邮政编码　100176
传　真　010-64405721
山东临沂新华印刷物流集团有限责任公司印刷
各地新华书店经销

开本 710×1000　1/16　印张 18.25　字数 327 千字
2025 年 4 月第 1 版　2025 年 4 月第 1 次印刷
书号　ISBN 978-7-5132-9087-6

定价　68.00 元
网址　www.cptcm.com

服 务 热 线　010-64405510
购 书 热 线　010-89535836
维 权 打 假　010-64405753

微信服务号　zgzyycbs
微商城网址　https://kdt.im/LIdUGr
官 方 微 博　http://e.weibo.com/cptcm
天猫旗舰店网址　https://zgzyycbs.tmall.com

如有印装质量问题请与本社出版部联系（010-64405510）
版权专有　侵权必究

《傅晓骏名中医学术思想文集》

编委会

主　编　傅晓骏
副主编　熊荣兵　周华虹　朱　肖
　　　　　朱杭溢
编　委　（以姓氏笔画为序）
　　　　　王凌燕　张　婷　胡双燕
　　　　　俞树翰　姜耘宙

王序

初识傅晓骏医师是在1995年金华市中医院血透室成立及血透机捐助仪式上，当时我应邀进行讲学与门诊。之后她经常往返于杭州及金华间，并在全国及省年会上向我咨询或交流各种学术及临床问题。她认真和诚恳的态度，令我感动！傅晓骏酷爱中医、传承中医、发展中医，从事中医临床、教学、科研工作40余载。她为人谦逊，勤恳好学，理论和临床经验丰富，在当地及省域周边享有盛誉。

傅晓骏幼喜花草，从中学阶段开始学习中医，师承金华名中医、金华市中医院建院元老林秀春、许锡珍医师，此后又跟多位国家级名老中医药专家学习。她辗转毕业于浙江中医学院（现浙江中医药大学），任职于金华市中医医院，长期坚持临床，精研医著，学术造诣精深，为浙江省名中医，全国第六批老中医药专家学术经验继承工作指导老师，全国名老中医专家传承工作室项目专家。

近日《傅晓骏名中医学术思想文集》将付梓，此书由傅晓骏率众弟子精心准备，将历年发表的有关学术思想、临证经验、实验探索、文化研究等论文汇集整理、总结提炼而成。余通读后，颇有感触。是书体现了傅晓骏教授一贯严谨的治学态度，反映了她几十年临证中的学术思想、临床特色。书中既有肾脏病的各类研究，也有风湿病、内科杂病的学术思想，还有学术流派的特色挖掘。她治疗肾脏病的主要学术思想可以"两、两、叁"来归纳，即两个中心学术思想、两个中心理论和三个临证治疗思路与特色，既重经典，又重辨证；并提出治疗水肿的三焦气机斡旋理论，把"三阴""结"和"水"用"根""轴""枝"的关系进行阐述，并用经典理论"三阴结，谓之水"进行论治。她提出"瘀浊蕴毒"理论，认为瘀浊是慢性肾衰的主要病理环节，瘀浊蕴毒是慢性肾衰进展的重要病机，化浊逐瘀解毒是延缓慢性肾衰进展的重要措施。书中既反映了傅晓骏以传统中医思辨为本，又以现代科学认识为辅形成的一系列中医诊疗新思路、新方法和新方案。例如，从细胞分子水平认识肾脏病气血相关理论，从"中央健，四旁如"出发，结合肠道菌群研究探索脾肾相关理论等。傅晓骏在风湿病的学术思想可概括为"一原则六要点"，她从五痹、外感、痰瘀论治风湿痹病，自创通痹汤及其类方，临床应用效果颇佳。对于杂病的治疗，她创立"未病平和论""痰气瘿病论""杂病分辨论""中西标本辨治论"等，自创"清振汤"治疗头痛；她继承滋阴理论，创"养阴益胃汤"治疗胃病；她善用"散结化瘿汤"加减治疗瘿病；她重视精神调摄，用"解郁安神汤"疏肝解郁。

近年来，傅晓骏教授更是致力于中医药文化的传承研究，对浙江省金华地区的传统医学资料进行抢救性挖掘整理，对浙派中医的丹溪学派、八婺医派等医学流派进行了深入探索，表现出现代中医人传承和挖掘中医药传统文化、创新研究中医药现代科学的拳拳赤子之心。该书出版对中医学术发展具有积极的现实意义，是推动中医传承创新的一本好书。故乐而为序。

国医大师 王永钧

甲辰年冬月于杭州

自序

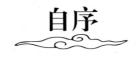

我接触中医是在儿时。记得小时候,奶奶不时地唠叨族里出过名医,山上草药是好东西。我曾被奶奶用土瓦烘焙鸡内金消除积食,用小葱根、紫苏煎汤治愈感冒而折服。长大后,我查了族谱才知晓,傅氏祖先曾有两位比较有名的中医,一位是建立皇室种痘制度的清朝御医傅为格,另一位是有"金一帖"之名的傅为学,到我这一代已是第二十一代了。

受奶奶的影响,我从小就对中草药颇感兴趣,母亲见我有天分,就下决心要将我培养成中医,继承家学。可以说,我的中医道路与母亲的严格管教、悉心培养是分不开的。

1976年,16岁的我刚刚高中毕业就跟着母亲去当时的金华中医院元老、退休名中医林秀春的家中,拜其为师。林秀春当时已经70多岁,尤擅儿科,也精通妇科。在家中坐诊,患者就直接到家里看病,慕名而来的患者非常多。1976～1978年,几乎每天天一亮我就到老师家,跟师学习,午饭也直接跟老师一起吃,一直到傍晚才回去。林秀春擅长儿科、妇科,对中医杂病治疗也很有经验。学医期间,我几乎整天跟师学习。《医学心悟》《医学三字经》《药性赋》《汤头歌诀》等,都是林师精心安排的必背之书。除了背书,林师还手把手教弟子们句读,逐字逐句断句《黄帝内经》《伤寒论》《温病条辨》《小儿药证直诀》等古籍。一根小小的火柴棍儿、一方红色印泥成了我们手中探索医学经典魅力的钥匙。可以说,是林师引领我步入了中医大门。

儿科素称"哑科",更有谚语说:"宁治十男子,莫治一妇人;宁治十妇人,莫治一小儿。"可见其辨治之难。可是林师却在金华地区竖起了一块儿科的金字招牌,远近闻名,不乏许多外地求医者。有一次,林师正在给我们讲授小儿用药知识,这时,有一对风尘仆仆的年轻夫妇满脸紧张地抱着一个襁褓婴儿走了进来。"林大夫,我家孩子感冒发烧两天，昨夜都开始抽筋了，乡里的大夫治不了，求求您救救他吧……"林师见状，赶紧上去查看患儿的病情。只见患儿满脸通红，一摸还有些烫手，咳嗽，有痰声，流鼻涕，满身都是红色皮疹，带着清透的小水疱……林师当下心中就有数了，稍稍劝慰之后便开具了一张祛风清热、解毒透疹的方子，另嘱家长以犀牛角水磨后兑服。因患儿为危急重症，林师仅开了一帖。他对我们解释道："小儿形气未充，病情易多变，所以重症患者需多加观察，随时调方，灵活变化。"次日一早，这对夫妇又来了，脸上的愁容不再，对着林师千恩万谢，直道是"神医"。原来，孩子服一帖药后，高热退了，病情好了大半。林师的辨证用药风格给我留下了深刻印象，为我等后来形成独特的辨证思维打下了坚实基础。

1978年，我考上金华市"五年制师承班"，继续学习中医。临行前，我告别恩师，他也多有不舍，拿出了几十册珍藏多年的中医古籍，悉数赠给我。

1978～1983年，我先后进行了两年中医理论课程的系统学习、三年跟师学习，并师承当时金华中医院的副院长，丹溪学派后人，精通内科、妇科、儿科的金华市中医院建院元老许锡珍。

许锡珍是民国时期江东名医郭季樵的关门弟子。据民国丁亥年重修的《汾阳郭氏宗谱》记载：郭季樵，名瑞桓，号季樵，字应圭，出生于世医之家。始祖冯氏太太婆乃明朝御医，父郭锡祉，号阿祉先，清朝名医，传至郭季樵已是丹溪学派十八代。郭季樵在拦路井（今八咏楼）元德堂步上医途。由于笃志创业，钻研医术，造诣颇深，再加上普济众生，崇尚医德，世人皆称季樵仙、阿华仙。许锡珍继承郭氏医德医术，德艺双馨，临证重视"养阴"，常常起手就是三味药打底，即"生地黄、女贞子、墨旱莲"。许师亦精通脾胃病及妇科、儿科杂病。当时许师带着我参加附近乡镇巡回医疗，遇到了内科、妇科、儿科各式各样的病种，丰富了我的临证思维。当时有一位母亲愁苦地抱着3岁的女儿来看病，说小孩子不爱吃饭，个子也长不高。只见孩子面黄肌瘦，头发干枯，精神很不好。许师见状告诉家属，这是得了疳积，需要内外合治。他让我取来三棱针，消毒后在女孩手上的四缝穴挑挤出少量黏液，随后开了健脾消积的处方，嘱家属平时不要喂得太多，要少量多次，减轻小儿的肠胃负担。半年后，家属带患儿来到许师诊室，见小孩已面色红润。还有一位患者，听说许师医术了得，就特意跑来求诊。他说自己得了怪病，每天吃得好、睡得香，干活也有力气，就是有一个毛病——口干，每天要喝很多水。许师听了他的描述，又摸了摸他的脉搏，看了看他的舌苔，给他开立了一个特别的处方：粥油一碗，每日3次温服。患者非常诧异，但是许师名声在外，就半信半疑地回去喝了几天。后来他特意来复诊，说喝了几天粥油之后，口干减轻了大半。对此我疑惑不解，向许师请教。许师微笑道："粥油也是一味药，患者气阴亏虚，粥油能益气养阴。患者家里并不宽裕，不必用参汤调养，粥油简便易得，乃两全之法。"许师体恤患者，医德之高，可见一斑。还有一位女性患者前来求治，述结婚3年，流产多次，自己心理压力很大，非常想要个孩子，但去了许多地方治疗都不见效。越是想要小孩，越是没有，整日忧郁愁苦，家人听闻许师的名气，便带她来看病。许师看患者面色晦暗，形体消瘦，默默不语，便宽慰患者说先吃药看看，把身体调养好，该怀孕的时候自然会怀孕的。女子以肝为先天，情绪不佳会有损胎元发育，于是许师开具了补肾疏肝药，后经多次复诊，患者顺利怀孕产子。许师中医基础理论扎实，注重传承中医医术，又受八婺医派汇通思想影响，反对门户之见，提倡博采众方。许师注重临床，思维敏捷，通晓经典，汇通中西，每每诊治有特殊之处，都要求我独立思考，查阅经典古籍，诊间又进行点拨提问。在许师的指导下，我很快建立起临床与经典的联系，注重中医与西医相结合。1983年师承结束，我取得了出师证书，留在金华中医院从事临床工作，与此同时我继续刻苦地学习。

1986～1995年，我边工作边游学。1986～1987年我到浙江省中医院，跟随国家级名中医李学铭先生学习。李学铭为著名中医叶熙春的关门弟子，早年致力于纯中药治疗疾病的研究，在治疗黄疸型肝炎、慢性肾盂肾炎、结核性渗出性胸膜炎、风湿病等方面有独特见解。他借鉴民间验方研制的"木合剂"治疗上消化道出血，疗效显著。20世纪70年代，他致力于中医、中西医结合治疗肾病研究，研制出治疗尿毒症的"启坎散""肾衰败毒散"，治疗痛风性关节炎的"痛风洗剂"，治疗慢性肾炎的"抗凝I号"和"益肾冲剂"。受他的影响，我开始对肾脏病产生浓厚兴趣。进修结束后，我提升自己的欲望更加强烈，于是便参加了浙江中医药大学本科中医学专业及研究生班的学习，中医理论知识更加扎实。

1994～1995年，我赴上海曙光医院肾内科进修肾脏病治疗。我一边充实自己的西医理论，一边在科研的道路上摸索、前行。

我得傅氏家传，师从林秀春、许锡珍、李学铭，并经过几次进修，一路学习下来，从广到精，并结合自己的临床经验，逐渐形成了"中央健，四旁如""养阴益精法""温阳化瘀逐毒法""祛风蠲痹通络法"等辨治方法，在治疗肾病、风湿病、内科杂病方面有非常显著的效果，也有了一些"拿手"的方剂，如降氮汤、肾毒宁、四藤饮、温脾固涩汤、养阴益胃汤、通痹汤（蠲痹止痛饮）、清振汤、复方排石汤等。另外，我在亚健康及慢性病的调理方面也颇有体会，创制了一些行之有效的膏滋剂和中药浓煎剂。我在临床中发现，婺州地区属亚热带季风气候，四季分明，年温适中，热量丰富，雨量较多，有明显的干湿两季，常易损伤脾胃，致气失濡润，出现"胃气乃厚"的证候，故提出无论在亚健康还是慢性病调理方面都要善调脾胃，强调健脾法在疾病治疗中的重要地位。同时根据慢性病疗程较长的特点，我与药剂科同事共同研发了个性化的浓缩中药煎剂，提高了口服中药的依从性，方便了患者，起到了事半功倍的效果。

在临床中我观察到，大量的蛋白尿患者，其血FT_3、FT_4指标是下降的，而且往往蛋白尿指标越高，FT_3、FT_4指标则越低，脾肾阳虚症状越明显。我想蛋白尿与FT_3、FT_4指标之间一定存在某种关联，这是值得研究的一种临床现象。于是，我便着手进行科学研究。从"降氮汤"到"肾毒宁"，从临床到科研，从中药汤剂到颗粒剂的剂型改进，从疗效分析到动物实验，从细胞因子到系膜细胞培养及信号通路的相关探索，我对"肾毒宁"进行深入研究，开展相关课题研究共9项。此外，对于肾风湿病等其他疑难病证，我带领团队及学生进行针对性研究，先后主持及指导浙江省自然科学基金项目、浙江省科技厅项目、浙江省卫生厅项目、浙江省中医药管理局项目、金华市科技局项目等37项，参与科技部国家中医药行业科研专项课题、浙江省中医药重大疾病科技创新平台科研专项课题研究，研制开发了治疗慢性肾炎、糖尿病肾病、慢性肾功能衰竭、慢性尿路感染、痛风性关节炎、风湿性疾病等多项内服及外用院内制剂，临床效果良好，深受患者欢迎。

经过多年的科学研究，我获得了诸多奖项及成果：包括浙江省科技进步三等奖3项，浙江省中医药科技创新二等奖1项、三等奖4项，金华市科技奖二等奖两项、三等奖两项，并以第一作者及通讯作者在各级杂志发表论文85篇，出版专著5部，获国家发明专利两项。我的科研成果在各类继续教育培训班上进行推广，成果推广到市区、乡镇及外省、县、市多家医院，取得了很好的社会效益。

　　从医四十六载，经过多位名师的指导和广泛的学习、进修，以及众多中医经典书籍及医案的熏陶，我勤于思考，善于总结，学以致用，在探索岐黄的道路上孜孜不倦、开拓进取，在中医内科杂病、肾病、风湿痹病诊疗及亚健康调理等诸多领域积累了丰富的临床经验和大量的验方验案。我深谙熟读中医经典的重要性，并将其学透领会用于临床，提高疗效。在学习诸家学说时，我坚持"中西汇通、融西贯中"，主张兼收并蓄，融会贯通，既不囿于一家之言，也不独宗一家之法，师古而不泥古，勇于创新，在肾病、风湿痹病、内科疑难杂病、治未病等诸多领域形成了自己的治疗体系和学术特点，形成了八婺医派——许氏内科的傅氏学术思想。

　　《傅晓骏名中医学术思想文集》分肾脏病学术思想、风湿病及内科杂病学术思想、医学流派研究三部分，收集、归纳了我在各级期刊及部分年会上以第一作者及通讯作者发表的文章，总结提炼出肾病、风湿病、内科杂病、未病治疗中的经验和学术思想。

　　本书编写得到金华市中医医院的大力支持，傅晓骏名中医传承工作室全体成员、编委会同仁及我的学生对本书进行了编校，在此一并表示感谢！

　　本书为一己之见，因学识所限，不足之处望读者提出宝贵意见，以便修订提高。

傅晓骏
乙巳年春月

目录

第一部分　肾脏病学术思想

第一章　理论研究 ··· 2
- 第一节　水肿论治 ··· 3
- 第二节　蛋白尿论治 ·· 19
- 第三节　血尿论治 ·· 25
- 第四节　"中央健，四旁如"论治观 ······························ 28
- 第五节　慢性肾脏病论治 ·· 30
- 第六节　慢性肾功能衰竭论治 ···································· 37
- 第七节　过敏性紫癜性肾炎论治 ·································· 54
- 第八节　药对治疗慢性肾炎 ······································ 59
- 第九节　女性复发性尿路感染论治 ································ 62
- 第十节　五轮辨治观 ·· 68

第二章　动物实验研究 ··· 70
- 第一节　糖尿病肾病相关动物实验 ································ 70
- 第二节　慢性肾功能衰竭相关动物实验 ···························· 91

第三章　临床研究 ··· 134
- 第一节　肾毒宁相关临床研究 ···································· 134
- 第二节　蛋白尿相关临床研究 ···································· 140
- 第三节　糖尿病肾病相关临床研究 ································ 143
- 第四节　其他相关研究 ·· 145
- 第五节　典型病案 ·· 147

第四章　中医药研究 … 161
第一节　慢性肾脏病中医药研究 … 161
第二节　糖尿病肾病中医药研究 … 187
第三节　透析相关并发症中医药研究 … 195

第二部分　风湿病及内科杂病学术思想

第五章　风湿病研究 … 202
第一节　风湿病的理论研究 … 202
第二节　从五脏痹论风湿 … 204
第三节　从外感论风湿 … 205
第四节　从痰瘀论治痹证 … 207
第五节　雷诺现象论治 … 211
第六节　狐惑病论治 … 214

第六章　内科杂病研究 … 218
第一节　膏方治疗慢性肾脏病 … 218
第二节　"治未病"理念用于慢性肾脏病三级预防 … 220
第三节　脾胃病论治 … 222
第四节　头痛病论治 … 224
第五节　桂枝汤类方的应用 … 228
第六节　温病论治 … 232

第三部分　医学流派研究

第一节　婺州医学 … 240
第二节　丹溪学派 … 252

附录一　学术论文、会议交流论文、学术著作、发明专利 … 263

附录二　科技奖项、荣誉称号、社会兼职 … 277

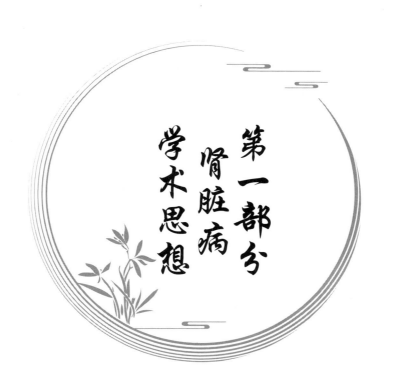

第一部分 肾脏病学术思想

第一章 理论研究

傅晓骏临床经验丰富，擅治肾脏疾病。临证注重辨证论治、病证结合；不拘一家，不以经方、时方划界；不对立中医、西医，因人制宜、随证遣方、博采众长。其治疗肾脏病的主要学术思想可以用"两、两、叁"进行归纳。

第一个"两"是两个中心思想。一是重视经典，临证善用经方治疗肾病；二是重视脏腑辨证，临证从肺、脾、肾论治。她认为，肺、脾、肾本虚为要，一方面需温补脾肾，通调中焦脾胃气机，以恢复中焦气机枢纽的作用，使气血阴阳调和；另一方面她主张从肺论治，强调调整肺脏宣表益气功能，减少慢性肾脏病的触发因素，处方用药多益气固表，防重于治。

第二个"两"是两个中心理论。一是提出三焦气机斡旋理论，巧妙运用经典理论"三阴结，谓之水"论治肾性水肿。"三阴结，谓之水"中的"三阴""结"和"水"可概括为"根""轴""枝"的关系，三者环环相扣，紧密联系，不可分割。"三阴结，谓之水"为《黄帝内经》中关于水肿病机的经典描述，以及后世对水肿病因病机分析推衍而来。傅晓骏在研究慢性肾炎水肿病证时，从源头和根本进行分析，更深层次地理解水肿的病机。二是提出"瘀浊蕴毒"理论。傅晓骏认为，瘀浊是慢性肾衰的主要病理环节；瘀浊蕴毒是慢性肾衰进展的重要病机；化浊逐瘀解毒是延缓慢性肾衰进展的重要措施。"久病必虚，久病必瘀"，血瘀作为病理产物和致病因素，贯穿慢性肾脏病的始终，因此从"瘀"论治至关重要。在治疗中，她注重活血化瘀，促进血行，疏通气机，以利于津液输布，亦令温阳补肾和滋阴补肾之功得以充分发挥，促进脾肾功能的恢复。

"叁"是三个临证治疗思路与特色。一是病证结合，中西医汇通，强调标本同治。傅晓骏治疗慢性肾脏病不拘泥于中医唯一治法，而是注意病证结合，中西汇通，根据慢性肾脏病发生发展过程进行分期治疗，将中医辨证与西医辨病有机结合起来。二是根据地域特点，提出"中央健，四旁如"在治疗肾脏病中的重要地位。婺州地区地属亚热带季风气候，四季分明，年温适中，热量丰富，雨量较多，有明显的干湿两季，易损脾胃，致气失濡润而出现"胃气乃厚"的结果。为此傅晓骏提出，无论何期、何型肾脏疾病都要注意脾胃功能，强调健脾化湿法在慢性肾脏病中的重要地位。三是强调"治未病"在肾脏疾病治疗中的重要性。傅晓骏将"治未病"思想贯穿慢性肾脏病的三级预防之中，抓住三级预防的各个环节，控制慢性肾功能衰竭患者疾病的发展，延缓进入终末期肾衰。

第一节　水肿论治

肾性水肿是指多种原因造成肾脏损伤后，蛋白大量排出，导致白蛋白过低和水钠潴留引起的病理过程，是多种肾脏疾病的早期诊断依据，临床多见于急性肾炎、肾病综合征、尿毒症等疾病。肾性水肿表现为可凹型水肿，通常由眼睑累及全身。目前西医治疗肾性水肿多在判断患者血容量的基础上，直接或扩容后使用利尿剂。这种治法短期效果明显，但后期往往会出现利尿剂抵抗，造成肾血管收缩，使疾病反复，进一步加重肾功能损害。中医学无"肾性水肿"病名，根据临床症状可将其归于中医学"水肿""水胀""胕肿"等范畴。傅晓骏治疗肾性水肿，创立了气机斡旋理论，善从脏腑辨证，从虚、瘀、湿论治，并结合临床实际，采用多种手段，运用多种辅助方法，以期达到最佳治疗效果。

一、脏腑辨证论治水肿

水肿首见于《黄帝内经》，根据临床表现可分为"风水""石水""涌水"。《素问·水热论》提出"其本在肾，其末在肺"，将水肿定位于肺、肾二脏。《景岳全书·肿胀篇》提出，"凡水肿等证，乃肺、脾、肾三脏相干之病"，又指出脾土对水的克制作用。历代医家多从肺、脾、肾三脏论治肾性水肿。然《素问·汤液醪醴论》言"其有不从毫毛而生，五脏阳以竭也"，说明五脏衰竭是水肿发生的重要内因。张仲景将水肿称为水气，说明水肿的发生与肝失疏泄、气机失调关系密切。沈金鳌言，"肝和则生气……为脏腑之生气"，表明只有肝之功能正常，他脏和荣，才能鼓舞脏腑气化。《灵枢·痈疽》提出"津液和调，变化而赤为血"，形成津血同病理论。以上皆说明水肿的形成与肝主疏泄、心主血脉相关。傅晓骏认为，水肿的病机为"本虚标实"，肺、脾、肾三脏通调水道失司是其发病之本，肝失疏泄、心脉瘀阻是水肿迁延难愈的重要原因，故临证应重视心、肝二脏的影响。人体是一个以五脏为中心的整体，任何一脏出现问题都会影响他脏，从而影响整体，治疗时应立足于整体，以肺、脾、肾三脏为主，同时兼顾心、肝二脏，主次有序，相辅相成。

1. 从肺论治

肺位上焦，为五脏之华盖，主一身之气。机体水液代谢依靠肺气的宣发肃降。肾居下焦，摄纳水液，与肺共同维持水液代谢。二者在生理上密切联系，病理上相互影响。机体感受风邪后，多客于肺卫，肺失宣降，水液潴留，发为水肿。肾性水肿患者早期常有外感之征，风邪为百病之长，善行而数变，故患者多因感受外邪后加速水肿进展。

傅晓骏认为，金水相生，肺通调水道失职必累及于肾，而肾失摄纳，水邪泛滥又可上逆犯肺，故临床常见慢性肾脏病患者外感后水肿加重，蛋白尿增多，肾功能短期内加速恶化。傅晓骏强调，"邪气盛则实，精气夺则虚"，邪伤于肺所致水肿亦有虚实。初期，风邪袭表，内舍于肺，风水相搏，泛溢肌肤发为水肿，病性属实，临床表现为感受风邪后随即出现浮肿，并可伴恶寒项强、小便不利、舌红、脉浮滑数等。此时应以驱邪为主，治以解表散邪，宣肺利水，方以麻黄连翘赤小豆汤为主。临床研究表明，麻黄连翘赤小豆汤能有效改善急性肾小球肾炎患者的临床症状及指标。疾病后期，正气受损，表虚不固，营阴外泄，患者表现为虚实夹杂，症见汗出恶风、身重微肿、小便不利等，此时应扶正祛邪兼顾，傅晓骏多以防己黄芪汤加减治疗。对于平素易感冒的患者，加大黄芪用量至60g，以加强益气固表之功，此时黄芪以先煎为妙。

2. 从脾论治

脾为后天之本，具有运化水湿和水谷的功能，《素问·经脉别论》谓其使"水精四布，五经并行"。《素问·至真要大论》云"诸湿肿满，皆属于脾"，说明脾脏功能正常，则人体营养运化疏布正常，脾失运化，易致水液凝聚而变为湿邪、痰饮或水肿。《诸病源候论》云"脾肾虚则水妄行……而令周身肿满"，说明水肿病机与脾肾虚相关。傅晓骏认为，脾气虚弱，水湿内停，则升清降浊失调，临床多表现为下肢水肿、腹胀、便溏等，湿浊这一病理产物又可损伤阳气，致乏力、纳差。

傅晓骏认为，脾病本虚，即脾运化依赖脾阳气。饮食劳倦，损伤脾气脾阳，脾运化失常，易致脾虚；脾病日久或他病累及，亦可致脾虚。脾气虚弱，易与寒湿或湿热之邪相合，由虚致实，形成本虚标实之证，故临床治疗应多以健运脾气为要。傅晓骏强调，水肿一症皆有脾虚，脾旺则水湿得治。在治疗上，她多以"脾宜健"为指导，遵循"中央健，四旁如"的学术观点，重视固护脾胃，健中央脾土，和全身气血，充四旁之脏，避免水湿泛滥。对湿浊内蕴、脾肾亏虚型水肿，傅晓骏自拟肾炎1号方（方药组成：黄芪30g，鬼箭羽20g，薏苡根30g，麸炒白术6g，水蛭粉3g，防风5g）治疗。方中黄芪为君药，益气健脾，利水消肿；白术、薏苡根增强黄芪健运脾胃之用；鬼箭羽、水蛭粉活血化瘀，在补气的基础上增强化瘀之力；防风为"风药之润剂"，胜湿运脾。诸药合用，共奏益气健脾、活血利湿、扶正祛邪之效。脾胃健则水湿除，故治疗效果显著。

3. 从肾论治

《素问·逆调论》云："肾者，水脏，主津液，主卧与喘也。"肾主水，为先天之本，具有主持和调节水液代谢的作用。《景岳全书》云"合言之，总由阴胜之害，而病本皆归于肾"，表明水肿病位关键在肾，病机尤与"藏精""主水"相关。因此，尽管肾性水肿病机复杂，但应以恢复肾脏功能贯穿始终。傅晓骏认为，肾为先天之本，内寓元阴元阳，故临床多从肾阴、肾阳论治。另外，对于补肾药物的使用，她主张先窥脾胃之功，开脾以畅补肾之路，否则药物难以吸收，甚至适得其反。

肾阳为阳气之本，《景岳全书·传忠录·命门余义》云："五脏之阳气，非此不能发。"肾阳激发推动机体功能，温暖形体官窍，推动气化及开阖作用的发挥，故肾阳充足则精神蓬勃。若肾阳亏虚，气化失常，则水液代谢会出现障碍，脏腑失于温养而发为水肿。症见下肢浮肿，伴畏寒神疲、腰痛阴冷、四肢不温等阳虚之象。傅晓骏临证注重温补肾中阳气，多用菟丝子、巴戟天、制附片、桂枝、胡芦巴等温肾助阳之品，配伍熟地黄、山茱萸等滋阴之品，以阴中求阳，推动水湿从小便排出，使阳复阴、化水行。

肾阴为阴气之本，"五脏之阴气，非此不能资"。肾阴能宁静和抑制脏腑的各项功能，凉润形体官窍，肾阴肾阳协调共济，维持机体的阴阳平衡。若肾阴亏虚，则制阳无源，可出现潮热盗汗、五心烦热、面色潮红等相火偏亢之征。傅晓骏强调，水肿患者多伴有肾脏基础病，使用激素过程中易出现阴虚内热的表现，故对于阴虚者，她常用六味地黄汤加减，同时配伍肉桂，起到阳中求阴、鼓舞肾气生发之用。针对患者热象不同，傅晓骏辨证使用生地黄、熟地黄或炒地黄，热象明显者，选用生地黄凉血滋阴；虚证明显者，选用熟地黄补血滋阴；炒地黄则可减轻生地黄之寒，以防脾胃受损。

4. 从肝论治

肝为风木之脏，体阴而用阳，具有疏泄和藏血功能。肝主疏泄是指肝脏调节气机、通利血脉的作用。"气顺则一身之津液亦随气而顺矣"，表明气机通畅是津液顺达的前提。若肝主疏泄失常，则可发生包括水肿在内的津液代谢疾病。傅晓骏认为，肺、脾、肾虚虽为水肿发病之本，然肝在其中影响较大。在生理状态下，肝对肺、脾、肾三脏功能的发挥起着辅佐作用。肝升肺降，一升一降，气机始畅。肝肾为"母子关系"，乙癸同源，补肾即补肝。肝气调达，疏泄有常，则脾胃功能得以正常发挥；反之木不疏土，水精失运。

傅晓骏认为，肝功能的发挥体现在气与血两方面。于气，肝疏泄气机，促使气的运动，使脏腑气机通而不滞，散而不郁。在病理状态下，肝失疏泄，气机阻滞，则可上侮肺金，中乘脾土，下及肾水，致肺、脾、肾失司，水道失调，表现为水肿、蛋白尿等，故肝失疏泄往往克犯他脏，影响脏腑气机升降，为水肿难愈的关键。于血，肝气疏泄，畅达气机，气行则血行。同时肝藏血，具有调节血量、防止出血的作用。气为血之帅，血为气之母。血能在脉道中正常通利，除心阳温煦推动外，必须依赖肝气的疏泄与藏血。若肝气郁结，疏泄失职，则可致血行不畅，停滞为瘀，即唐容川所言"气结则血凝"。故治疗气滞血瘀型水肿患者，傅晓骏多在利水的基础上，配伍柴胡、青皮、赤芍、白芍、陈皮、麸炒枳壳、川芎等，以达行气活血之功。

5. 从心论治

心为阳脏，五行属火，故又称火脏，具有主血脉、藏神志的生理功能。心主血脉，是指心阳温煦，可推动血液在经脉中正常循行。心主血脉功能正常，则血行通利；反之，则血行迟缓，发为瘀滞。《血证论》言"血中有水，水中有血"；"病水者，未尝不病血"，表明血水同源，二者相互为用。傅晓骏指出，水肿的发生过程乃气机不利所致，而经脉瘀阻又常加重水肿症状，故瘀血既是水肿的病理产物也是加重水肿的重要因素，强调从瘀论治水肿的重要性。

傅晓骏认为，血液的正常运行及其作用的正常发挥依赖心气充沛、心阳温煦，即所谓"心主身之血脉"。若心气不足，则运血无力，可见心悸怔忡、胸闷气短甚则气虚血瘀。若心阳虚衰，则心火难以下降温煦肾水，肾之相火潜藏失位，水火不济，下焦水邪泛滥，发为水肿。心阳虚与肾阳虚多互为因果，形成心肾阳虚证。在治疗方面，对于气虚血瘀型水肿，傅晓骏多配伍黄芪、水蛭药对。现代药理研究表明，水蛭素能分泌组织胺物质，从而增加外周血流量，阻止外周血聚集，有活血消肿功效。针对心阳虚衰，阳虚血瘀型患者，傅晓骏以益气温阳、活血化瘀为原则，自拟肾毒宁方［方药组成：黄芪30g，制黄精15g，淫羊藿15g，丹参15g，桃仁10g，沉香3g（研粉），大黄6g］治疗。研究表明，肾毒宁方不仅能够减轻患者全身水肿症状，还能降肌酐，保护肾功能。周华虹等观察了120例气虚血瘀型肾衰患者，对照组采用西医疗法，观察组在此基础上加肾毒宁方，结果观察组患者的血尿素氮、血清肌酐等均明显降低，水肿大为改善，进一步证实了肾毒宁的临床疗效。傅晓骏强调，"水道易通而血道难开"，对于难治性水肿，可配用益母草、猫眼草，以加强活血化瘀之效。

二、气机斡旋理论论治水肿

水肿往往是慢性肾炎最常见、最重要的病证之一，是早期发现、诊断慢性肾炎的重要依据。傅晓骏通过深入研究《黄帝内经》的"三阴结，谓之水"之论，对水肿的病因病机及治则治法提出了独到的见解，并取得显著疗效。

慢性肾小球肾炎（chronicg lomerulo nephritis，CGN，简称慢性肾炎）是以水肿、蛋白尿、血尿及高血压等为主要表现，并可伴有不同程度的肾功能受损，临床特点表现为病情迁延难愈，反复发作，病变缓慢进展，直至慢性肾衰竭的一组肾小球疾病。慢性肾炎属中医学"水肿""尿浊""尿血""腰痛"等范畴，特点是起病隐匿、病程冗长，可有一段时间的无症状期，大多数病例因有程度不等的水肿而前往就医时查尿常规检查有不同程度的蛋白尿、血尿而确诊。因此，水肿往往是慢性肾炎最常见、最重要也是最容易早期发现的病证之一，是早期发现、诊断、治疗慢性肾炎的重要依据。目前，西医学对本病尚无满意的治疗方法，均以利尿剂对症治疗为主，但因易导致水、电解质紊乱而应用受限。中医在这方面有独到的优势，对其病因病机、诊治规律的研究自古以来各种学说、观点比比皆是，可谓百家争鸣，各有千秋。

傅晓骏论治水肿十分推崇"三阴结，谓之水"（《素问·阴阳别论》）。她认为，其中的"三阴""结"和"水"可概括为"根""轴""枝"的关系，三者环环相扣，紧密联系，不可分割。

"三阴"乃水肿病机之根。所谓"三阴"者，即手太阴肺、足太阴脾、足少阴肾三条阴经，为整个水气病证病机之根本。王冰曾注曰："三阴结，谓脾肺之脉俱寒结也，脾肺寒结，则气化为水。"因此，水气病多由肺、脾、肾三脏功能失调、气化失司所致。所谓"气化"是指机体吸收水谷精微等物质及各脏腑功能发生转化的生理过程，它是人体气化功能基本运动形式升、降、出、入之动力源泉。若肺、脾、肾三脏功能失调则最终发为水肿。

"结"乃水肿病机之干。它犹如树木之"枝干",是整个病机的中轴、枢纽,起着承前启后的作用,是整个病理过程的关键。"结"者,壅结、涩滞之谓也。肺、脾、肾三脏气化失司可谓"结",风寒湿热邪毒外袭壅遏可谓"结",气滞血瘀水停可谓"结",所以它非单指某一个,而是诸多因素的结合体,诸多种"结"相互联系、相互影响,形成了既有主次又兼容并蓄、错综复杂的发病机理。

"水"乃水肿病机之枝。大多医家将这里的"水"理解为水气、水肿,认为是整个水肿病机的结局,但傅晓骏认为,这里的"水"并非单纯指水气,它既是水肿病证的表现,也是水肿病机的一部分。如果将水肿病机比喻成一棵大树的话,那么"水"就是这棵大树的枝杈,它不仅表现为结果,也是致病因素,而且它可以有多种形式,除"水湿"外,还可能是"痰""瘀""浊""毒"等。因此,在理解"三阴结,谓之水"时,应全面深入,如果对这点认识不足,则会使治疗效果形成反差。

病案举隅

谢某,女,26岁,2007年6月21日初诊。

主诉:反复水肿40天余。

现病史:患者40天前因妊娠6个月,全身高度浮肿,高血压,胸闷气闭,去某医院妇产科就诊,诊断为妊娠高血压危象,拟降压后引产。诊时见全身水肿,颜面浮肿,头皮按之凹陷,腹部膨隆,腹胀难受,小便量少,大便溏而难解,神疲倦怠,面色㿠白,胃纳呆滞,腰酸畏寒,胸闷咳嗽,动则喘促。舌淡胖,边有齿痕,脉沉细。

西医诊断:妊娠高血压危象。

中医诊断:水肿。

辨证:气阳两虚,肺、脾、肾三脏功能失调。

治则:健脾补肾,温肺利水。

方药:真武汤合五苓散、己椒苈黄丸加减。黄芪60g,白术30g,茯苓30g,党参15g,制附片12g(先煎),淫羊藿20g,猪苓15g,葶苈子15g,花椒9g,炙桂枝12g,防己9g,陈皮12g。1剂,水煎300mL,分3次温服,每次100mL,2~3小时1次,观察效果。

6月22日二诊:药后尿量增多,腹胀减轻,气急略平。效不更方,继服原方3剂,尿量大增,浮肿减轻,气急平。

6月25日三诊:原方加生姜皮9g,炒苍术12g,大腹皮9g。7剂,日1剂,早晚温服。

药后浮肿大退，腹胀、胸闷、咳嗽喘促消失，胃纳增加。但见神疲倦怠，腰酸面㿠，大便溏薄，后改拟健脾补肾、温化利湿之剂加减，连服两个月得健。

【按语】该患者妊娠加流产损伤气血阴阳，病变脏腑涉及肺、脾、肾三脏。根据上述对水气病机的阐述，水气病的原因主要与肺、脾、肾三脏密切相关。肺、脾、肾三阴虚损，根基不固，正气不存。同时引产后恶露未净，多夹杂瘀、浊、水液等有形之邪及无形之气滞，这些构成了水肿病机之表象、枝叶。而本虚标实、阴病水聚则贯穿整个水肿过程，作为其中的纽带，"结"而为病。故治疗上亦从三方面论治，在根上以"恢复肺、脾、肾三脏功能"为原则，治以健脾补肾益肺，温阳益气；在枝上，以"发汗，利小便，祛邪"为要。水为阴邪，非温药不化，故加温性药推动水湿之邪从小便而出。最重要的是运用通滞之药，活血行水，通利三焦，以去其"结"，水去正安。方中附子、淫羊藿主以温阳益肾；党参、白术补脾肺之气；参以猪苓、茯苓、防己、葶苈子散水利水，刚柔通涩相济，共奏温阳利水之功，使阳复阴化水行；辅以桂枝、花椒、陈皮、大腹皮之品，温阳化气通脉，调畅气机，疏理三焦，使肺气畅达，肃降有权，三焦通利，运化蒸腾功能得以正常发挥。

三、从虚、瘀、湿论治水肿

过多液体在组织间隙或体腔积聚称为水肿，水肿是一种常见而重要的病理过程。肾性水肿属中医学"水肿"范畴。水肿往往是慢性肾炎最常见、最重要、最早出现的症状之一，也是临床医师早期发现、诊断慢性肾炎的重要依据。中医学对本病认识较早，《灵枢·水胀》记载："水始起也……以手按其腹，随手而起，如裹水之状，此其候也。"《素问·水热穴论》记载："勇而劳甚，则肾汗出。肾汗出，逢于风，内不得入于脏腑……名曰风水。"《金匮要略·水气病脉证并治》将水气病分为5种类型："病有风水，有皮水，有正水，有石水，有黄汗。"

傅晓骏概括水肿的病因病机为"本虚标实"。

1. 肺、脾、肾本虚为肾性水肿发病之本

傅晓骏认为，"三阴"乃水肿病机之根。傅晓骏认为肾性水肿多由肺、脾、肾三脏功能失调、气化失司所致。若肾阳不足无权化水，脾失健运不能升清降浊，肺气失宣不能通调水道，最终发为水肿。

2. 气滞、血瘀、湿浊乃肾性水肿发病之标

傅晓骏认为，气滞乃水肿发病的诱因。肾病患者多慢性迁延不愈，发病时间久，多情绪低落，故内伤情志导致气机阻滞。气机不畅血行受阻，则出现瘀血，血溢脉外而为水。另肺主行水，气滞可导致肺之通调功能失调，水液在全身输布出现异常，水肿更甚，故气滞乃肾性水肿发病之标。傅晓骏认为，气为一身之主，气行则血行，气行则气机调畅，全身脏腑功能运行舒畅，气滞则入不敷出，影响肺之宣肃、脾胃之运化、肾之化水功能，最终导致水肿的发生。

临床中傅晓骏发现，血瘀既是水肿的病理产物又是水肿发病的重要因素。张仲景《金匮要略·水气病》指出"血不利则为水"。血与水的关系是水阻则血不行，血不利则为水。"久病入络，久病必瘀。"唐荣川在《血证论》中也指出，"瘀血者，未尝不病水；病水者，未尝不病血"。"血与水不相离，血瘀必然导致水结"。这些均说明水肿与瘀血有关。傅晓骏强调，瘀血是肾性水肿进展过程中重要的病理环节。血瘀和水肿互相影响，水肿阻碍气血运行，血瘀又加重水肿的程度，这是病情持续进展的重要原因。

傅晓骏认为，湿浊乃水肿发病之枢纽，是水肿发病的关键因素。《素问·六元正纪大论》所谓"湿胜则濡泄，甚则水闭浮肿"。慢性肾脏疾病主要归之于脾肾气虚，湿浊之邪下注肾脏。傅晓骏认为，湿浊在肾性水肿发病过程中跟血瘀一样，既属于病理产物又属于重要的发病因素，并在肾性水肿发病中起着枢纽作用。傅晓骏认为，中央脾土在慢性肾脏病发病和病机演变过程中占有重要地位。脾将全身代谢水液由三焦通道，下输膀胱，经肾脏气化排出体外。若脾气虚弱，运化失职，加之慢性肾脏病患者肾的气化功能下降，必然导致水液潴留，最终引起水肿。对肾性水肿的治疗，傅晓骏总结出以下辨治经验。

（1）强调祛邪的重要性。《素问·汤液醪醴论》指出，"平治于权衡，去菀陈莝"，强调活血化瘀为治疗疾病总的指导原则。对于肾性水肿，傅晓骏十分强调驱邪的重要性，并主张针对不同原因引起的痰瘀、浊毒、湿等邪气分而论治。如对于气滞血瘀导致的水肿，治宜行气化瘀，利水消肿。方用五皮饮加减，临证可加炒枳壳、紫苏叶、厚朴花行气宽胸，加桔梗提壶揭盖。她认为，肾毒宁方具有益气温阳、活血化瘀功效，对阳虚血瘀型肾病患者疗效较好。临床及动物实验均证实，肾毒宁方能够明显改善患者的贫血症状，改善肾功能，延缓肾脏损害。

（2）因时因地制宜，始终强调顾护脾胃。傅晓骏根据当地（婺州地区）有明显干湿两季的气候特点，且常易损伤脾胃，导致气失去濡润作用，而出现"胃

气乃厚"的情况，提出临床无论何期、何型肾脏疾病都要注意脾胃功能，强调健脾化湿法在治疗慢性肾脏病中的重要地位。

（3）辨病与辨证相结合，中西医结合，多管齐下。傅晓骏临证注重采用中西医结合基础上的中医药一体化治疗，善于辨病与辨证相结合，临证施方执简驭繁，多方面考虑，在剂型上灵活多变。她常以生大黄、生牡蛎等中药煎汤外用，保留灌肠通腑泻浊，使毒素从肠道排出，邪去而正安。同时用桂枝、川芎、丹参等药足浴，通经活络，扶正排毒。她鼓励患者在病情允许的情况下予药膳、针灸等多种中医治疗手段，通过药物与非药物疗法相结合、内治法与外治法相结合等，达到更快、更彻底治疗疾病的目的。

（4）脏腑论治，祛邪时不忘本虚而补益。傅晓骏认为，肾性水肿发病之本是肺、脾、肾三脏功能失调，肺、脾、肾亏虚是本病发病的根本原因。临证时她虽强调祛邪的重要性，但后期往往进行脏腑论治，或健脾补肺，或温补脾肾，或益肾健脾，或肺、脾、肾三脏均补。总之，祛邪时不忘本虚而补益。

（5）灵活运用药对，增强功效。临床上，傅晓骏善于运用药对，对水肿能够取得意想不到的效果。她常常茯苓配白术，以加强益气健脾利水功效。对于难治性肾性水肿，她常常使用虫类药药对，如常用益母草、泽兰配伍，以加强活血利水功效。她还总结成经验方——黄芪、水蛭药对。该药对具有益气活血化瘀功效，对肾性水肿、蛋白尿有很好的治疗效果。动物实验发现，黄芪、水蛭药对，对糖尿病肾病大鼠有一定的治疗效果，可以改善其肾功能，延缓糖尿病肾脏损伤。

（6）注重膏方、饮食调理。中医学认为，"正气存内，邪不可干；邪之所凑，其气必虚"。傅晓骏临证注意辨识患者体质类型，重视膳食、运动及精神调摄，并对慢性肾脏病患者进行中药膏方调理，目的是实现"未病先防，既病早治，已病防变，瘥后防复"，使百姓"不得病、少得病、迟得病，带病延年，提高生活质量"。

（7）强调从瘀论治肾性水肿是关键。西医学认为，导致肾病的原因虽多，但增生性变化、免疫复合物沉积、肾小管狭窄及微血栓形成为重要因素，这些病理变化与瘀血的概念十分相似。国医大师王永钧认为，瘀血在肾性水肿的发生发展中有着重要地位，借助现代科学技术手段，如凝血、血小板功能、肾病理组织学检查等，可发现许多肾性水肿伴有瘀血微观证据或可称之为"潜在性瘀血证"。有学者提出"瘀水病证"，对糖尿病肾病、慢性肾衰竭等疾病的中医证候与西医病理学认识做出了新的解释。

病案举隅

陆某，女，62岁，2018年11月9日初诊。

主诉：反复水肿6年余，再发1周。

现病史：全身水肿，以腰以下为重，曾在某西医院治疗，诊断为肾病综合征。肾穿刺病理为膜性肾病Ⅱ期，予激素及多种免疫抑制剂治疗，效果均不理想。1周前因劳累全身水肿加重，以下肢为甚，肢端青冷，遇寒则爪甲青紫，面色晦暗无华，口燥不欲饮，伴腰痛，痛处固定不移，腹胀，食后尤甚，纳差，神疲。舌暗淡，苔白，脉沉细涩。尿常规检查：蛋白（+++），白细胞（+），红细胞（++）。肾功能提示血肌酐、血尿素氮均在正常范围，血清白蛋白为22.5g/L。

西医诊断：肾病综合征，膜性肾病Ⅱ期。

中医诊断：水肿。

辨证：脾肾阳虚，阴水泛滥，气机阻滞，脉络不通。

治则：温补脾肾，利水消肿，行气活血。

方药：肾毒宁方加味。附子10g（先煎），茯苓30g，炒枳壳30g，车前子40g（包煎），制大黄6g（后下），泽兰15g，陈皮10g，桃仁10g，红花10g，丹参30g，淫羊藿30g，当归12g。7剂，日1剂，水煎，早晚温服。

11月16日二诊：自述症状大减，小便增多，食欲增加，但仍感腰痛，伴口渴不欲饮。效不更方，泽兰加至30g，以增强活血利水、祛瘀生新之功；并加山药20g，温补脾肾，助气壮阳。又进20余剂，病情完全控制，向愈。1个月后检查尿常规：蛋白（-），白细胞（+），红细胞（-），血清白蛋白36g/L，肾功能均在正常范围。后随访半年，多次复查尿常规，血清白蛋白均未见异常。

【按语】该患者水肿属阳虚血瘀型，兼气滞脉络不通，故治以温补脾肾，行气活血化瘀，利水消肿。傅晓骏运用多年临证经验方——肾毒宁方巧妙化裁，加附子加强温补脾肾功效。该患者亦有气机阻滞表现，故去黄芪，加陈皮、炒枳壳行气宽胸除满，加当归增强活血化瘀功效，加泽兰加强活血利水作用，加车前子清热利湿利水。患者服药7剂后，症状明显改善，水肿大大减轻，多年顽疾经治而愈。

四、从瘀及药对论治水肿

水肿是肾脏病的重要体征，常见于急性肾小球肾炎、慢性肾小球肾炎或肾病综合征等。

1. 对肾性水肿的认识

肾性水肿属中医学"风水""水气"等范畴，可分为外感和内伤两类，傅晓骏认为该病病机乃本虚标实之证。

（1）标实之证。《素问·水热穴论》云："勇而劳甚，则肾汗出；肾汗出逢于风，内不得入于脏腑，外不得越于皮肤客于玄府，行于皮里，传为胕肿。本之于肾，名曰风水。"《素问·六元正纪大论》云："三之气，天政布，湿气降，地气腾，雨乃时降，寒乃随之。感于寒湿，则民病身重，胕肿，胸腹满。"又云"湿盛则水闭浮肿"，说明风、寒、湿邪均可导致水肿发生。汉代张仲景提出毒邪为患可致水肿。《金匮要略·水气病脉证并治》云："风气相搏，风强则为隐疹，身体为痒，痒为泄风，久为痂癞，气强则为水，难以俯仰。风气相击，身体洪肿，汗出乃愈。"说明风热入搏于卫，邪毒"久为痂癞"是水肿形成的病理机制。清代喻昌认为，冒雨涉水或兼风寒暑气，或因久病、产后正虚，或疮毒内淫诸因素均可导致水肿。《金匮要略·水气病脉证并治》指出"血不利则为水"。唐荣川《血证论》中也指出"瘀血者，未尝不病水；病水者，未尝不病血"；"瘀血化水，亦发水肿，是血病兼水也"；"血与水不相离，血瘀必然导致水结"。血瘀与水肿互相影响，水肿阻碍气血运行，血瘀又加重水肿的程度，这是病情持续进展的重要原因。其说明瘀血也可导致水肿，对水肿的病因病机有了更深的认识。

（2）本虚之证。中医学认为，水肿是各种原因引起气化不利，津液输布失常，导致水液潴留，泛溢肌肤，引起头面、眼睑、四肢、腹背甚至全身浮肿为临床特点的病证，多责于肺、脾、肾三脏，与膀胱、三焦关系密切。《素问·水热穴论》云："肾者至阴也，至阴者盛水也。肺者太阴也。少阴者冬脉也。故其本在肾，其末在肺，皆积水也……肾者胃之关也，关门不利，故聚水而从其类也……上下溢于皮肤，故为胕肿。胕肿者，聚水而生病也。"《素问·阴阳别论》云："三阴结，谓之水。"《内经》认为，水肿总与肺、脾、肾三脏关系最为密切，又与肝及三焦、膀胱等脏腑息息相关。隋代巢元方强调脾肾虚弱在水肿发病中的重要性，如《诸病源候论·水肿病诸候·通身肿候》云："水病者，由肾脾俱虚故也。"明代王肯堂从肝肾阴虚、相火化风为肿立论，阐发阴虚水肿病发于内。

傅晓骏认为，全身水液的运行有赖于肺气的通调、脾气的传输运化、肾气的开阖及气化。经脉瘀阻常可导致机体气机的升降出入功能失常，影响脏腑功能，导致水液运化输布失常，进一步加剧水肿的形成。西医学的肾病包括慢性肾炎、肾病综合征等，散见于中医"水肿""癃闭"等疾病中，无论何种因素所致，多有瘀阻水停的情况。

傅晓骏认为，久病入络，必有瘀血内停。肾病综合征水肿多有高凝状态，尤其是膜性肾病易导致血栓形成。同时，瘀血在肾性水肿的发生发展中有着重要地位，借助现代科学技术，如凝血功能和血液流变学检查、肾病理组织学检查等，可发现许多肾性水肿伴有瘀血的微观证据或"潜在性瘀血证"。傅晓骏善用经方治疗水肿，临证注重配合养阴、化气利水、活血通络等行气活血，通利水湿，使水肿自除。慢性肾病久病不愈，多伴有面色黧黑、眼眶紫暗、肾区叩击痛、尿血、舌紫暗或有瘀斑、脉沉涩等瘀血阻滞症状，并常伴顽固性水肿。此为血瘀水停，傅晓骏常用活血化瘀法，加水蛭活血化瘀通络，以改善患者全身水肿症状。

傅晓骏认为，血瘀在糖尿病肾病、慢性肾功能衰竭发病中占有十分重要的地位，活血化瘀法治疗肾性水肿（糖尿病肾病、慢性肾功能衰竭导致的水肿），能有效改善患者贫血和肾功能情况，延缓肾脏损害。

对瘀血所致水肿的治疗，傅晓骏善于辨病与辨证结合，认为气虚、气滞及阳虚、水湿、浊毒、寒凝等皆可导致血瘀，形成水肿。她认为，正气亏虚，血行不畅，瘀血阻络所致水肿，可采取益气化瘀、利水消肿之法。她临床常用桃红四物汤加黄芪，并加大黄芪用量，最大量可达120g，并加泽兰加强活血利水功效。肾病患者多久病迁延不愈，由此情绪低落，导致气机阻滞。对于气机阻滞、瘀血阻络所致的水肿，傅晓骏临证往往加强行气化瘀，利水消肿，方用五皮饮加减治疗，并加炒枳壳、陈皮、紫苏叶、厚朴花以行气宽胸，加桔梗提壶揭盖，同时加行气活血化瘀药如川芎（注意剂量不能过大）等。阳虚或寒凝则寒邪内盛，血脉凝滞，瘀血内生而致水肿。该型在慢性肾功能衰竭或肾病综合征患者中占比较大。傅晓骏自拟肾毒宁方，益气温阳，活血化瘀，能明显改善阳虚血瘀型肾病患者全身水肿症状，并较好降低血肌酐和蛋白尿水平，改善肾功能，延缓肾脏损害。

傅晓骏从瘀论治肾性水肿并非一成不变，而是兼顾湿热、湿浊、痰浊亦可导致瘀血，故临证常常在活血化瘀、利水消肿的同时，采用清热利湿、健脾利湿、祛风解表、健脾化痰、化痰祛浊等多种方法。她善于灵活运用药对增强功效。对一些难治性肾性水肿患者，她常用二草汤（药物组成：益母草15～30g，泽兰15～20g）加强活血利水功效，提高治疗效果。

2. 常用药对

（1）黄芪配水蛭。黄芪味甘，性微温，归肺、脾、肝、肾经，具有补气固表、利水消肿等功效，有"补气诸药之最"之称，临床应用广泛。水蛭味咸、苦，性平，有破血、逐瘀、通经之功效。《本草经百种录》记载："水蛭最喜食人之血，而性又迟缓善入，迟缓则新血不伤，善入则坚积易破，借其力而攻积久之滞，自有利而无害也。"傅晓骏临证善加水蛭治疗肾性水肿，不仅能使水肿明显消退，而且能明显改善蛋白尿和肾功能。她经过多年临床实践，总结出经验方黄芪水蛭制剂。方剂组成只有黄芪、水蛭两味药。该方具有益气活血化瘀功效，临床试验证实，其对治疗肾性水肿、蛋白尿有很好效果。动物实验发现，该药对糖尿病肾病大鼠有很好的治疗效果，可改善其肾功能，延缓糖尿病肾脏损伤，其可能机制是抑制了大鼠的炎症反应及肾纤维化进展，与抑制C-Ⅳ、FN在大鼠肾组织中的表达有关。

（2）鬼箭羽配匍伏堇。鬼箭羽性寒，味苦、辛，归肝经，具有行血通经、散瘀止痛、解毒杀虫功效。其始载于《神农本草经》。曰："卫矛味苦寒，主女子崩中下血，腹满汗出，除邪，杀鬼毒蛊疰，一名鬼箭，生山谷。"鬼箭羽入肝经，调肝血，行肝瘀，消肝热。性寒，味苦，苦寒胜热，苦降下泄，辛散能行，苦降辛开，切中肾脏疾病瘀血病机。张蕾等发现，鬼箭羽具有抑制炎性介质释放及变态反应、改善机体免疫功能及抗氧化等作用，因而能够改善肾血流量，促进肾小球基底膜修复，从而达到保护患者肾功能的目的。匍伏堇味苦、微辛，性寒，清热解毒效果好。两药配伍，共奏清热解毒、活血化瘀之功，用治慢性肾炎的浊毒、瘀血证疗效确切。

（3）益母草配泽兰。益母草又名坤草，性微寒，味苦、辛，具有利水消肿、活血化瘀功效，尤宜用于水瘀互结之水肿。现代药理研究证实，益母草煎剂能改善肾功能，使尿量明显增加。泽兰味苦、辛，性微温；归肝、脾经，能活血调经，祛瘀消痈，利水消肿。傅晓骏临证治疗瘀血导致的肾性水肿常常益母草与泽兰配伍，益母草用量大，最大可达60g，泽兰一般15~30g，两者合用，以加强活血化瘀利水功效。

（4）莪术配丹参。傅晓骏认为，化瘀通络利水是肾性水肿不可或缺的治法，肾络通畅则邪有出路，瘀血得去则新血得生。莪术功用破血行气，消积止痛。关于丹参，中医有"一味丹参，功同四物"之说，补血生血，逐血生新。两药合用，破宿血，补新血，使祛瘀不伤正，养血不留瘀。傅晓骏特别强调，临证应用莪术时应注意其味辛性烈，虚人不宜，久用不宜，宜同时佐用补益之品。

（5）大黄配六月雪。大黄味苦，性寒，归脾、胃、大肠、肝、心包经。功能泻下攻积，清热泻火，解毒止血，活血化瘀。《神农本草经》谓"荡涤肠胃，推陈致新"。《日华子本草》谓"通宣一切气，调血脉，利关节，泄壅滞，水气，四肢冷热不调，温瘴热痰，利大小便"。六月雪味淡、微辛，性凉，归肺、胃经。能疏风解表，清热利湿，疏经活络。傅晓骏临证常将两药合用，增强活血化瘀泄浊之功。大黄多炙用，用量为3~20g，六月雪用量为30g。

病案举例

王某，男，65岁，2019年4月9日初诊。

主诉：反复水肿10年，时轻时重。

现病史：现全身水肿，以下肢为重，曾经某西医院治疗，诊断为慢性肾炎综合征，予西药治疗，效果不满意。1周前因劳累后全身水肿明显，以下肢为甚，小便不利，面色晦暗无华，口渴不欲饮，伴腰痛，痛处固定不移，腹胀，食后尤甚，纳差，神疲。舌暗淡，苔白，脉沉细涩。尿常规检查：蛋白（++），白细胞（+），红细胞（++）。

西医诊断：慢性肾炎。

中医诊断：水肿。

辨证：脾肾阳虚，阴水泛滥，气机阻滞，脉络不通。

治则：温补脾肾，行气活血化瘀，利水消肿。

方药：肾毒宁方加味。附子10g（先煎），茯苓40g，炒枳壳30g，车前子40g（包煎），制大黄10g（后下），泽兰15g，益母草30g，陈皮10g，桃仁10g，红花10g，丹参30g，淫羊藿30g。7剂，日1剂，水煎，早晚温服。

4月16日二诊：药后症状大减，小便增多，但仍感腰痛，伴口渴不欲饮。效不更方，泽兰加至30g，以增强活血利水、祛瘀生新之功，并加山药20g，温补脾肾，助气壮阳。又进20余剂，病情完全控制，向愈。1个月后检查尿常规：蛋白（-），白细胞（+），红细胞（-）。后随访半年，多次复查尿常规，未见异常。

【按语】 该患者临床表现属水肿之阳虚血瘀型，兼气机阻滞，脉络不通，故治以温补脾肾，行气活血化瘀，利水消肿。傅晓骏运用肾毒宁方巧妙化裁，加附子以加强温阳、温补脾肾功效。该患者同时有气机阻滞表现，故去黄芪，加陈皮、炒枳壳，以行气宽胸除满，并灵活运用益母草、泽兰药对加强活血利水作用；车前子清热利湿利水。患者服药7剂后，症状明显改善，水肿大大减轻。

肾性水肿无论是微循环障碍，还是肾实质炎症、肿胀、硬化、萎缩，在中医看来都是血行瘀滞、络脉瘀阻所致。傅晓骏认为，临证时应根据病情深浅、病机变化及邪正虚实程度，适当选用活血化瘀之品。治疗肾性水肿，她特别重视从瘀论治，治法上突出活血化瘀，并善于辨病与辨证相结合，或温阳活血化瘀利水，或益气补肾活血利水，或行气活血化瘀利水，或健脾利湿活血化瘀利水，或祛风解表活血化瘀利水，并擅用药对，认为药对有协同增效、监制防弊的优点，并擅用虫类药物加强活血利水功效。同时特别强调，临床辨证应注意补虚泻实，标本兼顾，以治病求本。

五、运用多种辅助手段治疗水肿

傅晓骏治疗肾性水肿不仅注重从脏腑论治，还擅从饮食、外治、生活等多方面辅助治疗，以提高患者的生活质量，达到内外兼顾、改善水肿症状的目的。

1. 急则治其标，加快水肿消退

傅晓骏治疗水肿不仅予中药内服，还根据水肿特点使用不同的散剂，力求控制水肿，提高患者的生活质量。对于起病急、来势迅猛的患者，她多用十枣汤散剂 3g 吞服 3 日以治其标，后以汤药治之。针对长期水肿造成皮肤化脓溃烂者，她以芒硝 30g 调和外敷。傅晓骏认为，芒硝苦寒，可解毒软坚消肿。芒硝研末调和外敷，可改善局部血液循环，利于水肿消退。现代药理研究证实，芒硝具有消炎、调节免疫的功能，其主要成分为水硫酸钠，同时含有少量无机盐，可吸收周围水分，使组织水分渗出体外，减轻炎症，缓减水肿。

2. 巧用沐足治疗，通经走络，直达病所

《黄帝内经》载"阴脉集于足下，而聚于足心"，即足部是阴经的起点，也是阳经的终点，为精气之根，经络汇聚之处。傅晓骏认为，人体内而脏腑，外而九窍百骸，经络连接，无一不通。足浴可通过经络的连接，加速药物入腠理、达病所。研究表明，中药离子在黏膜吸收、温热效应、物理刺激等多种作用下，可快速布散全身，发挥作用。据此，傅晓骏自拟水肿足浴方（方药组成：绵革薜 30g，盐黄柏 30g，苦参 30g，附片 20g，泽泻 20g，桂枝 15g，艾叶 10g，紫苏叶 15g，牡丹皮 15g，芥子 10g，芒硝 15g），以温阳利湿，缓解肾性水肿，减轻关节疼痛。

3. 饮食调护

对肾脏病患者，傅晓骏提倡低盐、低脂、低磷、低钾、优质低蛋白饮食。疾病后期，患者多表现为虚实夹杂，她多根据患者体质差异，因人、因证用膏方调理，以促使脏气平和，五脏精气协调运转，提高机体的免疫力。

病案举例：

患者，女，34岁，2022年3月8日初诊。

主诉：尿中泡沫增多1年余，下肢浮肿1周。

现病史：1年前无明显诱因发现尿中泡沫增多，持续1年，伴双下肢浮肿1周。于当地医院检查显示血肌酐升高（具体不详），尿蛋白（+），服用西药后好转。1周前与丈夫吵架后睡觉，夜间胸闷气促，晨起即出现面部及下肢浮肿。刻下乏力，腰酸，尿中泡沫，面部及双下肢浮肿，气息急促，舌紫暗，舌下络脉迂曲，苔白，脉沉细涩。辅助检查：血肌酐178μmol/L，尿蛋白（++）。

西医诊断：慢性肾衰竭。

中医诊断：水肿。

辨证：脾肾阳虚、气机阻滞证。

治则：温补脾肾，行气活血。

方药：肾毒宁合桃红四物汤加减。黄芪30g，丹参30g，土茯苓30g，淫羊藿20g，制大黄10g，六月雪30g，制黄精15g，牛膝15g，当归15g，川芎15g，红花10g，桃仁10g，佛手15g，麸炒枳壳15g，柴胡12g，泽泻10g，车前子30g（包煎），沉香粉3g（吞服）。7剂，日1剂，早晚温服。

3月14日二诊：腰酸减轻，水肿改善，胸闷不适感消失，但尿中仍有少许泡沫，纳呆，夜寐差。尿蛋白（±）。舌暗红，苔薄白，脉沉细。前方加砂仁6g，木香6g，紫苏叶9g，茯苓30g，茯神30g。7剂，日1剂，煎服法同前。

3月21日三诊：诸症好转，水肿较前明显减轻。尿蛋白（-），血肌酐125μmol/L。舌暗红，苔薄白，脉沉细。以原方巩固。

【按语】患者1年中反复出现尿中泡沫增多，此为体内精微物质流失。脏腑肌肉失去濡养，故出现乏力神疲、腰酸等，病机为脾肾阳虚，湿浊内阻。1周前情志刺激致肝失疏泄，气滞则水停，表现为面部及双下肢水肿，观其舌脉有瘀滞之象，为情志伤及心、肝，治疗中应注意行气活血。方中以黄芪、黄精、淫羊藿健脾补肾，丹参、桃仁、红花、川芎活血化瘀，佛手、柴胡、麸炒枳壳疏肝行气，大黄配伍六月雪降蛋白尿。傅晓骏强调，配伍沉香粉不仅能温阳补肾，还可助中焦气机恢复。二诊患者纳呆，睡眠欠佳，故在原方基础上加木香、砂仁、紫苏叶行气温中，茯苓、茯神养心安神。三诊患者水肿明显减轻，诸症见好，故继以原方巩固疗效。

水肿的形成并非一脏之祟，傅晓骏从五脏论治肾性水肿，主次兼顾，完善了历代医家从肺、脾、肾论治的不足。她从肺论治，针对肺之虚实不同，以攻为主或是攻补兼施；从脾论治，提出脾病本虚，坚持"中央健，四旁如"的学术观点，重视固护中央脾土，针对脾肾阳虚型水肿患者，自拟方药肾炎1号方；从肾论治，区分肾阴、肾阳之不同，用药擅于"阴中求阳""阳中求阴"；从肝论治，提出肝气疏泄在整个代谢中的重要性；从心论治，提出心气与心阳对血液运行的推动温煦作用，注重活血化瘀，自拟方肾毒宁治疗，临床疗效显著。同时，对于急性水肿患者，她用十枣汤散剂逐水退肿先治其标；对于水肿迁延者，使用芒硝散外敷，或足浴法加快水肿消退。水肿治疗周期较长，在疾病治疗过程中，她重视调畅情志，注意饮食，增强患者战胜疾病的信心。

第二节　蛋白尿论治

蛋白尿是慢性肾脏病主要表现之一，临床上尿蛋白定性试验呈阳性，或24小时尿蛋白超过150mg称为蛋白尿。蛋白尿可以反映肾小球基底膜受损程度，也是促使肾脏损伤重要的危险因素。肾性蛋白尿乃中医学所说的精微物质，属中医学"水肿""肾风"和"尿浊"等疾病范畴，多因脏腑亏虚，统摄无权，精微物质失之运输和封藏而丢失，随下窍排出而形成。蛋白尿是导致肾脏病进展的一个独立危险因素，有效控制蛋白尿对治疗慢性肾病至关重要。

一、从本虚标实论治肾性蛋白尿

傅晓骏根据多年的临床经验认为，本病病因病机复杂，但归根结底为本虚标实之证。本虚为肺、脾、肾三脏亏虚，尤其是脾肾两脏亏虚，标实为外邪侵袭及内生之邪。其中标实之邪包括外感风邪、内生湿热之邪、血瘀之邪。

1. 本虚所致

《素问·六节藏象论》曰："肾者，主蛰，封藏之本，精之处也。"肾气虚损，肾失封藏，固摄无权，精微外泄，故见蛋白尿。《诸病源候论》云："劳伤肾虚，不能藏于精，故因小便而精微出也。"水谷精液运行有赖于肺气的通调、脾气的传输运化、肾气的开阖及气化。肺失肃降，脾气亏虚，运化失司，不能升清，肾气不固，破坏了水谷精微在体内正常布散和代谢，导致水谷精微不循常道而外泄，从而产生蛋白尿。傅晓骏认为，肺、脾、肾三脏亏虚，功能失调是肾性蛋白尿的病机关键。

2. 标实所致

风邪具有开泄特性，可以导致肾关开阖失常，封藏功能失调则可见精微物质外泄，故致蛋白尿产生。风邪循经入肾，耗伤肾阴；母病及子，脾气亏虚，致使精微失于固摄，出现蛋白尿。肺、脾、肾亏虚，水液运化失司，内生水湿、湿热之邪。湿性重浊、黏滞，致使排泄物秽浊不分、精微物质外泄，故导致蛋白尿产生。湿为阴邪，容易损伤阳气，阳虚不能温通脉道而涩滞不畅，故致瘀。肾络被瘀血阻止，肾脏封藏失司，精微外泄，使尿中蛋白量增加，从而加重肾病，"血不利则为水"，以致瘀血阻滞，水湿内停，湿瘀毒邪使病情缠绵难愈。

傅晓骏认为，瘀血是肾性蛋白尿进展过程中重要的病理环节，肾性蛋白尿的产生、进展及反复发作与肺、脾、肾三脏亏虚有关，功能失调为病机关键，水湿、湿热、湿浊之邪内生，瘀血阻滞，风邪侵袭是蛋白尿发展的重要因素，风邪、湿浊、瘀血之邪贯穿肾性蛋白尿发展的全过程。

西医学认为，蛋白尿是慢性肾病的典型症状，蛋白尿形成的原因与肾小球的屏障功能有着密切关系，不同医家对肾性蛋白尿的诊治思路不一。傅晓骏认为，血瘀在糖尿病肾病、慢性肾炎、慢性肾功能衰竭发病中占有重要地位，采用活血化瘀法治疗蛋白尿往往能取得满意效果，能有效改善患者贫血症状和肾功能状况，延缓肾脏损害。她善于辨病与辨证相结合治疗肾性蛋白尿。

（1）健脾益肾补肺是关键。傅晓骏认为，肾性蛋白尿病因病机复杂，但其本在于脏腑正气亏虚，故健脾益肾补肺、培本固元为治疗大法。临证她应用肾病Ⅱ号方治疗肾性蛋白尿疗效颇佳。该方由太子参、狗脊、菟丝子、黄芪、白术、女贞子、墨旱莲、山茱萸、芡实、泽泻组成。方中太子参归脾、肺二经，有健脾润肺之功；黄芪、白术补益肺脾之气，并培补肾气，气足能固摄，精微漏出自然减少；菟丝子、女贞子、墨旱莲填补阴精；山茱萸、芡实收敛固涩，助精关之力。傅晓骏强调，补肾要以益气养阴为主，慎用温燥之品，且要注意"阴中求阳，阳中求阴"，补虚勿忘其实。该方具有益气温阳、活血化瘀功效，对阳虚血瘀型肾病患者疗效较好，能明显改善全身水肿症状，较好地降低蛋白尿水平，保护肾功能，延缓肾脏损害。

（2）肾性蛋白尿需注重驱邪，顾护脾胃。傅晓骏认为，祛邪对蛋白尿治疗至关重要。肾病Ⅱ号方中白术健脾燥湿，扶正之时亦杜绝湿源；泽泻泻肾浊，利小便，使水湿出而有路。傅晓骏认为，化浊逐瘀解毒是治疗蛋白尿的重要措施，"祛邪即所以安正"，使邪有出路，以防浊瘀蕴毒。有瘀血则活血化瘀，有痰浊则化痰祛浊，有湿邪则化湿，有瘀毒则活血化瘀排毒。她经过多年临床实践，总结成经验方——黄芪水蛭制剂。该方具有益气活血化瘀功效，前期临床试验证实，用于治疗蛋白尿效果很好。傅晓骏通过实验发现，该药对糖尿病肾病大鼠有很好的治疗效果，可以改善肾功能，延缓糖尿病肾脏损伤。她因时因地制宜，强调调理脾胃在治疗肾性蛋白尿中的重要性，处方每每顾护脾胃，临证常予益气健脾、清热化湿等法调理脾胃，辨证施治。

（3）临证善用风药、虫类药物治疗蛋白尿。傅晓骏认为，风邪为肾脏主要致病邪气，风性开泄，影响肾的封藏职能。肾之精微不固，泄之于外故可见蛋白尿。傅晓骏认为，风药可以开通玄府，祛除瘀滞，起到醒脾益肾、活血化瘀、祛湿等作用。临证时她常常加防风、独活、青风藤等风药宣畅气机，祛风解表，升发脾胃阳气，补气祛邪，使正虚得补，邪气得除。对于反复发作蛋白尿及难治性蛋白尿，她常常使用地龙、僵蚕、全蝎、蜈蚣等虫类药治疗，取得不错的效果。

（4）擅长药对治疗肾性蛋白尿。①黄芪配水蛭。黄芪性微温，味甘，具有补气固表、利水消肿等功效，有"补气诸药之最"之称。黄芪含有黄酮类、皂苷类、多糖类等多种活性成分，具有调节免疫、保护心血管与神经系统、抗肿瘤、护肝等药理作用。水蛭味咸、苦，性平，有破血、逐瘀、通经功效。现代药理研究证实，水蛭具有抗凝血、抗血栓、抗炎、抗纤维化等作用。傅晓骏临证善于加水蛭治疗肾性水肿，明显改善患者蛋白尿。②益母草配泽兰。益母草性微寒，味苦、辛，具有利水消肿、活血化瘀功效，尤宜用于水瘀互结之蛋白尿患者。泽兰味苦、辛，性微温；归肝、脾经，能活血调经，祛瘀消痈，利水消肿。有研究发现，泽兰能有效抑制CTGF及NF-κB的过度表达，促进HGF及VEGF表达，从而改善肾间质纤维化，延缓慢性肾脏病的进展。傅晓骏治疗瘀血导致肾性水肿时，益母草用量较大，最大量可达60g。与泽兰配伍，能加强活血化瘀利水功效，明显改善患者蛋白尿。③大黄配六月雪。大黄味苦，性寒，功能泻下攻积，清热泻火，解毒止血，活血化瘀。六月雪味淡、微辛，性凉，归肺、胃经。能疏风解表，清热利湿，疏经活络。六月雪内可活血解毒，外可导热下泄，临床治疗肾脏疾病可大剂量服用。现代研究发现，六月雪对于降低蛋白尿、血尿素氮、肌酐水平及延缓慢性肾衰竭等均有较好疗效。

病案举隅：

李某，女，68岁，2018年4月9日初诊。

主诉：反复蛋白尿12年。

现病史：全身水肿，以下肢为重，曾经某西医院治疗，诊断为肾性蛋白尿，予西药治疗效果不满意。两周前因劳累后全身水肿明显，以下肢为甚，小便不利，腰痛，痛处固定不移，腹胀，食后尤甚，纳差，神疲。舌暗淡，苔白，脉沉细涩。尿常规检查：蛋白（+++），白细胞（+），红细胞（++），24小时尿蛋白定量为4.62g。

西医诊断：肾性蛋白尿。

中医诊断：水肿。

辨证：脾肾阳虚，阴水泛滥，气机阻滞，脉络不通。

治则：温补脾肾，行气活血化瘀，利水消肿。

方药：肾毒宁方加味。附子10g（先煎），茯苓40g，炒枳壳30g，车前子50g（包煎），制大黄10g（后下），泽兰15g，益母草30g，陈皮10g，桃仁10g，红花10g，丹参30g，淫羊藿30g。7剂，日1剂，水煎，早晚温服。

4月16日二诊：药后症状大减，小便增多，查24小时尿蛋白定量为1.32g/24小时。效不更方，泽兰加至40g，增强活血利水、祛瘀生新之功；加山药20g，温补脾肾，助气壮阳。又进20余剂，病情完全控制，向愈。1个月后检查尿常规：蛋白（-），白细胞（+），红细胞（-），24小时尿蛋白定量为254mg。后随访半年，多次复查尿常规，尿蛋白均未见异常。

【按语】该患者表现为大量蛋白尿，下肢浮肿，属中医学"水肿"之阳虚血瘀型，兼气机阻滞，脉络不通，故治以温补脾肾，行气活血化瘀，利水消肿。傅晓骏运用经验方"肾毒宁"方巧妙化裁，加附子加强温补脾肾功效。因患者有气机阻滞表现，故去黄芪，加陈皮、炒枳壳行气宽胸除满，同时灵活运用益母草、泽兰药对增强活血利水作用，车前子清热利湿利水。患者服7剂后，症状明显改善，水肿大大减轻，蛋白尿下降较快。

二、从肺论治肾性蛋白尿

慢性肾炎是临床常见病、多发病，是由多种原因导致，临床以蛋白尿、血尿、水肿、高血压为主要表现的疾病。中医学没有"慢性肾炎"病名，根据其临床表现，可将其归于"水肿""腰痛""虚劳""癃闭"等范畴。很多学者认为，本病病因多为外邪侵袭、思虑内结、饮食、房劳、外伤等。蛋白尿可发生于各种急慢性肾脏病中，持续性蛋白尿还可作为一种病理性诱导因素，加速肾小管损伤，引发慢性肾脏病进展。西医学治疗肾性蛋白尿缺乏持久有效的方法，主要依靠ACEI/ARB类、激素、免疫抑制剂等药物，存在一定的局限性。

中医学认为，蛋白尿的主要病机为肺失宣降，脾失健运，肾失气化，三焦水道不畅，膀胱气化失常，致使水液布散气化功能障碍，水湿内停，精微物质外泄，发为本病。

傅晓骏从肺与脾、肾的关系研究慢性肾炎的发病机理。首先肺与脾的关系：肺主一身之气，又能通调水道，为水之上源；脾主运化，运化水湿，为水液代谢的枢纽，又为气血生化之源，肺与脾的关系主要与气的生成和水液代谢有关。肺位于上焦，主宣发肃降，主行水，通调水道；脾位于中焦，主运化水液，为水液升降出入之枢纽。肺气虚弱，宣降失常，水津不布，水湿停聚，而致湿困中焦，脾胃运化失常，转输不利，可见倦怠身重、腹胀便溏、水肿等湿浊困脾之象，此为"子盗母气"。其次肺与肾的关系：肺主气，司呼吸，又为水之上源；肾主纳气，肾为水之下源，肺与肾的关系主要在呼吸与水液代谢两个方面。肺主行水，宣发肃降，通调水道，肾为水脏，主水液代谢。肺气失宣，水道失于通调，水液不能下输膀胱，而出现尿少、水肿等。肺属金，肾属水，肺和肾又存在金水相生关系，即肺阴和肾阴相互滋养，是谓金水相生。临床上又有肺阴虚日久，久必及肾，会导致肾阴亦虚，反之亦然。基于此，傅晓骏临证常从肺论治肾炎蛋白尿。

1. 从肺与咽喉的关系论治蛋白尿

傅晓骏认为，慢性肾炎病位主要在肾、脾、肺三脏，外邪是慢性肾炎发生发展过程中的关键因素，其中尤以风邪为先。风邪袭表，卫阳被遏，循经脉入里，郁而化热，损伤肾气，开阖失司，水湿泛溢；或封藏失职，精微失固，导致水肿、蛋白尿、血尿的发生。慢性肾炎咽喉证病因病机主要为风热蕴结咽喉，临床多以实证为主。临床表现为咽干、咽红、扁桃体肿大（或悬雍垂充血肿大）、咽痒、易感冒，或者因上呼吸道感染而诱发血尿、蛋白尿。她根据慢性肾炎合并扁桃体炎、咽炎的病因病机特点，将中医治法归结为养阴清热利咽法、养阴清热润肺法、清肺利咽法、清热泻肺法、通腑泻肺法等。

2. 创宣肺开郁畅三焦法，擅用风药

肺主一身之气，肺气宣通则全身气机通畅，湿易化而热外达。慢性肾炎因有血热阴伤存在，故采用温热燥湿或淡渗利湿之法殊为不当。因其药性燥烈，极易助热伤津，苦寒燥湿亦有凉遏之弊，不可多用，此时宜宣展肺气。傅晓骏创宣肺开郁之法，擅用风药是其特点。傅晓骏认为，轻宣肺气之机理主要在于"透"，以轻灵宣散之透畅肺络，使全身气机调达，不但湿热之邪难留，且可通络生津，缓解阴分之虚。傅晓骏临床常用荆芥、防风、苏叶、独活、白芷、浮萍、杏仁、枇杷叶、前胡之属，并少量轻投，取治上焦如羽之意也。傅晓骏认为，选用风药，不仅能达宣肺利水之效，治疗尿检异常、小便不畅，或浮肿不消，又兼具理气机、畅三焦、助脾运、胜湿邪、散火郁之效。风药之中，她独钟荆芥一味。荆芥味辛苦而性温，气芳香而升散，主入肝胃二经，行气而兼能和血，功擅轻宣发表，祛风理血解郁。《素问·至真要大论》曰"以辛润之"，其原理主要是辛香通络，使津液畅达而滋润，对慢性肾炎蛋白尿阴亏血热者颇为恰当。

3. 辨病与辨证相结合

傅晓骏认为，从肺论治慢性肾炎蛋白尿的意义是多方面、多角度的，有调节体液代谢、抗变态反应、预防和控制感染、增强机体抗病能力及促使病变脏器恢复等多种作用。临证她辨病与辨证结合，根据不同的证候表现，分别采取疏风宣肺、顺气导水、清肺解毒、养阴补肺等法治疗。

4. 重视整体观念

傅晓骏认为，治疗慢性肾炎蛋白尿必须树立整体观念，既要重视肾虚失固这一主要矛盾，亦不能忽视肾外其他影响因素。总之，首先要注意辨明引起肾气失固的各种原因，然后针对这些因素进行治疗，如此方能取得消除蛋白尿的较好疗效。其次，临证还要注意把握好扶正与祛邪的关系。治疗慢性肾炎蛋白尿不能片面强调扶正而忽视祛邪。当患者邪盛，慢性肾炎呈急性发作阶段时，尿蛋白增多的原因主要在于邪气内侵，故治疗应以祛邪为先。

5. 强调生活调摄

傅晓骏认为，患者病情得到控制后必须坚持服药，巩固疗效，切不可过早停药，以免功亏一篑。如果患者条件受限，或长期服煎剂太麻烦，可改为丸剂服用。同时，要注意生活规律，饮食丰富多样，做到动静结合，既不能长期卧床以图"静养"，也不可过度运动，应在体力允许的情况下练习太极拳、八段锦等舒缓运动，并多进行户外活动，适应气候变化，避免因免疫力低下而感冒导致慢性肾炎急性发作。饮食上应以清补为主，忌辛辣刺激及高盐饮食。

病案举例：

秦某，男，22 岁，2017 年 3 月 16 日初诊。

主诉：蛋白尿半年余。

现病史：蛋白尿反复发作半年，近日病情加剧。某医院诊为慢性肾小球肾炎，后虽经多方治疗仍无明显好转。症见面目、双下肢浮肿，神疲乏力，食少，咳嗽，痰黄而稠，大便干结，小便黄少。舌尖红，苔黄腻，脉细略数。尿常规：

蛋白尿（+++）。

西医诊断：慢性肾小球肾炎。

中医诊断：尿浊。

辨证：邪热郁肺，三焦不利。

治则：清热宣肺，通利三焦。

方药：麻黄连翘赤小豆汤加减。桑白皮15g，地骨皮12g，麻黄10g，连翘15g，杏仁12g，赤小豆12g，甘草5g，鱼腥草20g，防己12g，大黄10g（酒炒）。5剂，日1剂，水煎，早晚温服。

3月22日二诊：药后面目和双下肢浮肿明显好转，小便增多，饮食增加。苔黄腻略减。尿常规：尿蛋白（++），前方继服5剂，服法同前。

3月28日三诊：药后面目及双下肢浮肿消退，精神亦转佳。小便微黄，大便稀。小便化验：尿蛋白（±）。前方去防己、大黄，加党参15g，白术20g。14剂，服法同前。

4月3日四诊：药后至4月18日复查，全身症状消失，尿常规检查提示尿蛋白转阴，已完全恢复正常。嘱患者间断服药调理，追访两年，未见复发。

【按语】目前中医治疗蛋白尿多采用清热利湿、清热通淋、补脾助运、固肾涩精、活血化瘀、疏风清热等法，傅晓骏则从肺论治慢性肾炎，将改善全身症状与改善局部症状相结合，从各个方向治疗慢性肾炎，减少蛋白尿，改善患者的全身症状。傅晓骏临证强调，慢性肾炎病程较长，治肺虽然重要，但不能以点概全，需灵活运用各种方法，辨证施治。她采用清热宣肺治疗久治不愈之蛋白尿，疗效显著。

第三节　血尿论治

肾性血尿是指排除尿路感染、结石、结核、肿瘤等肾外出血因素后，尿中红细胞异常增多，或尿的外观呈洗肉水样，或中段尿液离心沉渣后，每高倍视野下红细胞＞3个，是多种肾脏疾病常见的临床表现。中医将其归于"血证""溺血""溲血"等范畴，在治疗上具有独特的优势和显著的疗效。

对于血尿，傅晓骏有自己独特的见解，认为本病病因病机复杂，其发生可归于虚、瘀、热、风，认为脾胃亏虚是血尿发生的关键，强调瘀血是本病缠绵难愈的重要病理环节，并贯穿血尿的始终，湿热阻滞及风邪侵袭是其发展的重要因素。

1. 固护脾胃是关键

《灵枢·口问篇》曰："中气不足，溲便为之变。"气为血之帅，脾常常通过生气、生血、行血的共同作用来固摄血液。脾胃亏虚则气无以为生，气虚则固摄无权，血溢脉外，发为血尿。傅晓骏根据婺州地区的气候特点常可损伤脾胃，出现"胃气乃厚"的情况，十分强调健脾胃、补中央在慢性肾脏病治疗中的重要地位，临证以补养脾胃为主，辨证施治，随症加减。

2. 活血化瘀贯穿始终

瘀血常常被认为是血尿的病理产物，同时也是其病情加重的重要原因。脾胃虚弱，气无以生，气虚则血停，是为瘀血；七情内伤，气机壅滞，血滞脉中而成瘀血；素体热盛或阴虚火旺，煎熬血液，血液黏稠不畅而形成瘀血。瘀血成形，阻滞肾络，血不循经，则为血尿。唐容川在《血证论》中提出了治血四法，将"消瘀"列为其中。傅晓骏强调，"瘀血不祛，血尿难除"，认为若单纯用止血治疗血尿，恐使瘀血停留，因此在止血的同时，她常常加入蒲黄炭、三七粉等活血化瘀之品。现代研究表明，瘀血的病理学基础即为血液的高凝状态，而使用活血化瘀中药可改善肾脏微循环和血流动力学。

3. 强调祛邪，善用风药

《素问·气厥论》云"胞移热于膀胱，则癃溺血"。或湿浊内生，或外感湿邪，郁久化热，湿热互结，致血不循经，溢于脉外，发为血尿。风热邪毒搏结于咽喉，循足少阴之脉而入肾，致玄府开阖失司，肾失封藏。另外，风邪可通过皮肤阳络、太阳经入肾，从而影响肾脏封藏功能，最终导致血尿。傅晓骏认为，湿热是血尿发展的重要因素，故临证时注重清热利湿。她还善用风药以祛风开玄，宣畅气机。因为风药"味辛性轻，辛散透达"，不仅可以祛风宣肺、开通玄府，还可以调畅气机、活血化瘀、健脾升阳，是临床最常用且有效的一类开玄药物，与其他药物配伍，可产生明显的增效作用。

血尿方是傅晓骏经过多年临证总结出的经验方，由黄芪、石韦、青风藤、炒白术、白茅根、蒲黄炭、防风、积雪草、小蓟炭、甘草组成。方中黄芪补气升阳，益卫固表；白术补气健脾，燥湿利水，两者合用，加强补气健脾之功。湿与水同源，故治湿必治脾，白术健脾燥湿，可杜绝湿源。现代研究表明，黄芪具有抑制细胞凋亡、保护血管内皮的作用，可减缓肾纤维化，保护肾脏。白术内酯Ⅰ可提高大鼠的肾小球滤过，改善肾小管重吸收功能，抑制肾脏组织肥大，最终起到抗肾脏组织纤维化的作用。小蓟炭、蒲黄炭止血又活血，使止血不留瘀；石韦、白茅根凉血止血又清热利尿；积雪草清热利湿而又化瘀，使湿热瘀阻祛而不留。甘草调和诸药，并兼补气健脾。防风祛风解表，胜湿止痛，为"风药之润剂"，可祛除风邪，开宣肺气。现代研究表明，防风具有抗凝及活血化瘀作用，其提取物还具有止血作用。血尿方具有健脾益气、活血化瘀、清热祛湿、凉血止血的作用，临床疗效甚佳。治疗血尿，傅晓骏主张辨病与辨证相结合，随症加减。阴虚火旺者，常加入生地黄或生地黄炭、墨旱莲、女贞子等以滋阴降火。感受风邪者，常使用荆芥—防风这一药对以祛风胜湿；偏于风热者，加入桑叶、菊花等以疏散风热；偏于风寒者，加入生姜、紫苏叶等以解表散寒。

傅晓骏强调，疗效与平素调养密切相关，因此治疗中常强调以下几点：第一，谨防感冒。血尿常因上呼吸道感染而复发，故而患者平素应注意保暖，添衣加被，预防感冒。第二，科学饮食。服药期间禁食辛辣刺激之品，以免助生湿热，加重血尿，延长治疗时间。第三，调畅情志。《医学心悟》曰："肝主疏泄，肝火盛，亦令尿血。"保持心情舒畅，可使机体脏腑功能正常运行，肝之疏泄条达，则减少血尿的发生。

病案举例：

张某，女，39岁，2021年6月1日初诊。

主诉：反复血尿18年。

现病史：18年前发热后出现血尿，当地医院行肾穿刺示系膜增生伴球形硬化，诊断为IgA肾病，予激素、泼尼松、雷公藤治疗后好转。近日来感乏力，夜寐欠佳，易醒，胃纳尚可，大便调。舌红，苔薄黄糙，脉滑数。尿常规：尿隐血（+++）；尿红细胞位相：异形红细胞65%。

西医诊断：IgA肾病。

中医诊断：血尿。

辨证：脾虚湿浊兼血瘀。

治则：清热祛湿，祛风宣肺，活血化瘀。

方药：血尿方合黄连温胆汤加味。黄芪、青风藤、白茅根、积雪草、茯苓、茯神、薏苡根各30g，石韦、炒白术、小蓟炭、炒枳壳、陈皮各15g，姜半夏、蝉蜕各9g，蒲黄炭20g，防风6g，姜竹茹10g，甘草3g。5剂，日1剂，水煎，早晚温服。

6月6日二诊：药后乏力及夜寐情况好转，但腰酸痛，舌红，苔薄，脉滑细。尿隐血（+++），尿红细胞300.1/μL，高倍视野55个/hp。以血尿方加味：黄芪、青风藤、白茅根、积雪草、薏苡根、首乌藤、豨莶草、菟丝子各30g，石韦、炒白术、小蓟炭各15g，蒲黄炭20g，防风、甘草各6g，蝉蜕9g。7剂，日1剂，水煎，早晚温服。

6月13日三诊：药后症状减，舌红胖，苔薄，脉细。尿隐血（++），尿红细胞23.1/μL，高倍视野4个/hp。上方加仙鹤草、合欢皮各30g。后随访半年，多次查尿常规，尿隐血未见明显异常。

【按语】该患者病史较长，久则素体脾胃虚弱，致气血生化无源，四肢及肌肉失于濡养，故见乏力。同时脾虚则湿浊内生，郁而化热，心神失养，则见夜寐欠佳。因此，初诊治疗以清热祛湿、祛风宣肺、活血化瘀为主，方用血尿方合黄连温胆汤，并加用茯神宁心安神，薏苡根清热利湿，蝉蜕祛风开玄。二诊观其脉证，知热象退，故去黄连温胆汤，加用豨莶草以加强祛湿之功，加首乌藤以安神祛风，菟丝子补益肝肾。三诊时尿红细胞大大减少，故加仙鹤草、合欢皮活血止血，补虚安神。

第四节 "中央健，四旁如"论治观

慢性肾功能衰竭（chronic renal failure，CRF）是以代谢产物潴留，水、电解质及酸碱代谢失衡和全身各系统症状为表现的一种临床综合征。根据本病的临床特点，中医学将其归为"水肿""溺毒""尿浊"等范畴。傅晓骏治疗慢性肾衰竭遵循"中央健，四旁如"的理念，重视调理中央脾土，每每获得良效。

"中央健，四旁如"出自《医学三字经·胀满蛊胀第十二》，指中央脾胃健运，四旁之脏有所充养。脾胃同居中央，形成了一个阴阳互助、燥湿相济、升降相因的气化结构。脾为后天之本，为气血生化之源，主运化布散水谷精微。"中央健"，机体气血调和，清浊分流，其他脏腑、肌肉、关节有所充养，则邪不入侵，百疾不生。

慢性肾功能衰竭病因复杂，是各种肾脏疾病如糖尿病肾病、高血压肾病等发展的最终结局。张大宁认为，本病乃久病体虚，或先天禀赋不足，兼劳倦过度、饮食内伤、复感外邪，损伤正气，日久迁延而成。本病病机复杂，但多属本虚标实、虚实夹杂之证。其中本虚以脾肾两虚为主，标实是指邪实，包括外邪、湿浊热毒、瘀血等。王永钧教授将本病的演变规律概括为风湿之邪干预肾主封藏、主水、司开阖的职能（肾风、肾虚）→久病入络、久闭成瘀，导致肾络瘀痹及肾微积形成（肾痹）→由体及用，肾的各种气化功能进一步衰减和丧失（肾劳）→病证进展，终致溺毒，甚而累及肾外多个系统。傅晓骏认为，慢性肾功能衰竭是各种肾脏疾病反复发作，持续进展的共同结局，而感受外邪、饮食不节、劳逸过度等均可导致病情进展。由于病程日久，脾肾两虚，由虚致损，由虚致实，互为因果，故而形成脾肾正虚为本、邪实内阻为标的本虚标实病机，最终导致清阳不升，浊阴不降，出现毒素在体内蓄积，以致诸症。

傅晓骏认为，中央脾土在慢性肾衰发病和病机演变过程中占有重要地位，脾肾在生理上相互联系，在病理上相互影响。

首先，脾为后天之本，气血生化之源。《素问·经脉别论》曰："饮入于胃，游溢精气，上输于脾。脾气散精，上归于肺……水精四布，五经并行，合于四时五脏阴阳，揆度以为常也。"《景岳全书》谓："脾为土脏，灌溉四旁，是以五脏中皆有脾气。"脾胃运化水谷精微，化生气血津液等精微物质滋养各个脏腑器官。脾失健运，则水谷不能化生津液精微，患者则出现神疲乏力、贫血等症状。其次，脾将全身代谢水液由三焦通道下输膀胱，经肾脏的气化排出体外。《素问·至真要大论》云："诸湿肿满，皆属于脾。"若脾气虚弱，运化失职，加之患者肾的气化功能下降，必然导致水液潴留，故本病患者几乎存在程度不同的水肿。再次，脾胃居中央，脾气以升清为健，胃气以下行为顺，具有气机升降出入的枢纽作用，脾升胃降才能阴阳交泰。如果脾胃升降障碍，就会出现恶心呕吐、脘腹胀满、胸闷纳呆等症。最后，脾胃不仅仅是气血生化之源，《血证论》曰"气为血之帅""运血者气也"，脾气健运则运血有力。患者脾气虚弱，运血无力，则易出现面色晦暗、舌质紫黯、肌肤甲错等瘀血表现。

病案举例：

宋某，男，54岁，2014年6月5日初诊。

主诉：泡沫尿1年余。

现病史：患者1年前劳累后出现泡沫尿，至西医院查尿蛋白（+），血肌酐升高（具体不详）。予爱西特口服一段时间后，血肌酐恢复正常，但每每劳累后出现泡沫尿。1周前，患者感全身乏力不适，腰酸明显，尿中泡沫增多，午后双下肢浮肿，休息后可缓解。今来我科门诊，查血肌酐176μmol/L，尿蛋白（++），有高血压史3年。舌暗淡，苔薄糙，脉滑。

西医诊断：慢性肾功能衰竭。

中医诊断：尿浊。

辨证：脾肾气虚兼血瘀。

治则：健脾补肾，化瘀解毒。

处方：黄芪、丹参、土茯苓、六月雪、米仁根各30g，淫羊藿20g，制大黄、桃仁各10g，黄精、太子参、牛膝各15g，沉香粉3g（冲服），水蛭粉3g（冲服）。7剂，日1剂，水煎，早晚温服。

6月12日二诊：药后尿中泡沫减少，腰酸、乏力改善，双下肢仍浮肿，腹胀，胃纳不佳，夜寐欠安，复查尿蛋白（±）。上方加砂仁6g（后下），紫苏叶9g，茯神30g，继服半月，服法同前。

6月30日三诊：药后诸症好转，复查尿蛋白（-），血肌酐127μmol/L。效不更方，原法巩固，迄今病情稳定。

【按语】尿蛋白是人体精微下注、精气外泄的病理产物，该患者反复蛋白尿1年余，体内精微物质丢失过多，脏腑及肌肉、关节失去充养，则出现神疲乏力、腰酸、下肢浮肿等症。当为脾肾两虚，湿浊内阻，治宜健脾补肾，化浊解毒。方中黄芪、淫羊藿、沉香粉、丹参、制大黄、桃仁、黄精乃傅晓骏治疗本病的经验方肾毒宁方的药物。方中黄芪、淫羊藿、黄精健脾补肾，培补正气；丹参、桃仁、制大黄、水蛭粉活血化瘀，化浊解毒。沉香性温味辛，有降气止呕、温肾纳气作用，为最珍贵的香药之首，是中药中的"上品"。傅晓骏认为，沉香粉不仅可以温阳补肾，还可斡旋中焦，恢复机体气机通畅，对因中焦虚弱、气机不畅引起的腹胀、纳呆尤为适宜。实验证实，单味沉香粉能通过降低血管紧张素Ⅰ、血管紧张素Ⅱ在一定程度上改善肾脏的血液动力学情况，延缓慢性肾衰竭进展。实验还证实，肾毒宁方可通过抗氧化应激来保护肾脏。临床上，当患者以蛋白尿为主要表现时，傅晓骏常加积雪草、茯苓、鬼箭羽、徐长卿、葎草、伏荨等药；腰痛明显者，加狗脊、牛膝、槲寄生、水牛角等；水肿明显者，加茯苓皮、猪苓、桑白皮、盐炒车前子、葫芦壳等。

第五节　慢性肾脏病论治

慢性肾脏病（chronic kidney disease，CKD）是指各种原因引起的慢性肾脏结构和功能障碍（肾脏损害病史超过3个月），包括肾小球滤过率（GFR）正常和不正常的病理损伤、血液或尿液成分异常及影像学检查异常，或不明原因GFR下降（＜60mL/min·1.73m^{-2}）超过3个月。本病的发病率在逐年上升，我国的患病率为10.8%，预计有1.195亿患者进入终末期肾病（end-stage renal disease，

ESRD）。目前，西医治疗本病多以控制尿蛋白及其并发症为主，大多采用肾脏替代治疗，极大地影响了患者的生活质量。本病的防治是世界范围亟待解决的公共健康问题。

中医学没有"慢性肾脏病"的病名，根据其临床表现，可属中医学"关格""癃闭""虚劳""水肿""尿浊""肾风""肾劳""肾消"等范畴。傅晓骏认为，本病当属溺毒。《景岳全书·肿胀》指出："凡水肿等症，乃肺脾肾三脏相干之病。盖水为至阴，故其本在肾；水化于气，故其标在肺；水惟畏土，故其制在脾。"又如《伤寒论·平脉法》曰："关则不得小便，格则吐逆。"由此可见，中医学对本病已有较深的理解，将病位定于脾、肾两脏，但与肺有一定关系。傅晓骏认为，慢性肾脏病多是积病日久，脾累及肾，脾肾两虚，由虚致损，肾阳虚衰则气化运行失衡。其一方面导致湿浊内停，另一方面因气衰血行不利而致瘀血内蕴，这样由虚致实，互为因果，形成脾肾正虚为本、湿瘀内阻之实为标的本虚标实病机。瘀为瘀血，浊包括湿热、痰浊与水饮。虽说正虚邪实是慢性肾脏病的根本病机，但在整个疾病的发展过程中，浊和瘀贯穿疾病的不同阶段，是导致病变进行性恶化的主要病理因素。

对于慢性肾功能衰竭的治疗，傅晓骏强调首先要治本。《内经》有"正气存内，邪不可干"；"邪之所凑，其气必虚"的论述。正气盛衰在本病的发生发展中起着决定性作用。《景岳全书》曰："虚邪之至，害归少阴，五脏所伤，穷必及肾。"肾元虚衰是本病的根本原因，因此补肾益气十分重要。补肾能生精，精能化气，使阴生阳长，益气则能生血化精。补肾益气有助于气机升降，使肾关开阖有权，水湿得除。傅晓骏常用生地黄、山茱萸、女贞子、墨旱莲、制黄精、制狗脊、怀牛膝、桑寄生、菟丝子、山药等补益肾精；附子、补骨脂、肉桂、沉香等温补肾阳；知母、黄柏、牡丹皮、泽泻等凉肾泻肾。

脾为脏腑之中枢，脾健则诸脏皆安。《慎斋遗书》曰："土为万物之母，在人身则为脾胃……治病不愈，寻到脾胃而愈者颇多。"脾肾两脏关系密切，脾阳的健运有赖于肾阳的温煦。肾脏所藏之精需后天水谷精微的滋养，二者在维护机体水液代谢方面起着协同作用。傅晓骏十分强调调理脾胃的重要性，每每顾护脾胃，临证常予益气健脾、温脾利水、和胃降浊、清热化湿等法调理脾胃，方用参苓白术散、香砂六君子汤、半夏泻心汤、温胆汤、实脾饮合五苓散、五皮饮等辨证施治。《理虚元鉴·治虚有三本》指出："治虚有三本，肺、脾、肾是也。肺为五脏之天，脾为百骸之母，肾为性命之根，治肺、治脾、治肾，治虚之道毕矣。"主张"清金保肺，无犯中州之土"；"培土调中，不损至高之气";"金行清化,水自长流"。傅晓骏在健脾补肾、活血通络治疗慢性肾脏病的基础上,常佐以清金保肺之品,处方讲求气机升降和清补调节的平衡。慢性肾脏病常因感受外邪、肺失宣肃而致病情反复及加重,从肺论治,调整脏腑气化功能,可减少慢性肾脏病的加重因素,故傅晓骏多以玉屏风之意益肺固表防变。

傅晓骏诊治慢性肾脏病在强调治本的同时不忘治标,强调化浊逐瘀解毒为延缓慢性肾脏病进展的重要措施。在"浊毒"的治疗中,以"解毒"为法,具体而言即为"化浊逐瘀"。"祛邪即所以安正",使邪有出路,以防浊瘀蕴毒。"脾为生痰之源",化痰应以健脾运脾为主,可选二陈汤、香砂六君子汤等;痰湿化为湿热时,予苏叶黄连汤、黄连温胆汤等;活血化瘀选丹参、川芎、牡丹皮、水蛭、地龙、红花、莪术或血府逐瘀汤等;水气内停或水饮上犯合五苓散、苓桂术甘汤、葶苈大枣泻肺汤等。而通腑泻毒的重点是用大黄一味。其具有解毒、泻下、活血、清热等功效,能使毒邪从大便排出体外,延缓慢性肾脏病的进程,提高患者的生存及生活质量。

傅晓骏在临证中发现,慢性肾脏病患者中阳虚血瘀型占比较大。从病因病机分析,肾病日久可导致肾虚、阳气衰惫,不能行血,气滞血瘀,络脉阻塞,最终肾络瘀阻,肾病益甚。为此,她自创具有益气温阳、活血化瘀功效的肾毒宁方。方中制黄精性平,益肾补精;沉香性温味辛,有降气止呕、温肾纳气作用;淫羊藿温肾助阳,填补精气;丹参微寒,益气补血,活血抗凝;黄芪性温,有益气、温阳、补虚、消肿功效;大黄性寒,清热泻浊,活血通便;桃仁性平,活血祛瘀。诸药合用,共奏扶正祛邪、活血化瘀之效。临床证实,肾毒宁方能够明显改善慢性肾脏病患者腰酸、乏力、浮肿、肢冷、恶心、呕吐、食欲减退等症状,且能改善肾功能,减少诸多因素对肾组织的损害,减轻肾脏纤维化,延缓慢性肾脏病的进展。

在辨证施治慢性肾脏病的同时,傅晓骏特别注重中西医结合基础上的中医药一体化治疗。临证施方执简驭繁,从患者的经济状况、服药口感、病情等多方面考虑,在剂型上灵活多变,采用丸剂、颗粒剂等。如常以生大黄、丹参、红花、生牡蛎、制附片、蒲公英、槐花煎汤,保留灌肠通腑泄浊,促进血中毒素从肠道排出,使邪去正安,延缓肾功能恶化,甚至使肾功能得到好转。同时以桂枝、川芎、生黄芪、丹参、桑寄生、白花蛇舌草、艾叶等药足浴,通经活络,扶正排毒。她鼓励患者在病情允许的情况下采用药膳、针灸及脐疗等方法,通过药物与非药物疗法结合、内治法与外治法结合等方式,达到更快、更彻底治疗疾病的目的。

本病病机决定了其治疗必须扶正与祛邪兼顾，单纯祛邪会耗伤正气，使脾肾更衰。而一味滋补又恐助邪之弊，使风、湿、热、瘀、浊更甚，正如李时珍所谓"用补药必兼泻邪，邪去则补药得也，一辟一关，此乃玄妙"。傅晓骏临诊辨证用药有如下特点。

1. 注重维护肾元，治病求本

慢性肾脏病辨证当属肾元亏虚，风、湿、热、瘀、浊潴留于肾，肾的气化功能受损，肾之阴阳俱衰，致当升不升，当降不降，当藏不藏，当泄不泄，形成本虚标实的证候群，其病变之本乃肾元亏虚。然肾元亏虚又有脾肾气虚证、脾肾气阴两虚证、脾肾阳虚证、肝肾阴虚证、心脾肾阴阳两虚等的不同。标实当辨别风湿热、风寒湿、水湿、湿浊、血瘀、风动等不同或相兼。此外，因虚致实的病理产物所导致的各种标实证又可加重脾肾亏虚，造成肾脏病进一步发展，所以治疗时要处处顾护肾元，以求增一分元阳，长一分元阴，并注意保护其他内脏功能，做到扶正祛邪并用。一般疾病之初和稳定之时以顾护肾元、辨证扶正为主，佐以祛邪；在标急危重、浊毒壅盛时，应以祛邪为主，略加辨证扶正，通过治标祛邪，清除可逆因素，截断病理循环变化途径，为治本创造有利条件。

2. 扶正祛邪，平补平泻，轻药重投

傅晓骏补肾，主张"平补"为上。补益肾气多选川续断、桑寄生、杜仲、牛膝等平补之品，配伍党参、生黄芪等微温补气，清补为主，而少用人参、红参等温燥伤阴，甚则动血；滋养肾阴多选生地黄、山茱萸、淮山药、女贞子、墨旱莲之属，而少用龟甲、鳖甲滋腻之物；温补肾阳喜用淫羊藿、巴戟天等温润柔和之品，而少用附子、肉桂等辛烈刚燥之物。总之，傅晓骏使用补肾之品遵循补气不滞、滋肾不腻、温阳不燥的原则，并尽量选用滋阴而助阳、益阳而育阴之品，以期阴中求阳，阳中求阴，以"平"为上，缓缓图之，达到"治主当缓"、平补肾元之目的。

关于祛邪，傅晓骏亦不主张运用峻猛攻逐之品，强调宜缓攻缓泻。如利水不用甘遂、大戟等品，而用补气利水、健脾利水、淡渗利水之品，如茯苓皮、生薏苡仁、猪苓、玉米须、泽兰、泽泻等；清热解毒尽量不用或少用知母、黄柏、龙胆草、黄连等苦寒，容易戕伐肾气之品，而多选用甘寒平剂，如金银花、蒲公英、紫花地丁、匍伏堇等；活血化瘀喜用养血活血药物，多以紫丹参、当归、赤芍、红花、川芎等药配伍应用，而避免三棱、莪术等破血逐瘀之品伤及气阴。此缓攻缓泻之法，配合平补法，以甘平之剂缓缓图治，方能正虚得补，邪实得祛。傅晓骏常常轻药重投，选择性味相对平和的药物治疗水肿、肾劳、淋证等病，如用茯苓皮、生薏苡仁、淮山药、车前草、玉米须、蒲公英、六月雪等。因其药性平和，气味轻清，临床上可大剂量使用，用至30g，使其发挥最大效用，又不伤正气。

3. 健运脾胃，甘平清补，充养先天

肾为先天之本，生命之根；脾胃为后天之本，气血生化之源。脾肾两脏在生理上相互资助、相互调养，在病理上相互影响、互为因果。人体营养与药物的敷布、转输都有赖于脾胃的功能，有胃气者生，无胃气者死。脾胃功能是否强健决定肾脏病的预后，故调理脾胃在慢性肾病的治疗中非常重要。健运脾胃，则谷安精生，化源不竭，气血充盈，可使已衰之肾气得后天精微的滋养有望减慢衰势，达到补后天以充养先天的目的。而且健脾助运，可使药力得行，气血得充，往往能获事半功倍之效。《黄帝内经》云"形不足者，温之以气"。甘温益气是健脾补气的常用大法，但在治疗肾病脾肾气虚证时，傅晓骏善用甘平之剂，慎用温补之品。因慢性肾脏疾病中气虚虽是常见表现，但亦有邪实内蕴的一面，而温补恐有助邪之弊，治用甘平之剂则补而不腻，可达清补之效。

傅晓骏治疗慢性肾脏病以四君子汤加黄芪、白术为补气健脾基本方。方中之参一般多用太子参，因其味甘苦而性平，益气养阴而无滋腻之嫌；而不用人参，是因为人参味甘性温，虽补益之力较强，但恐有助邪之弊。若气虚较甚，标实不显，则多用党参。黄芪味甘，生者补气利水，多用于脾虚水肿之时；炙者补气健脾，多用于标实较轻、扶正为要之际；若痰浊、湿热明显，则少用或不用，以免生痰助热。白术补气健脾，燥湿利水，虽有甘温之性，但与诸甘平淡渗之品同用，则温燥之性得制。茯苓甘淡，健脾利水，若水湿较重，常用茯苓皮以增强利水渗湿之功；若夜寐不佳，又可合用茯神以安神。薏苡仁甘淡性寒，渗利湿热而健脾，生则渗利之力强，炒则健脾之效优。甘草用量宜轻，常在3~9g，取其甘味益气，生者清热解毒而益气，炙则长于补气健脾，使用时据热象之有无酌情选用。诸药合用，甘平补益，既可健脾益气又无壅遏之弊。

4. 慎用肾毒性药物

傅晓骏认为，肾为"娇脏"，易损阴阳之气，易受内外之邪损害，而发生慢性肾脏病。加之肾病病程长，缠绵难愈，须长期服药治疗，故而药物的使用尤为重要，严禁使用肾毒性药物。关木通、马兜铃、广防己、青木香、草乌、斑蚕、雷公藤皮等药都有一定的肾毒性，其他含马兜铃酸成分的中成药，如龙胆泻肝丸、排石冲剂等大剂量或长期应用也易引起肾损害、肾功能减退，必须使用时要注意药物的炮制、剂量，以及药物配伍和疗程。

病案举例：

病案1：李某，男，58岁，2013年11月18日初诊。

主诉：反复腰痛、乏力3年，伴恶心1周余。

现病史：患者3年前无明显诱因下出现反复腰痛、乏力，在当地医院就诊，诊断为慢性肾小球肾炎，经中西医治疗，病情时有反复。1周前患者感恶心、纳差、乏力明显。症见腰酸腰痛，肢冷，疲乏无力，面色少华，食欲减退，恶心纳差，夜尿频多，大便尚调。舌质淡暗、边有齿痕，苔白糙，脉细涩。血压160/90mmHg。尿蛋白（+），潜血（+++）。肾功能：尿素氮7.9mmol/L，血肌酐199μmol/L，内生肌酐清除率48mL/min。血红蛋白100g/L。

西医诊断：慢性肾脏病，CKD3期，肾性高血压，肾性贫血。

中医诊断：溺毒。

辨证：脾肾两虚夹瘀。

治则：健脾益肾温阳，活血通络排毒。

处方：生黄芪、土茯苓各30g，积雪草、六月雪、白术、茯苓、山药、淫羊藿、党参、陈皮、焦山楂各15g，沉香粉3g（冲服），红花9g，制大黄10g。7剂，水煎，日1剂，早晚温服。同时予硝苯地平控释片，每日1次降压治疗。

11月25日二诊：腰痛、肢冷、恶心不适较前减轻，食欲好转，夜尿仍较多，大便偏稀。舌质淡暗、边有齿痕，苔白，脉细涩。治以益气温阳，活血通络。

处方：生黄芪、六月雪、芡实、土茯苓各30g，丹参、制黄精各20g，积雪草、白术、茯苓、山药、淫羊藿、党参、陈皮各15g，沉香粉3g（冲服），红花9g，制大黄6g。7剂。水煎，日1剂，分两次服。

后患者门诊随诊多次，均以上方随症加减，连续服药60剂，复查尿常规：尿蛋白（-），潜血（+）。肾功能：尿素氮6.6mmol/L，血肌酐109μmol/L，内生肌酐清除率53mL/min。血红蛋白112g/L。嘱患者避风寒，慎起居，调情志，适当运动（打太极拳），适时中药足浴。随访两年，血肌酐一直波动在正常范围内。

病案2：许某，男，42岁，2014年5月21日初诊。

主诉：泡沫尿3年余，加重半月。

现病史：3年多前无明显诱因下发现泡沫尿，查尿蛋白（+），长期在门诊服用中药治疗，复查尿蛋白弱阳性（±），血肌酐一直在正常范围。半月前因加班劳累后出现泡沫尿增多，小便混浊加重，伴神疲乏力，腰部酸胀不适，下肢轻度浮肿，小便频数，大便质干难解，纳眠可。查尿蛋白（++），血肌酐153.6μmol/L。舌红，苔腻，脉弦滑细。

西医诊断：慢性肾小球肾炎，慢性肾功能衰竭。

中医诊断：尿浊。

辨证：脾肾亏虚。

治则：培补脾肾，分清化浊，收涩固精，兼清湿热。

处方：炒党参15g，炒白术15g，茯苓15g，炒山药20g，芡实15g，金樱子20g，玉米须15g，槲寄生15g，炒杜仲15g，生大黄10g，紫丹参20g，积雪草20g，白花蛇舌草20g，绵萆薢10g，山慈菇6g，生甘草6g。7剂，日1剂，水煎，早晚温服。

5月28日二诊：服药后状态可，腰酸仍有，下肢浮肿消退，小便频次减少，尿浊减轻，大便质干改善，舌红苔腻，脉弦细。前方去杜仲、玉米须、炒党参、茯苓、炒山药、槲寄生均加至20g，加白豆蔻9g（后下），泽泻15g，桑螵蛸15g，穿山龙15g，沙苑子15g，菟丝子30g（包煎），制附子9g（先煎）。7剂，日1剂，水煎，早晚温服。

6月4日三诊：服药后精神转好，腰酸已愈，尿中少量泡沫，排尿次数减少，排便可，舌红，苔腻，脉弦细。前方加鹿衔草20g，肉苁蓉20g，制附子用量加至12g，生大黄改为制大黄12g。10剂，日1剂，水煎，早晚温服。

6月15日四诊：尿中泡沫不多，排尿次数可，排便已畅，舌淡，苔薄，脉细。前方加减调治月余，复查尿蛋白弱阳性，血肌酐99.1μmol/L，病情平稳。上药继服14剂，日1剂，水煎，早晚温服。

【按语】尿浊是以小便混浊、白如泔浆、溲时无尿道疼痛为主要表现的疾病。本病涉及脾肾两脏，临床多见虚证或本虚标实证。该患者属日久脾肾亏虚，湿热内蕴，治当培补脾肾，分清化浊，收涩固精，兼清湿热。方中炒党参、炒白术、山药、茯苓益气健脾祛湿；桑螵蛸、芡实、槲寄生、沙苑子、菟丝子补益肾阳摄精；绵萆薢、山慈菇泻浊解毒；日久肾阳不足，以致肾固涩无权，故用制附子以温肾壮阳，并伍生大黄清热通下，温清并用，使二便调畅；白豆蔻健脾化湿；病程日久，易生郁热，用积雪草、穿山龙、白花蛇舌草清热解毒。

第六节　慢性肾功能衰竭论治

古人没有"慢性肾功能衰竭"（简称慢性肾衰）病名，慢性肾功能衰竭是西医学诊断，本病属中医学"水肿""癃闭""肾劳""关格"等范畴。

中医学认为，慢性肾衰的基本病机为本虚标实，并且正虚邪实贯穿病程始终。虚以脾肾气血阴阳虚损为本，实以湿、瘀、浊、毒等邪实为标，其发病多因素体脾肾虚损，兼夹湿浊，复感外邪，致脾肾虚损更甚，迁延不愈而发。常与猝感外邪，肺失治节，致三焦不利，或过度劳倦，饮食不节，损伤脾胃有关。慢性肾衰病程缠绵，久病多虚，治病求本，扶助正气，调节脏腑虚损是慢性肾衰治疗的重要切入点。近年来，慢性肾衰的中医研究日趋深入，在理论研究和临床研究方面都取得了巨大进步，不断涌现出新理论、新剂型、新给药方式和新治疗手段。同时，中医治疗效果也不断得到肯定，特别对早中期肾功能不全的患者，在提高患者生活质量、延缓肾功能进展、延长生存期、节约医疗资源等方面发挥了巨大作用。

傅晓骏十分崇尚脾胃学说，在诊治过程中践行"中央健，四旁如"理论，遣方用药时时注重顾护脾胃之气，辨证精妙，收效显著，所研制的"肾毒宁颗粒剂"等制剂应用于临床，疗效确切。

一、创"瘀浊蕴毒"理论

慢性肾衰是临床常见的危重病之一，严重威胁人类健康和人们的生活质量。近年来研究认为，慢性肾衰是一个复杂的动态变化过程，主要病机是本虚标实。傅晓骏经过长期临床观察发现，瘀浊之邪是慢性肾衰的主要邪实因素，它们在病程进展中互为因果，蕴化成毒，损伤脾肾阴阳。它既是慢肾衰病程中出现的特征性病理产物，又是一种致病因素，而通过化浊、逐瘀、通腑使邪有出路，可提高治疗效果，改善预后。

傅晓骏认为，瘀浊是慢性肾衰的主要病理环节。瘀为瘀血，浊包括湿热、痰浊与水饮，虽然说正虚邪实是慢性肾衰的根本病机，但在整个疾病的发展过程中，浊和瘀贯穿疾病的不同阶段，是导致病变进行性恶化的主要病理环节。

傅晓骏认为，湿热在慢性肾衰中起着邪实的作用，是由湿邪和热邪互结而形成的一种致病因素，属六淫中的合邪。慢性肾衰中湿热形成的原因极其复杂，或因外感所致，如水湿之气内侵；或因饮食不节及脾胃湿热内生；或因正虚复感，外邪内湿合邪郁而化热；或温补太过，气化之机怫郁，水湿无以宣行，内蕴成湿热。近年来有研究资料显示，在慢性肾衰的整个病程中，有湿热兼证者达62.7%。湿热重者，血液黏滞度较高，致局部炎症不愈，使肾小球间质细胞及基质增生，肾间质损伤而纤维化，小球硬化，小管扩张萎缩致功能逐渐丧失。

傅晓骏经过多年临床实践发现，血瘀在慢性肾衰邪实病理环节中也起着重要作用。《医林改错》曰"久病入络为血瘀"。在正常情况下，气血互化，气以行血。慢性肾衰时，随着疾病久延，脏腑虚衰，气不行血，血行不畅，瘀而不行，阻塞脉络，致病情加重。有资料显示，瘀血证在慢性肾衰中占标证之首，为68.3%，显著高于其他邪实兼证。肾小球逐渐硬化，萎废可能是血瘀证产生的病理解剖学基础。

另外傅晓骏认为，痰、水之邪亦是慢性肾功能衰竭的重要邪实因素。《景岳全书》曰："五脏之病，虽俱能生痰，然无不由乎脾肾。盖脾主湿，湿动则为痰；肾主水，水泛亦为痰。故痰之化无不在脾，而痰之本无不在肾。"此谓之痰为痰浊与水饮。水液代谢全赖于脾肾，脾肾健运，则水湿代谢有权。肾病日久伤脾，脾肾虚损，则水液不能正常敷布，停于体内终致水停证。痰浊上犯于胃，胃气不降则呕恶，上蒙清窍则头晕神昏，并可随气机升降，变幻百端而生诸疾。有研究显示，水停证多见于慢性肾衰的代偿期和失代偿期，分别占邪实证的34.4%和36.4%。因此痰浊、水饮是慢性肾衰的病理产物、邪实因素。

总之，傅晓骏认为，瘀浊蕴毒是慢性肾衰进展的重要病机。中医学认为，"毒"邪泛指对机体生理功能有不良影响的物质及其致病的外在表现，包括外感之毒与内生之毒。内生之毒是指机体在各种致病因素作用下，脏腑功能失调，气血运行失常使体内的病理产物不能及时排出，蕴结体内过多，以致邪气亢盛，败坏形体，而转化为毒。慢性肾衰的衰竭期和尿毒症期可见湿热、瘀血、痰浊证候，尿毒症期的多种危重证候及皮肤瘙痒、口有尿味是因瘀浊之邪，即体内代谢毒素不能正常排泄而积蓄成毒，此乃"浊毒"，它既是慢性肾衰过程中出现的特征性病理产物，又是一种致病因素。

浊毒的外在表现：①中阻脾胃则恶心呕吐，腹胀，苔腻，口有尿味。②泛溢肌肤则肿胀，或皮肤瘙痒。③浊毒凌心表现为心悸惊恐。④上窜于脑可见谵妄，甚至昏迷。⑤上犯于肺可见喘逆气急。⑥瘀毒入营，迫血妄行则可致鼻衄、牙宣、肌肤紫斑等症。

浊毒的病理指标：有研究认为，西医学中的毒性氧自由基、兴奋性神经毒、酸中毒、微生物毒素、炎性介质均可看作中医的"毒"邪。众所周知，肾脏疾病发展的共同结局是肾小球硬化、肾间质纤维化、肾小管萎缩。其中肾小管及间质病变对于肾脏功能的进行性衰竭更为重要，而这一慢性病变的发展过程与大量炎症硬化介质有关，如血管活性物质——血管紧张素Ⅱ、内皮素、前列腺素等，细胞生长因素、血小板源生长因素（platelet-derived growthfactors，PDGF）等，代谢产物-氧自由基、NO、糖及糖基化终末产物、低密度脂蛋白等有关。这些均可视为瘀浊化毒之源。

基于以上病机特点，傅晓骏临证强调化浊、逐瘀、解毒是延缓慢性肾衰进展的重要措施。在"浊毒"的治疗中，以"解毒"为法，即"化浊逐瘀""祛邪即所以安正"，使邪有出路，以防浊瘀蕴毒。脾为生痰之源，化痰应以健脾运脾为主，可选用半夏、茯苓、陈皮，或二陈汤、香砂六君子汤等；痰湿化为湿热时，可予苏叶黄连汤、黄连温胆汤等；活血化瘀可选用丹参、川芎、牡丹皮、水蛭、地龙、红花或血府逐瘀汤等；水气内停或水饮上犯，可予五苓散、苓桂术甘汤、葶苈大枣泻肺汤等。而通腑泻毒的重点是用大黄一味。其具有解毒、泻下、活血、清热等功效，能使毒邪从大便排出体外。

二、对早中期慢性肾衰本虚证的认识

从西医学角度讲，慢性肾衰的成因是各种慢性肾脏病经过较长的病程后仍迁延不愈，肾系病损逐渐加重，肾脏的生理功能受到损害，其代谢、内分泌功能受损，导致各种代谢废物堆积体内，内分泌调节功能亦紊乱，继而损伤到其他器官及系统功能，进一步加重代谢废物的堆积和内分泌紊乱，陷入损伤的恶性循环。中医学认为，慢性肾衰是因久病体虚或先天不足，加之饮食、劳倦、情志所伤，又复有外邪相侵、内外合邪，长此以往，疾病乃成。肾之先天不足，脾之后天失养，加之反复内外合邪侵袭，脾肾之生理功能受损，最终导致脾肾两亏为主的本虚之证。随着病情的进一步加重可造成五脏虚损、脏腑衰败。又因脾肾之水液代谢功能损伤，水液停留，又有化热之患。加之气机不畅，久病则血行亦不畅，造成瘀血停留。血不利则加重水液停聚，反之加重气机的进一步阻滞，由此由虚生实，实又害虚，形成湿、热、毒、瘀为主的标实之证，进一步加重本虚。

（1）傅晓骏对本虚证的认识：对于慢性肾衰，绝大多数医家认为其病机为"本虚标实",然而在临证中要注意区分"本虚证"和"标实证"的不同。"虚证"与"实证"是反映机体邪正盛衰两种不同的状态。"实证"一般是指正气未衰而邪气亦盛,邪正斗争剧烈。"虚证"是指人体正气虚弱邪气也不太盛,邪正相争的状况较"实证"弱。也有邪气盛,正气受损,斗争不烈之"虚实夹杂"之证。慢性肾衰的"本虚标实"即为虚实夹杂之证。"本"与"标"是相对应的,属中医治疗辨证观里相对的一组概念。"本"是疾病整个过程中的根本矛盾,"标"则属于次要的非根本性矛盾。在慢性虚损性疾病过程中的根本矛盾即为本虚证。根本矛盾与主要矛盾的概念并不相同。根本矛盾是绝对的,贯穿事物的全过程,规定着事物的基本矛盾。慢性肾衰的"虚"是贯穿疾病全程的病机特点,必须加以治疗,而标本虚实之间则要注意分清主要矛盾。主要矛盾是相对的,可随着阶段性的矛盾变化而变化。在病情相对稳定时期,根本矛盾就是主要矛盾,"缓则治其本",此时主要是对本虚证进行治疗。因"虚实夹杂"的存在,因此也要对"标实"进行一定的调治。鉴于祛邪药对正气有一定的耗损,所以治疗中把握祛邪和补益的度是疾病向愈的关键。比如慢性肾衰终末阶段的尿毒症期,病情进展迅速,需介入替代治疗,此时"标实证"上升为主要矛盾,这也是中医学"急则治其标"的道理所在。

对于慢性肾衰的分类,傅晓骏在《中药新药临床研究指导原则(试行)》的基础上,结合前期课题研究成果和临床实践,将本虚证分为四大证型,并根据实际情况附加标实之证,即脾肾气(阳)虚兼夹浊瘀型、脾肾气阴两虚兼夹浊瘀型、肝肾阴虚兼夹浊瘀型、阴阳两虚兼夹浊瘀型。

(2)傅晓骏治疗慢性肾衰本虚证的原则:《素问·标本病传论》曰:"知标本者,万举万当;不知标本,是谓妄行。"只有准确辨证,把握本虚证,才能抓住根本矛盾,攻补得当,无犯虚虚实实之戒。对于本虚证的治疗,傅晓骏认为,首先要遵循"中央健,四旁如"的原则。

"中央健,四旁如"是傅晓骏行医多年来对自己学术思想的高度概括。其出自《医学三字经·胀满蛊胀》,高度概括了脾胃在人体生命的地位及意义。《黄帝内经》中虽然没有"中央健"的提法,但却是其理论渊源。《素问·太阴阳明论》曰:"脾者,土也。治中央,常以四时长四脏,各十八日寄治,不得独主于时也。"此处论的"治中央"即是"中央健"的理论出处。《素问·玉机真脏论》又曰:"脾脉者,土也。孤脏以灌四旁者也。"此处"四旁"即"四旁如"的出处。以上相关理论均源于"土居中央"的中土五行学说。

五行理论是中医基础理论中的一个重要理论，是中医学基本的朴素的思维方式，是中医理论体系中至关重要的一部分。它通过将五行与五脏相关联，建立了一个复杂联系的生理病理系统。在五行中，脾胃属土。中土五行理论认为，土位于中央，由此可见"中央健，四旁如"的理论雏形。"中央"者应理解为一个空间概念，即五脏六腑的中央。脾胃以其气机升降开阖，阴阳互生，燥湿相济的气化结构来产生三大基础的生理功能（受纳、腐熟、运化水谷），并在该功能的前提下对生命产生了三大重要意义（气血之源、气机之枢、五脏之本）。由此可理解为脾胃功能具有一定的延展性，向四周空间进行扩展，可影响身体的五脏六腑、四肢百骸，此之谓"灌四旁"。"四旁"有两层含义：一是从狭义上讲，局限于五脏范围的，指代其余肝、心、肺、肾四脏。二是从广义上讲，人体除脾胃之外的部分都属于"四旁"的范畴。可以说，"中央健，四旁如"是对诊治疾病思路中抓根本矛盾的高度概括。

《灵枢·岁露》云："人与天地相参，与日月相应也。"江浙两地在地理上处于江南沿海低洼之地，气候温暖潮湿。人长期居住其中，易感受天地阴湿之邪，使中土脾胃受困，故脾胃多虚。正如《素问·评热病论》所说"邪之所凑，其气必虚"，早中期慢性肾衰以脾肾两脏的气虚、阳虚表现为主，病性以虚为主，虚实夹杂。且疾病呈慢性病程，病程日久，多发生于中老年人群。《脾胃论·脾胃盛衰论》云"百病皆由脾胃衰而生"。中年之后，肾气本已日减，加之疾病侵害，或调养失当，或失于诊治，脏腑功能日渐受损，气血阴阳失调，正气虚耗，阳气亦受损，脾肾两脏受损，湿、浊、瘀、毒渐聚，进一步地加重"本"的损伤，形成本虚为主、参以标实、虚实夹杂的复杂证候。《脉理求真》云"四时百病，胃气为本"，亦是《伤寒论》之"存生机"之奥妙也。在此复杂证候之中，从脾胃着手乃提纲挈领之举，故傅晓骏将"中央健，四旁如"理论贯穿疾病治疗的全过程，在治本的基础上根据"标实"之邪的不同予温阳利水、活血化瘀等。

傅晓骏使用的高频药物有薏苡根、白术、黄芪、防风、川芎、陈皮、积雪草、甘草、土茯苓等。对于脾肾气阴两虚兼夹浊瘀型常用黄芪、白术、防风、薏苡根、甘草、山茱萸、川芎、地黄、积雪草等；在肝肾阴虚兼夹浊瘀型中常用山茱萸、黄芪、女贞子、地黄、薏苡根、甘草、白术、茯苓、牡丹皮、防风、川芎等；在阴阳两虚兼夹浊瘀型中常用黄芪、土茯苓、防风、茯苓、薏苡根、白术、泽兰、桂枝、川芎、牡蛎等。由此可以看出，傅晓骏治疗早中期慢性肾衰，在用药上，针对各证型的疾病特点进行加减变化，而万变不离其本，在各型治疗药物的选择上均不忘加入黄芪、白术、茯苓等药物补脾固本，始终贯彻"脾胃为本，时时顾护"的理念。

三、治疗早中期慢性肾衰常用药物组合

1. 黄芪—白术—防风

黄芪味甘，禀中土之味，性温，禀春升少阳之气，能补气血之不足。慢性肾衰以本虚为根本，虚损主要为气虚、血虚。黄芪之温可补形之不足，甘可益精不足。白术性温，禀阳明燥金之气，能除湿，甘而入脾胃，用以助脾，使诸病得安。防风性温，禀春和风木之气，为升阳之风中润剂，味甘而入脾经，可散湿邪之患。三药合用，乃元代危亦林所创气虚者之良方"玉屏风散"，可固表实卫，提高免疫力。从研究结果看，此三药在各个证型中都作为主药出现，傅晓骏将其用于健脾除湿、改善患者免疫功能、降低蛋白尿，效果较好。

2. 积雪草—丹参

积雪草味辛、苦，性寒，归肝、脾、肾经。功能清热解毒，活血的同时还能止血。《陆川本草》曰其"解毒，泻火，利小便……小便黄赤"。有研究证实，积雪草具有减轻炎症反应、抗肾间质纤维化、调节免疫、改善微循环等作用。丹参味苦，性寒，色赤，属火，可入手少阴经，治疗多种血证，能疏通血脉，乃行血之良品。与积雪草配伍，可增强活血化瘀功能。

3. 白术—苍术

苍术辛甘除湿之性较白术更强，但补中除湿之力不足白术，故二药配伍使用，可增强补中、除湿之功。傅晓骏常用剂量为炒苍术9~12g，炒白术15g。

4. 干姜—黄芩

干姜辛温，黄芩苦降，此药对乃张仲景辛开苦降之"泻心法"。慢性肾衰患者脾胃受损，脾寒与胃热阻于中焦，致脾气不能上升，则湿邪为患，可见口黏、苔腻等症。胃气亦不能下降，浊气上升则口干、口苦等，傅晓骏用此泻心法使脾胃升降得复。傅晓骏特别强调，脾胃升降恢复之后还需加补虚药，帮助脾胃维持升降平衡，以合生生之义。

5. 党参—陈皮

党参可补脾肺之虚，傅晓骏常与泻心法同用，以固根本，扶正祛邪。陈皮气温，禀春升之木气，有疏散之力，可行壅滞之气，与党参配伍，可使党参之补力不滞，无过而不及之害。

6. 牡丹皮—地黄—山药茯苓—山茱萸

此组药物为钱乙六味地黄汤去泽泻化裁而成，乃傅晓骏治疗阴虚在下之证的基础方。方中地黄、山茱萸以阴中之阴补肾虚，以山药、茯苓治肾虚之水患，而再以牡丹皮导肾中之阴火，使肾虚阴血得滋，虚热火邪得祛。对于地黄，傅晓骏应用时有生地黄、熟地黄之分，如患者痰浊水患明显，或脾胃消化功能明显下降，则选相对少滋腻、增清热的生地黄；如患者肾阴亏虚明显，精血不足诸症皆备，则用厚滋味的熟地黄，或可生熟地黄搭配使用。

7. 积雪草—鬼箭羽—甪伏堇

鬼箭羽性寒，精于血分，味苦又善坚阴，能够解阴中躁热之性，常用于女子崩中、下血等。甪伏堇清热解毒效佳，傅晓骏将其与积雪草、鬼箭羽合用，共奏清热解毒、活血化瘀之功，用于治疗慢性肾衰标实、浊毒、瘀血之候。

8. 川芎—六月雪

川芎入肝经，能引清阳之气上行而止痛，亦能下行于血海，养新生之血。气温血活，此乃生生不息血中之气药。六月雪可散瘀血，与川芎合用，于活血之中养血，无伤于正，气血兼调。

9. 龙骨—牡蛎

龙骨有收敛、蛰伏之性，能固涩上浮之正气，保摄精神而安惊悸。牡蛎虽安神镇惊之力略逊于龙骨，但还有收涩、消痞满的作用。两者配伍，可增强肾的收敛作用，治疗"梦交"之症。傅晓骏将其用于慢性肾衰患者情绪不佳、睡眠不佳引起的烦躁、心悸等，体现了身心一体化治疗的特点。

10. 川芎—丹参

川芎入肝经，上可入头角，下可行血海，能养新生之血，为血中之气药。肝藏血，丹参入于血分，乃行血之良品。傅晓骏将两者配伍，以促进肝经气血运行。

11. 墨旱莲—女贞子

该药对实为补益肝肾、滋阴止血的"二至丸"。"二至"意为"冬至"和"夏至"，是指两味中药的采摘时间。墨旱莲为草本植物，繁茂季节为夏至，故夏至采摘药力最强。女贞子为木本植物女贞的果实，果实成熟时节为冬至，故冬至采摘药性最佳。两者配伍使用，能滋补肝肾之阴，下潜虚火。

12. 菊花—枸杞子

菊花味甘、苦，能补阴气，消除阴不足不能制火而导致的诸多烦热症状，有壮水之主以制阳光之功。枸杞子味甘，性平，可滋补肝肾，明目，为治疗肝肾阴虚导致的头晕目眩、腰膝酸软等症的良药。

13. 巴戟天—淫羊藿

巴戟天味辛、甘，性微温，可以安五脏，补中益气，入脾、肾二经，可温补肾阳，且能益肝，有强筋壮骨之功。淫羊藿入肾、肺二经，具有温补作用。二药合用，温补肾阳、强筋壮骨之功愈强。

14. 川芎—丹参—红花

红花为活血通经之要药，活血力量较强，可消癥、畅通血脉。与川芎、丹参两味行肝经气血之药配伍，将活血功效推进一层，气血同调，养血、活血并用。

15. 菟丝子—枸杞子

菟丝子味甘、辛，性平，入肾经，能益气血而补肝肾之不足，润脾土而长气力，既补肾阴又助肾阳。与枸杞子配伍，有五子衍宗丸阴阳双补之意，可补肾益精。

四、早中期慢性肾衰本虚证学术思想概要

1. 三因制宜，天人相应

正如《庄子·齐物论》所言，天地宇宙与人一同化生，和谐并存，人与天地宇宙是紧密关联、密不可分的一个整体。《灵枢·岁露》云"人与天地相参，与日月相应也"。人体处于天地宇宙之中，其生理功能及病理状态均受到天地变化的影响。傅晓骏认为，治疗疾病要注意天地等客观环境对人体的影响，考虑地域特点、地理环境、季节变化以及人体特性的不同，顺应自然规律，即注意"三因制宜，天人相应"。

自然界有四时季节变化，人与之相应，机体生理功能亦随之变化。如夏季人体毛孔开泄，暑热之邪耗气伤津，加之空调使用普遍，又贪食冷饮瓜果等，导致气阴两伤、脾阳损伤、暑热等症的发生。傅晓骏认为，夏季常有暑湿之邪，体内阳气易被困遏，对此可选用芳香化湿等燥湿药物，如广藿香、石菖蒲、炒苍术、姜半夏、厚朴花等，并在化湿的同时必须注重补脾，以使脾恢复运化功能。

在地理环境方面，浙江地处江南丘陵地带，地势较低，湿邪易聚，湿邪久留，或可转化为湿热。脾易受阴湿之邪影响，脾气脾阳受损，导致脾胃虚损。由此傅晓骏临证时常常指出，必须以脾胃为关注重点，凡开具处方，必须视病情轻重加一两味化湿健脾药。她说每位患者都是独立的特殊个体，性别、年龄、体质不同，开具处方时必须根据患者的体质情况，切中病机，辨证准确方可收

获奇效。

2. 病证结合，精于配伍

傅晓骏认为，慢性肾衰的发生发展有一定的规律，这是辨病论治的前提。对于明确诊断的患者，除三因制宜、天人相应外，她强调要预估其病理变化情况、脾肾等脏器虚损情况，以及瘀血、浊毒的标实情况。在治疗上，她将辨病与辨证紧密联系，药物配伍理论扎实，精于药性，加减变化多，其技巧之灵活变通，可见一斑。

慢性肾衰的病变部位主要在肾，"本虚"贯穿疾病的全过程。傅晓骏强调，辨证要精当，只有辨证准确的前提下开具的处方才能获得良效。比如对脾肾气（阳）虚兼夹浊瘀型患者，除"本虚"外还有瘀血、水邪，故在抓住根本矛盾的同时，要兼顾次要矛盾，处理"标实证"。她常使用经验方"肾毒宁"治疗，意在益气温阳，参以活血化瘀，临床效果较好。

3. 建其中央，以达四旁

"中央健，四旁如"是傅晓骏治疗慢性肾衰本虚证的根本思想。脾胃乃后天之本，更是疾病过程中机体"一分生机"之所在。本病病机根本为虚，而虚又是标实之邪的前因与后果。正如《明医杂著》所云："痰之本，水也，原于肾；痰之动，湿也，主于脾。"标与本有着紧密的联系，标本虚实的夹杂使病情的严重和复杂程度进一步加剧。

在错综复杂的临床症状与层层交叉的病机之间，傅晓骏抓住根本及主要矛盾，建其中央，以达四旁，用后天之本不断充养气血，以供机体维持正常的生理功能运行，将"中央健，四旁如"思想贯穿疾病治疗的全过程。

4. 精神内守，心身同调

《黄帝内经》指出，喜怒不节则伤脏，情志内伤是疾病发生的重要内因。正如《灵枢·百病始生》所载："卒然外中于寒，若内伤于忧怒，则气上逆，气上逆则六输不通，温气不行，凝血蕴里而不散，津液涩渗，著而不去，而积皆成矣。"七情太过可影响人体气机运行，对病情的发展变化产生深刻影响。

慢性肾衰迁延不愈给患者的身心造成了很多伤害，加之家庭因素、经济状况等原因，患者往往会因为恐惧、害怕等而产生焦虑、抑郁等精神问题。对此，傅晓骏采取"精神内守，心身同调"法，不仅在处方里加入调畅情志、疏肝解郁之品，更是注重语言疏导。对精神状态较差的患者，她常常叮嘱其家属多加陪伴，鼓励患者多接触社会，多听多看，转移注意力，坚持规律服药，使病情稳定在一定阶段。

5. 饮食有节，起居有常

《脾胃论》云："饮食自倍，肠胃乃伤。"慢性肾衰患者需遵循优质低蛋白饮食原则，并配合补充必需的酮酸，切不可盲目寻求贵重补药，也不可因心生恐惧而畏惧饮食，以免损伤脾胃。傅晓骏在指导患者合理饮食的同时，嘱咐患者要饮食有节。这里的"节"有两个含义：一是"节制"，是指食物的量要适度，种类要适当，要适当"忌口"；二是"节律"，要保持科学的饮食习惯，在药物治疗的同时配合食养。另外，她还非常注重患者的休息和睡眠状况。由于本病属虚损性疾病，人体本已气血不足，过劳则更易消耗正气，所以她常建议患者保证睡眠时间，适当做一些较温和的运动，如打太极拳等。

五、治疗早中期慢性肾衰的用药规律

本病是在各种慢性肾脏病或累及肾脏的全身性疾病的基础上，肾单位严重受损而缓慢出现肾功能减退而至肾功能衰竭的一组临床综合征。近年来，本病的发病率明显升高。终末期肾脏病患者主要依赖肾脏替代治疗，高额的费用给个人、家庭和社会带来了沉重的负担。目前，西医治疗本病主要通过控制饮食、控制血压、调节血脂、抗凝、改善贫血、纠正酸中毒、调节钙磷代谢等手段，以延缓病情进展，然而效果并不尽如人意。近年来，**数据挖掘软件使研究者能够客观地从不同角度提取所需的规律性信息**，为总结老中医经验提供了便利。我们利用中医传承辅助平台（V2.5）软件建立数据库，运用软件中的多种数据挖掘方法对傅晓骏治疗早中期慢性肾衰的辨证用药经验进行了分析。

（一）资料与方法

1. 处方来源与筛选

从本院医院信息管理系统导出2013年1月1日～2016年5月31日傅晓骏治疗早中期慢性肾衰的病案信息，共得处方594首。

2. 早中期慢性肾衰诊断标准

肾小球滤过率（GFR）在 $30\sim 89\,\text{mL}/(\text{min}/1.73\,\text{m}^2)$ 或 $\text{GFR} < 60\,\text{mL}/(\text{min}/1.73\,\text{m}^2)$。疾病估测根据我国eGFR协作组于2006年发表的适合我国人群的GFR估计公式计算。公式：$\text{eGFR}[\text{mL}/(\text{min}/1.73\,\text{m}^2)] = 175 \times (\text{SCr, mg/dL})^{-1.234} \times (\text{年龄，岁})^{-0.179} \times (0.79,\text{女性})$。

3. 纳入标准

符合早中期慢性肾衰诊断标准，临床资料完整可靠，愿意并按时按疗程服用中药汤剂治疗的患者均纳入收集范围，对年龄、性别、职业、居住地等不作特殊要求。

4. 排除标准

采用肾脏替代治疗者；患有严重感染、心力衰竭、恶性高血压、心肌梗死、脑血管意外、糖尿病酮症酸中毒、恶性肿瘤等危急重症者；临床资料严重缺失者。

（二）研究方法

1. 分析软件

中医传承辅助平台（V2.5）软件由中国中医科学院中药研究所提供。

2. 处方的录入与核对

将筛选后的处方录入中医传承辅助平台（V2.5）软件。录入后由双人负责数据审核，确保数据的准确性。

3. 数据分析

（1）频次统计通过中医传承辅助平台软件"数据分析"模块中的"方剂分析"功能，将处方中每味药物出现的频次从高到低进行排序，并将"频次统计"结果导出至Excel。

（2）组方规律分析进入"组方规律"分析模块，分析所得组合的规则，并实现网络可视化展示。

（3）新方分析根据《中医传承辅助平台的开发与应用》，设置相关度和惩罚度，采用复杂系统熵聚类和互信息法进行分析，挖掘用药规律。

（三）研究结果

1. 用药频次

统计594张处方的药物使用频次。结果显示，使用频次50次以上的有53味中药，归脾经的占21.00%，归肝经的占17%，归肾经的占13.00%。从药物的四气情况看，傅晓骏治疗早中期CRF所用的药物以温、平、寒为主，占92.00%。从药物的五味情况看，所用药物以甘、苦、辛为主，占93.00%。从药物的归经情况看，以脾、肝、肾经为主，占51.00%；其次为肺、胃、心经，占34.00%。见表1-1。

表1-1 使用频次50次以上的药物

序号	中药	频次（次）
1	黄芪	412
2	白术	322
3	淫羊藿	322
4	丹参	314
5	大黄	282
6	陈皮	276
7	土茯苓	264
8	黄精	248
9	桃仁	222
10	积雪草	202
11	茯苓	200
12	川芎	164
13	沉香	154
14	太子参	144
15	甘草	144
16	附子	134
17	仙茅	130
18	赤芍	130
19	生地黄	108
20	红花	98
21	薏苡仁	92
22	当归	92
23	黄芩	92
24	干姜	84
25	防己	82
26	菟丝子	80
27	山药	80
28	猪苓	78
29	茯苓皮	78

续表

序号	中药	频次（次）
30	防风	78
31	牛膝	78
32	鬼箭羽	76
33	杜仲	76
34	桑寄生	64
35	山茱萸	62
36	金樱子	62
37	党参	60
38	牡丹皮	60
39	石菖蒲	60
40	桑白皮	58
41	泽泻	58
42	莪术	58
43	姜半夏	58
44	细辛	56
45	独活	56
46	大腹皮	54
47	白芍	54
48	覆盆子	54
49	三棱	52
50	匍伏堇	50
51	石见穿	50
52	水蛭	50
53	狗脊	50

2. 基于关联规则分析的组方规律分析

方剂"组方规律"分析，设定"支持度个数"（两味或两味以上药物同时出现的次数）为69，"置信度"（当A药物出现时，B药物出现的概率）为

0.9，出现频次达180次以上的药物组合见表1-2，核心药物关联规则网络图见图1-1。可以得出，黄芪常与白术、丹参、大黄、淫羊藿、黄精、土茯苓、陈皮、桃仁等药物组成药对使用，大黄与淫羊藿、黄精、丹参，淫羊藿与丹参、黄精，丹参与白术、土茯苓亦组成药对使用。核心药物包括黄芪、白术、淫羊藿、丹参、大黄、陈皮、土茯苓、黄精、桃仁、积雪草、茯苓、川芎、沉香、太子参、仙茅。

表1-2 药物组合模式统计

序号	药物	频次（次）
1	黄芪、白术	290
2	丹参、黄芪	286
3	黄芪、大黄	256
4	黄芪、淫羊藿	254
5	黄芪、黄精	236
6	土茯苓、黄芪	228
7	大黄、淫羊藿	218
8	黄精、大黄	208
9	黄芪、黄精、大黄	202
10	丹参、淫羊藿	200
11	黄芪、大黄、淫羊藿	200
12	陈皮、黄芪	198
13	丹参、黄芪、淫羊藿	194
14	丹参、大黄	190
15	桃仁、黄芪	190
16	黄芪、积雪草	190
17	黄精、淫羊藿	190
18	丹参、白术	188
19	丹参、黄芪、白术	186
20	土茯苓、丹参	184
21	黄芪、黄精、淫羊藿	182
22	丹参、黄芪、大黄	180

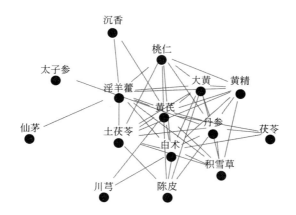

图1-1 核心药物关联规则网络图

3. 新方分析

依据方剂的数量，结合经验判断和不同参数提取数据的预读，设置相关度为5，惩罚度为2，进行聚类分析，得到方剂中两两药物间的关联度。其中，将关联系数在0.08以上的药对进行列表，见表1-3。基于无监督的熵层次聚类新处方的分析，演化成新组合，见表1-4、图1-2。基于熵层次聚类的治疗早中期CRF处方中共得出3个新组合，分别是六月雪、莪术、石见穿、核桃仁；黄精、大黄、淫羊藿、桑寄生、牛膝、杜仲、细辛；猪苓、桑白皮、茯苓皮、大腹皮、茯苓、泽泻、山药、牡丹皮。

表1-3 基于改进的互信息法的药物间关联度分析

药物1	药物2	关联系数
牛膝	赤芍	0.1438089
当归	牛膝	0.1336584
杜仲	黄芪	0.1322256
细辛	黄芪	0.1286787
独活	黄芪	0.1286787
当归	黄芪	0.1261544
防己	当归	0.1259367
桑寄生	赤芍	0.1245078

续表

药物1	药物2	关联系数
姜半夏	薏苡仁	0.1176497
仙茅	茯苓	0.1083974
姜半夏	黄芪	0.100488
姜半夏	石菖蒲	0.0980019
仙茅	杜仲	0.0940805
杜仲	赤芍	0.0940805
杜仲	陈皮	0.0911667
桑寄生	黄芪	0.0909979
仙茅	牛膝	0.0901811
厚朴	薏苡仁	0.0865611
防己	赤芍	0.0830348

表1-4 基于复杂系统熵聚类的药物核心组合分析

序号	0	1
1	六月雪—莪术—石见穿	莪术—石见穿—核桃仁
2	黄精—大黄—淫羊藿	桑寄生—牛膝—杜仲—细辛
3	猪苓—桑白皮—茯苓皮—大腹皮	茯苓—泽泻—山药—牡丹皮

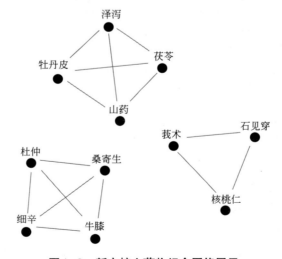

图1-2 新方核心药物组合网络展示

（四）讨论

根据慢性肾衰的发病特点和临床表现，傅晓骏将其归于中医学"水肿""溺毒""尿浊"等范畴。目前单纯西医治疗效果有限，终末期肾脏病患者需进行替代治疗，而中医药在延缓病情进展方面确有一定效果。

中医学认为，久病及肾，虽然本病病因繁多复杂，但据张仲景的"五劳七伤"理论，各种慢性疾病，如慢性肾炎、糖尿病、高血压病后期均可影响肾脏系统，出现先后天不能互充，形成以脾肾亏虚为主的发病基础。因此，傅晓骏往往从中焦出发，通过健脾补肾，益气温阳调整患者的本虚。慢性肾衰除脾肾亏虚为本外，浊邪、瘀血壅滞肾络在疾病的发展过程中亦占有重要地位。患者因各种慢性疾病的消耗，气虚不能生血运血，导致体内瘀血生成。从西医学角度看，肾纤维化是疾病进展的重要机制，而中医学认为瘀血的形成与肾纤维化关系密切。因此，傅晓骏治疗时会针对浊瘀阻滞而加入活血化瘀药物。

本研究结果显示，黄芪、白术、淫羊藿、丹参、大黄、陈皮、土茯苓、黄精、桃仁、积雪草是傅晓骏治疗早中期慢性肾衰患者使用率最高的10味药物，使用频次均在200次以上。这些药物以益气温阳、活血化瘀为主，所用药物的四气以温、平、寒为主，五味以甘、苦、辛为主，归经以脾、肾、肝为主，说明傅晓骏治疗早中期慢性肾衰注重从脾肾入手，温补脾肾占有重要地位。除此之外，大黄与淫羊藿、黄精、丹参，淫羊藿与丹参、黄精，丹参与白术、土茯苓亦常常组成药对使用。黄芪、白术、淫羊藿、丹参、大黄、陈皮、土茯苓、黄精、桃仁、积雪草、茯苓、川芎、沉香、太子参、仙茅是傅晓骏治疗早中期CRF拟方的核心药物，这些药物以益气温阳、活血化瘀、利水渗湿、清热解毒为主。由此得出，傅晓骏治疗早中期CRF，遵循益气温阳、活血化瘀的遣药组方思路。

自古以来，黄芪是临证常用的扶正固本药物，有补气温阳、利水消肿作用。现代研究发现，黄芪治疗肾脏病与其抗氧化、清除自由基，改善水钠、蛋白质、脂代谢等作用有关。白术具有健脾燥湿功效，与黄芪一样均是补气药，二者合用，可增强健脾补肾、益气温阳、补益正气之功。淫羊藿温肾壮阳，可增加组织的抗过氧化能力，维护组织的正常功能。丹参能够活血祛瘀，凉血消痈，养血安神，可通过改善肾脏的血流动力学，延缓肾功能恶化。大黄具有较强的泻下攻积、清热解毒功效，除用于中药灌肠外，内服方中加大黄不仅能促进毒素排出，还可抑制系膜细胞、成纤维细胞增殖，改善肾血管高凝状况，起到增效减毒作用。陈皮斡旋中焦，调理气机，可使脾胃运化功能得复。清热解毒的土茯苓与大黄同样具有增效减毒作用，但作用较大黄平和。黄精滋肾补脾，所含的黄精多糖是黄精的主要活性成分，能够改善大鼠的肾功能损害情况。桃仁为常用的活血化瘀药，久病必瘀，桃仁可以化瘀泄浊，改善肾脏受损状态。积雪草可通过减少细胞外基质堆积、下调结缔组织生长因子表达等多种途径抗肾纤维化。沉香温肾纳气，降逆调中，可有效降低血管紧张素，进而改善肾功能。茯苓可健脾利水，益脾气以助制水，味淡以渗湿而下。川芎乃血中气药，既可活血化瘀又可补气养血，化瘀而不伤正。太子参具有提高肾组织抗氧化活性的作用，是一种有效的自由基清除剂，可以缓解肾脏纤维化。仙茅具有温肾壮阳作用，用于治疗命门火衰者，与淫羊藿同用，能够增强温肾填精作用。

熵层次聚类分析得出3个新组合：实邪较甚时，以六月雪、莪术、石见穿、核桃仁为主药祛瘀化浊；腰膝酸软、肢节屈伸不利明显者，以黄精、大黄、淫羊藿、桑寄生、牛膝、杜仲、细辛为主药补肾强筋骨，祛风通络；水肿明显者，以猪苓、桑白皮、茯苓皮、大腹皮、茯苓、泽泻、山药、牡丹皮为主药健脾渗湿，利水消肿。

第七节　过敏性紫癜性肾炎论治

过敏性紫癜（henoch-schonlein purpura，HSP）是一种以坏死性小血管炎为基本病变的免疫性疾病，临床上以皮肤紫癜、出血性胃肠炎、关节炎及肾脏损害为特征。其肾脏损害称为紫癜性肾炎（henoch-schonlein purpura nephritis，HSPN），可发生在任何年龄段，但以10岁以下儿童常见。HSPN的诊断须符合下述三个条件：①有过敏性紫癜的皮肤紫癜等肾外表现。②有肾损伤的临床表现，如血尿、蛋白尿、高血压、肾功能不全等。③肾活检表现为系膜增殖、IgA在系膜区沉积。西医学治疗本病首选激素、免疫抑制剂、抗凝等，但疗效欠佳，且不良反应较大，总体治疗效果不尽如人意。中医药依靠其特有的辨病辨证优势，对症治疗，与疾病契合度较高，且副作用相对较小。

傅晓骏治疗过敏性紫癜善用卫气营血理论。她认为，本病可归于中医学"肌衄""紫斑""水肿""葡萄疫"等血证范畴。《医宗金鉴·外科心法要诀·葡萄疫篇》记载："此证多因婴儿感受疠疫之气，郁于皮肤，凝结而成。大小青紫斑点，色状如葡萄，发于遍身，惟腿胫居多。"傅晓骏认为，本病的基本病因为感受风热毒邪，发病过程与温病学说中的卫气营血传变有一定的相通之处。

初期多属风热伤络，表现为较明显的卫分证，后热毒由表入里，正邪交争剧烈，脏腑功能失调转为气分证，邪热深入，迫血妄行，可表现为营血分证。本病后期因脾虚湿盛而迁延日久，反复发作，脏腑气血受损，瘀阻脉络，正虚邪盛，致气阴两虚证。故临床可以卫气营血理论为指导，分型治之。

一、卫气分证

卫分证常见于HSPN前期，患者初感风热之邪，邪从口鼻入，易侵袭肺卫，卫气与邪气相争，卫气郁，卫阳遏，则可见发热恶寒；肺失宣降，则发为咳嗽咳痰；风为阳邪，其性开泄，易袭阳位，上扰咽喉则发为咽痛；患者舌脉多为舌边尖红，苔薄白，脉浮数，此时患者紫癜皮疹为针尖样瘀点，色鲜红，双下肢散在分布。此期因外邪不解郁于卫表，腠理闭塞不通，汗不得出而湿热郁于里，故傅晓骏多选用麻黄连翘赤小豆汤加减。方中麻黄、杏仁、生姜三药共同辛温解表，升中有降，调畅气机，驱邪出腠理；连翘疏风清热解毒；桑白皮利水消肿；赤小豆苦寒清热，引热下行。全方寒热并用，表里同宣，取"开鬼门、洁净府"之意，使邪有出路。现代研究证实，该方具有防治肾炎、抗过敏、抗变态反应、止痒等作用。咽痛者可加玄参、蝉衣、山豆根、西青果以祛风清热利咽；肌肉、关节疼痛者，风热之邪外发筋络，热毒搏结，可加豨莶草、海风藤、络石藤祛风湿，舒筋活络以止痛。需要注意的是，患者卫外不固，且温病传变迅速，单传的卫分证出现时间较短，且卫气分证并无明确界限。

二、气分证

邪气传入气分，正邪交争较前剧烈，脏腑功能失调，患者不恶寒反恶热，高热不解，口渴喜冷饮，舌红，苔黄燥，脉数，仍可见大小不一的散在鲜红皮疹。由于患者多先天不足，气分温热邪未解，即窜入血分，深入下焦，损伤肾络。下焦气血不调，气化不利，血液凝滞于脉外而致尿血，此时亦可见气血两燔证。傅晓骏自拟四藤饮加减治疗。

四藤饮组成为忍冬藤、络石藤、海风藤、鸡血藤各15g，功效为活血化瘀，清热凉血，祛风通络。因风热毒邪侵袭机体，伤及血络，致气血不和，然"治风先治血，血行风自灭"。方中四味均为藤类药，藤类药纵横交错，似人体之脉络四通八达，如《本草便读》所云："凡藤蔓之属，皆可通经入络。盖藤者缠绕蔓延，犹如网络，纵横交错，无所不至。"又云："藤蔓之属……善治风疾。"故藤类药为通络化瘀之佳品。其中藤类风药多以辛味为主，能辛散风邪，走行通利，搜风通络。故本方以忍冬藤为君药，味甘，性寒，归肺、胃经，可清热解毒，疏风通络，深入络中，搜剔伏风，亦可清蕴于脏腑之热毒，具有解热抗炎、抗病毒、免疫调节、抗氧化等功效。络石藤、海风藤、鸡血藤共为臣药。络石藤性苦，微寒，归心、肝、肾经，功效祛风通络，凉血消肿。《本草正义》云"苦泄破瘀，且善通络"。络石藤善走经脉，使脉中瘀血得去，新血得生，而肢节得通。海风藤味辛、苦，微温，归肝经，功效为祛风湿，通经络，止痹痛。只用寒凉之药易损伤机体阳气，配以海风藤之辛温，在祛风的同时亦能缓和药性。鸡血藤归肝、肾经，功效为活血补血，调经止痛，舒筋活络。药性甘温，可补气养血，直达脉道以荣络。

临床中，根据具体情况加减配合益气、养阴、清热、活血之品，可使正气得固，风热毒邪得以祛除。热甚者，加石膏、知母各15～30g，芦根、白茅根30g以清热泻火，除烦生津；热毒侵犯机体，深入内脏，邪毒内伤肠胃发为腹痛、便血者，可加酒白芍、延胡索、丹参、槐花、蒲黄炭等活血行气，护胃止痛。

三、营分证

若卫分、气分证误治、失治，则热邪会深入血脉。血中津液损伤，灼伤营阴，患者可出现身热夜甚，夜寐不安，舌红绛，脉细数。此时斑疹形态亦发生变化，颜色略暗，斑疹隐隐，如叶天士所言"斑疹皆是邪气外露"。根据斑疹色泽与形态可推断热邪是否已深入营分。对于营分证病证傅晓骏选用自拟清营化癜汤治疗。方药组成：水牛角30g，生地黄炭15g，蒲黄炭15g（包煎），小蓟炭15g，豨莶草20g，玄参9g，麦冬9g，丹参6g，金银花9g，牡丹皮6～9g。方中水牛角为君药，清营分热毒，配以生地黄、麦冬、玄参清热滋阴，三药共用，既可助君药清营解毒，又可养阴生津，兼顾扶正祛邪。金银花清热宣透，入营犹可透热转气，蒲黄炭、小蓟炭、丹参、牡丹皮共主化瘀止血。诸药合用，意在清营化癜，防止邪热深陷血分，热与血结。

四、血分证

血分证为热邪深入，耗血动血。患者可表现为尿血、吐血、衄血，舌深绛，大片发斑，色紫红或紫黑。傅晓骏认为，血液耗伤，血液黏滞化为瘀血，血脉破裂，血不循经，溢出脉外，蓄积于体内亦为瘀血，故治疗上应重视活血化瘀。如果热象明显，血热妄行之证尤甚，可予犀角地黄汤合自拟四藤饮加减。傅晓骏强调，若服药后邪热渐退，而正气未复，脾失健运，致湿热内生，胃气不和，可去水牛角凉营之品，予炒白术、炒黄芩清热化湿和胃；生薏苡仁健脾化湿和胃。血尿明显者，她常自拟血尿方加减，组方为石韦15g，白茅根30g，蒲黄炭15~20g（包煎），积雪草15~30g，小蓟炭15g，黄芪15g，赤芍15g，炒白术15g，青风藤30g，防风9g，三七粉3g（吞服），甘草3g。方中石韦为君药，味甘、苦，微寒，归肺、膀胱经，上能清肺止咳，下能利尿通淋，亦有凉血止血之效。白茅根、小蓟炭、蒲黄炭、积雪草、赤芍凉血止血通利；白茅根味甘性寒，功效为凉血止血，清热利尿，善清血分之热；小蓟炭善治血热妄行之出血；蒲黄炭为止血行瘀之良药，止血不留瘀，味甘平，无论寒热均可用之；积雪草泻火解毒，善利小便；赤芍清热凉血，散瘀止痛，善治温毒发斑，清血分实热；黄芪、白术补益脾气，利水消肿，共为臣药。青风藤祛风除湿，舒筋活络；防风祛风解表，胜湿止痉，共为佐药。甘草补益脾气，调和诸药为使。另加三七粉吞服，散瘀止血，补虚强壮，意在化瘀而不伤正。全方标本共治，既能补脾益肾，又能祛风除湿，凉血止血，以达控制血尿之效。

五、正虚邪恋，气阴两虚

HSPN反复发作，迁延难愈，此乃患者正气受损，脾气已虚，运化失健，水湿内生，湿性黏滞，胶着难解，故缠绵难愈。此时患者紫斑减退或反复发作，色淡紫，可见不同程度的血尿或蛋白尿。因余热未清，邪热深入下焦，已灼伤阴液。肾主一身之阴阳，故多见阴虚火旺之症。傅晓骏认为，本病内因多为先天不足，正气亏虚，可见气阴两虚证。她常选用清暑益气汤清解湿热，益气养阴，清补并举，气津兼顾。她主张"中央健，四旁如"，尤为重视补益脾肾二脏。因为脾为后天之本，运化水谷以荣气血。脾虚则无以充养正气，致百病由生。另肺为脾之子，母病及子，肺失宣发，则外卫不固，易受风热之邪侵袭。肾为先天之本，肾主蛰且藏精。肾精抵御邪气侵袭，肾虚则可致正气不足，使邪气乘虚而入。因脾肾气虚，先后天无法互资互生，傅晓骏提出可加黄芪、防风等固护正气。黄芪乃补气药之长，善补脾气进而补益肾元。防风取其升清燥湿之功，与黄芪、白术配伍，健脾化湿。脾健则统摄有权，肾固则气化得利，气血得以调和，精微不易外泄。此期若患者纳呆，神疲乏力，舌淡脉细，证属脾胃气虚湿盛，治以健脾化湿，可选参苓白术散加减或补中益气汤加减。中央脾土得运，中焦气机升降恢复正常，则气血阴阳调和。若症见五心烦热、腰膝酸软、潮热盗汗、失眠多梦等阴虚证明显者，可选生地黄、女贞子、墨旱莲、黄柏等药。这四药均归肾经，意在补肾滋阴。肾之阴精充足，则血液生化有源。女贞子与墨旱莲配伍，滋阴而不碍邪，凉血而不伤阴；黄柏与生地黄配伍，为治阴虚火旺之要药。

病案举例：

许某，男，13岁，2023年1月9日初诊。

主诉：确诊过敏性紫癜肾炎两年余。

现病史：两年前因"双下肢皮疹10天"在当地医院住院治疗，考虑过敏性紫癜肾炎。出院后尿常规检查仍反复提示异常，现双下肢无皮疹，下肢无疼痛，面色少华，倦怠，口干，鼻塞，流少量清涕，平素易感冒，扁桃体稍肿大，二便调，纳眠可。舌淡红，苔薄白，脉细。辅助检查：2023年1月7日外院查尿常规：潜血（+++），蛋白质（++），尿红细胞938.5个/微升，上皮细胞3.8个/微升。

西医诊断：过敏性紫癜肾炎。

中医诊断：血证。

辨证：气阴两虚。

治则：补益脾肾，祛风除湿，凉血止血。

方药：自拟血尿方加减。石韦10g，白茅根30g，蒲黄炭10g（包煎），积雪草12g，小蓟炭10g，黄芪15g，炒白术12g，青风藤20g，防风5g，甘草6g，生地黄炭10g，蝉蜕6g，白鲜皮9g，炒僵蚕7g，蚕沙5g（包煎），荆芥炭6g，牡丹皮炭6g，薏苡根15g，藕节炭9g，升麻5g。7剂，日1剂，水煎，早晚分服。

1月17日二诊：药后双下肢无皮疹，仍面色少华，倦怠，口干，鼻塞流涕较前缓解。舌淡红，苔薄白，脉细。上方去白鲜皮、蚕沙，加灯心草5g，蒲公英20g。7剂，服法同前。

1月25日三诊：双下肢无皮疹，倦怠较前好转，新发口腔溃疡，食欲较前下降，舌红，苔白燥，脉滑。患者当前热象加重，治宜健脾益肾，清热凉血，方选四藤饮加味。

处方：忍冬藤12g，络石藤12g，海风藤12g，青风藤12g，黄芪30g，积雪草15g，炒白术15g，薏苡根30g，匍伏堇15g，防风6g，徐长卿20g，鬼箭羽20g，茜草30g，蒲黄炭10g（包煎），薄荷5g（后下），石菖蒲6g，黄芩炭10g，白茅根20g，炒稻芽10g。28剂，日1剂，水煎，早晚温服。

服药1个月后，诸症较前好转，未述明显不适，纳眠可，二便调。复查尿常规：蛋白质（±），尿红细胞294.3/μL。继服数剂巩固疗效。

【按语】 患者初诊时已发病两年余，未见双下肢皮疹，但血尿指标较高，且平素易感外邪，正气不足，外卫不固，此为热毒深入营血分，使血不归经。傅晓骏选用血尿方以补脾益肾，凉血止血。初诊鼻塞流涕，则加蝉蜕、僵蚕、荆芥等祛风解表；蚕沙祛风湿，止痛，为抗过敏之要药。二诊表证较前缓解，则加灯心草、蒲公英利湿通淋，意在使湿热之邪从小便而去。三诊结合舌脉，热象较前加重，灼伤营阴，考虑为阴伤气耗，虚热内生，故改用四藤饮，并配以黄芪、白术、防风等药益气固表。患者食欲减退，为疾病缓解期脾失健运，运化无能，故选用黄芩清热化湿和胃，炒稻芽、石菖蒲健脾化湿开胃。脾气充足，固摄有力，则能减少血液妄行之尿血。因此病易反复发作，故除清热凉血外，还应兼顾健脾益肾，以扶助正气，巩固疗效。

中医学并无过敏性紫癜性肾炎之病名，根据其临床表现及证候特点，本病应属中医学"葡萄疫""尿血""肌衄""血证"等病证范畴。中医辨治过敏性紫癜肾炎一般从风，或从湿热，或从瘀血，或从络病等方面论治，均能取得较好的疗效。傅晓骏运用卫气营血辨证审查判断其临床症状，根据病位深浅、证候传变分而治疗。卫分证期，临床表现以发热恶寒、咳嗽咽痛等表证为主，故选麻黄连翘赤小豆汤以疏风清热，表里同宣；气分证期，临床表现以高热、苔黄、口渴为主，故选四藤饮清热凉血，活血化瘀；在营分证期，临床表现以身热夜甚、斑疹隐隐、舌红绛为主，故选清营化瘀汤清营解毒，清热化瘀；在血分证期，临床表现以斑疹密布、出血和舌质深绛为主，热象明显者可选犀角地黄汤合四藤饮凉血解毒，清热散瘀。血尿明显者，可选用血尿方凉血止血。若疾病迁延不愈，正虚邪恋，治疗上则重视扶正祛邪，标本兼顾，主张"中央健，四旁如"，重视培护中焦脾胃。在用药上，气阴两虚伤及津液者常选清暑益气汤，脾虚者常选补中益气汤，脾虚湿盛者常选参苓白术散。同时注意患者的情志变化，嘱患者注意日常养护，避免剧烈运动，控制饮食摄入，防止紫癜反复发作。

第八节　药对治疗慢性肾炎

慢性肾炎以蛋白尿、血尿、颜面及下肢浮肿为主要临床表现，病情迁延难愈，最终可发展成慢性肾功能衰竭。每年每百万人群中有近百人由慢性肾炎进展到终末期肾功能衰竭（ESRD）而危及生命。黎磊石院士等报告，我国导致ESRD的病因以肾小球疾病为主，占54.4%。研究显示，在西医治疗的基础上加用中药，可以提高慢性肾炎缓解率，控制病情。傅晓骏治疗慢性肾炎常使用药对。

1. 积雪草配伍丹参

积雪草味辛、苦，性寒，具清热利湿、解毒消肿、活血止血之功。丹参活血祛瘀，通经止痛，对血瘀型患者有较好的治疗作用。傅晓骏临证时常将两者配伍，增强活血化瘀功效。

2. 干姜配伍黄芩

干姜具有温中散寒、燥湿消痰、温肺化饮功效。黄芩具有清热燥湿、泻火解毒功效。二者配伍，寒温并用，辛开苦降，攻补兼施，共奏和中降逆、消痞散结之功。该药对为《伤寒论》中"泻心法"的代表。傅晓骏临证时常用泻心法，使脾胃升降有序，提高慢性肾炎蛋白尿、血尿、肾性水肿的疗效。

3. 龙骨配伍牡蛎

龙骨具有收敛元气、镇静安神功效。牡蛎味咸而涩，性微凉，有软坚散结、收敛固涩作用。张锡纯认为，龙骨、牡蛎配伍合用，能扶正不敛邪，且是补魂魄、安精神的妙药。傅晓骏临证用此药对调节患者情绪，体现了身心一体化的诊疗思想，能够有效提高慢性肾炎的治疗效果。

4. 仙茅配伍淫羊藿

仙茅辛平，微温，为补肾、强阴、益精神之品，且有久服强记、助筋骨、益肌肤、明目等功效。淫羊藿补腰膝，强心力。两药配伍，温补肾阳功效更强。傅晓骏将二者配伍，温补肾阳，对改善慢性肾脏病患者脾肾阳虚症状效果较好。

5. 菟丝子配伍枸杞子

菟丝子滋补肝肾，益精明目，既补肾阴又助肾阳。枸杞子甘平，《本草纲目》云其"能补肾润肺，生精益气，此乃平补之药"。两药合用，滋补肝肾益精之力更强，且补而不腻。傅晓骏临证常常将两药配伍合用，以阴阳双补，增强补肾益精功效。

6. 制黄精配伍制首乌

黄精具有补中益气、补肾益精等功效，且滋肾力强，兼具气阴双补之功。傅晓骏研究发现，制黄精可改善大鼠肾血液动力学。何首乌具有补肝肾、益精血等功效。傅晓骏临证常将两者配伍，补益肝肾，填精益血，以缓解慢性肾炎患者腰酸、乏力之症，降低蛋白尿，减轻水肿。

7. 荆芥配伍防风

防风善走上焦，为"风药之润剂"，祛风作用尤强。荆芥芳香而散，性温不燥，偏于散上焦风寒。两药配伍，祛风胜湿能力明显增强，且具有祛风止痒止痉之效。傅晓骏临证常用于慢性肾炎风邪伏于肾络、蛋白尿、血尿经久不消者。

8. 蝉蜕配伍僵蚕

蝉蜕具有散风热、宣肺、活血等功效。僵蚕祛风解痉，化痰散结。两药合用，既可疏散外风又能驱逐内风。傅晓骏临证常配伍合用，以疏散风热，宣肺活血，对免疫球蛋白（IgA）肾病、微小病变型肾病，特别是急性发作期，或复发时辨证应用，能明显改善患者咽痛、咳嗽等上呼吸道症状，亦能明显改善患者蛋白尿水平。

病案举例：

吕某，男，39岁，2018年3月13日初诊。

主诉：双下肢浮肿两年，再发半月。

现病史：患者2016年3月无明显诱因下出现双下肢浮肿，小便泡沫较多，于浙江某医院就诊。当时测血压140/95mmHg；尿常规提示蛋白（+++），隐血（++）；24小时尿蛋白定量3.42g；血生化提示血肌酐98.41μmol/L，总蛋白54.52g/L，白蛋白28.78g/L。肾穿刺病理示：光镜示18个肾小球，其中5个球性硬化，两个小球血管袢节段性硬化，其余肾小球未见明显病变；约35%肾小管萎缩。相应肾间质纤维化伴淋巴单核细胞浸润；小动脉未见明显病变。免疫荧光未见异常。诊断为慢性肾小球肾炎（局灶节段肾小球硬化症非特殊型），口服厄贝沙坦片（每片150mg，1次1片，1天2次），24小时尿蛋白定量波动在1.5~3.0g。患者反复水肿，大量蛋白尿，为求进一步诊治故来我院门诊。就诊时患者24小时尿蛋白定量2.82g。尿常规：蛋白（++++），隐血（+）。血肌酐102.7μmol/L，血压137/78mmHg。自述乏力，腰酸，纳眠可，小便泡沫较多。舌淡红，苔白腻，脉沉细。

西医诊断：慢性肾小球肾炎（局灶节段肾小球硬化症非特殊型）。

中医诊断：水肿。

辨证：气虚血瘀水停证。

治则：益气活血，祛风利水。

方药：黄芪水蛭制剂化裁。黄芪40g，水蛭粉3g（吞服），赤芍、白花蛇舌草、丹参各20g，荆芥、防风、地龙各10g，穿山龙、芡实、茯苓皮、茯苓各30g，川牛膝、怀牛膝各15g。14剂，水煎，日1剂，早晚分服。西药继予口服厄贝沙坦片。

3月27日二诊：小便泡沫明显减少，仍觉乏力，舌淡红，苔白，脉沉细。血压130/75mmHg。尿常规：蛋白（++），隐血（+++）；24小时尿蛋白定量1.80g；

血肌酐95.3μmol/L。上方黄芪加至60g，另加刺五加20g。14剂。水煎，日1剂，早晚分服。

4月10日三诊：小便基本无泡沫，未述明显不适。尿常规：蛋白（+），隐血（±）；24小时尿蛋白定量0.51g。上方加僵蚕10g，蝉蜕6g。14剂，水煎，日1剂，分早晚温服。

4月24日四诊：患者小便无泡沫。尿常规：蛋白（-），隐血（-）；24小时尿蛋白定量0.142g。上方加鹿衔草20g。14剂，水煎，日1剂，早晚分服。

5月8日复查尿蛋白（-），隐血（-）；2小时尿蛋白定量0.124g。后随访3个月，未见复发。

【按语】患者病理类型为局灶节段性肾小球硬化，临床治疗较为棘手。本例患者乏力为虚象，下肢水肿、小便泡沫多乃风邪所致。结合舌脉，辨为气虚血瘀兼水湿内停，治以益气活血，祛风利水。方选黄芪水蛭制剂加减。方中黄芪重用，芡实补脾肾以治虚；荆芥、防风、地龙、穿山龙祛风邪以治风；水蛭、赤芍、丹参、牛膝活血化瘀以治其瘀。黄芪配伍水蛭以增强益气活血之功，荆芥配伍防风增强祛风之力，白花蛇舌草清热解毒以治热，茯苓皮、茯苓块健脾利湿以治湿。治疗两个月，效果明显。

第九节　女性复发性尿路感染论治

复发性尿路感染（recurrent urinary tract infection，RUTI）是指6个月内尿路感染发作在两次或两次以上，或1年内发作在3次或3次以上，临床上以尿频、尿急、尿痛、排尿时淋沥不尽、下腹坠胀感、持续或反复腰膝酸软、腰痛，情绪波动时或遇劳后加重为主要表现。研究表明，女性尿路感染的发病率明显高于男性，其中中老年女性最为常见，绝经后女性更易反复发作。2%~10%的女性每年至少经历1次尿路感染，约27%的女性初次感染后会在6个月内再次发作，2.7%的女性会发作3次及以上。

目前西医治疗女性RUTI以抗生素为主，急性发作期使用足量抗生素，非急性期予长疗程低剂量抗生素。患者在治疗过程中会出现食欲不振等症状，而且抗生素使用容易造成肠道菌群紊乱，严重者会发生多重耐药情况。中医药在治疗女性RUTI方面有着独特优势，不仅能够较大程度地缓解患者的临床症状，还能减轻长时间使用抗生素的不良反应。

女性复发性尿路感染属中医学"淋证"中"劳淋"范畴。劳淋最早见于《华氏中藏经》。曰:"劳淋者,小便淋沥不绝,如水之滴漏不断绝也。"关于劳淋的病因病机,古代医家早有论述。就其病因而言,张介宾曰"劳淋者,劳倦即发,痛引气冲",阐述劳倦体伤,可致劳淋。从病机上看,《医碥·淋》记载,"劳淋,劳则动火,热流膀胱所致",说明劳淋的病机多虚实夹杂,劳则动火生热。《医学衷中参西录》云"劳淋之证……皆能暗生内热,耗散真阴。阴亏热灼,熏蒸膀胱,久而成淋",认为劳淋的病机为真阴亏损。《诸病源候论·淋病诸候》载"劳淋者,谓劳伤肾气,而生热成淋也",说明肾气亏虚也可生淋。傅晓骏溯源经典,踵武前贤,将劳淋病因概括为"外感"与"内伤",认为外感湿热、饮食不节、情志失调、劳倦体虚皆可致劳淋。病机分虚实,实者多为湿热、气滞,虚则大抵以气虚、阴虚、阳虚为主,多责之肝、脾、肾三脏。对于劳淋久治不愈的原因,傅晓骏结合多年临床经验,从肝、脾、肾三脏论述。

一、肝失疏泄

肝主疏泄,调畅气机,调节情志,调畅津液疏布。《灵枢·经脉》有云"是主肝所生病者……遗溺、闭癃",提出肝失疏泄,可致气机不畅,三焦不通,小便不利,出现劳淋等诸病。《临证指南医案》曰"不知情志之郁,由于隐情曲意不伸,故气之升降开阖枢机不利",说明情志可致病,肝郁则气机升降不利。傅晓骏认为,肝为风木之脏,主疏泄而藏血,其气升发,喜条达而恶抑郁。肝以血为体,以气为用,体阴而用阳。女子以肝为先天,更易情志失和,郁怒伤肝,肝失疏泄,气机不畅,膀胱气滞或气郁化火,火郁下焦,循经下注膀胱,发为本病。再者,《证治汇补·郁证》云"故有病久而生郁者,亦有郁久而生病者",说明女性劳淋病久,久治未愈,情志抑郁,肝气失于疏泄,致使脏腑经络不得调达,气血津液疏布不畅,致劳淋病程缠绵,迁延反复。傅晓骏强调,肝失疏泄,气机不畅,枢机不利为劳淋病机。劳淋迁延不愈,久病致郁,亦使劳淋加重,情志与劳淋相互影响,形成了因病致郁、郁重病深的恶性循环。

二、脾失健运

脾主运化,运化谷食与水饮,将精微物质吸收转输至全身。《素问·经脉别论》曰"饮入于胃……脾气散精,上归于肺,通调水道,下输膀胱,水精四布",表明脾与水液代谢、尿液的生成息息相关。《灵枢·口问》曰"中气不足,溲便为之变"，阐明脾主升举，年老体弱者，中气不足，气虚下陷，膀胱气化无力，久则成淋。傅晓骏认为，脾乃"后天之本"，气血皆从此生，且脾为太阴之土，喜燥恶湿。若素体脾胃虚弱，中气不足，正虚体亏，或多食肥甘厚味辛辣之品，或劳逸过度，损伤脾土，致使机体抗病能力减弱，均可导致湿热之邪侵犯，发为本病。劳淋日久，久病体虚，致各脏腑虚损，脾失健运，则水液不得运化，湿邪内生，内外湿同气相求，郁久化热，湿热伤脾土，脾虚与湿热互为因果，长此以往，劳淋迁延难愈。

三、肾虚不固

劳淋病位在肾与膀胱。肾为水脏，主尿液之代谢，司膀胱之开阖。膀胱为水腑，主尿液之储存与排泄。《丹溪心法·淋》曰："诸淋所发，皆肾虚而膀胱生热也。"若肾气充沛，则固摄有权，膀胱开阖有度，排泄正常。反之肾气亏虚，开阖失司，外感湿邪，客于膀胱，发为劳淋。傅晓骏认为，肾虚有三，可从肾阴、肾阳、肾气方面论治。其一，真阴亏损，失于滋养，导致虚火内生，发为劳淋。疾病进一步加重，虚火灼伤血络，可出现"血淋"。其二，肾阳不足，蒸腾无力。肾脏为水火之脏，居于下焦，内寄相火。肾阴肾阳互根互用，水火相制，火不足则水害之。元阳虚不得其位，反成贼火。命门火衰，则阴火外浮，火蕴膀胱，发为劳淋。其三，肾气亏虚，摄纳无权，气不归元，小便频数，淋沥不尽，劳淋乃成。劳伤过度，耗伤正气，妊娠或产后肾气虚，下元不固，不能摄纳精微脂液，可为"膏淋"。湿热日久，耗气伤阴，损伤肾之气阴，或使用性寒之抗生素，耗伤肾阳，肾气、肾阴、肾阳虚损，劳淋难愈。

劳淋的病理性质有虚、有实，初起多以实为主，后期多见虚实夹杂之证。傅晓骏强调，在辨证的过程中应分清虚实。劳淋初起多因外感湿热，蕴结下焦，膀胱气化不利；或肝失疏泄，气机不畅，三焦不通，小便不利，此时正气尚存，以实为主，但用药不能清利太过，以防伤正，致淋反复。若邪气未尽，正气渐伤，伤及脾肾；或年老体弱，生产过多，素体虚弱，外受邪气，则成虚实夹杂之证。所处阶段不同，治法各不相同，实以清利为主，虚则以补为主。劳淋辨治应审其主次缓急，兼顾标本。傅晓骏主张分期论治，对于急性发作期，治以清热毒、利湿浊，开枢机、清三焦。对于慢性迁延期，先辨脏腑，以肾虚为主，治以养先天、填肾精；以脾虚为主，治以补后天、益中气。同时还应调畅患者情志，防止出现因病致郁、郁重病深的恶性循环。

1. 急性发作期

急性发作期治以开枢机、清三焦，解热毒、利湿浊。朱丹溪曰："淋有五，皆属乎热。"傅晓骏主张，在劳淋急性发作期，治疗应以清热解毒、利湿化浊为主，同时清利三焦、开郁利枢。此期病机以湿热、气滞为主，患者外感湿热，蕴结下焦，膀胱气化不利，症见尿频、尿急、尿痛等，治以清热解毒、利湿化浊；肝失疏泄，致气机不畅，三焦不通，小便不利，治当和解少阳、清利三焦、开郁利枢、疏达气机。傅晓骏运用"开枢机、清三焦，解热毒、利湿浊"之法，使膀胱气化功能得以恢复，热有出路，小便得以通畅。在临床她多用自拟尿淋汤加减治疗。药物组方为石韦15g，萆薢15g，石菖蒲10g，金钱草30g，车前草30g，荜茇6g，炒黄芩15g，柴胡10g。其中石韦味甘、苦，性微寒，入肺、膀胱经，上清肺热，下达膀胱而利尿，且能凉血止血通淋；萆薢利湿化浊，为治白浊之主药，与石韦共为君药。石菖蒲化浊除湿，为臣药，君臣共用，使湿浊尽除，小便自止。黄芩清利上焦，长于开郁；柴胡疏肝理气，善于泄热，二者同用，开郁利枢，疏达气机，清利湿热；车前草、金钱草清热利湿解毒，四者皆为佐助药，助君药除湿清热。荜茇功擅下气，且其性温，可制石韦、金钱草、车前草等寒凉之性，为佐制药，使诸药合用不至寒凉太过，反伤阳害气。全方共清内蕴之湿热，和畅少阳枢机，使气机升降得宜，从而调畅气机，通利小便，共奏清热解毒、利湿通淋之功。但也非一味利尿通淋，以免津伤阴耗，变生他证。傅晓骏指出，用药应避免过用苦寒，以免胃败而病难痊愈。

2. 慢性迁延期

《景岳全书·淋浊》曰："治淋之法……凡热者宜清，涩者宜利，下陷宜升提，虚者宜补，阳气不固者宜温补命门。"又云："中气不足，溲便为之变，即此类也。但当温补下元，使之气化，水必自清，切不可因小便黄赤，一概皆从火治。"傅晓骏认为，慢性迁延期时应注重固本培元，即滋养先天，补肾填精；培补后天，补中益气，同时治以扶正祛邪。根据患者临床表现不同，予以补肾气、补肾阳、补肾阴、健脾胃等治疗。

（1）养先天，填肾精。肾阴不足的劳淋慢性迁延期，此时尿痛症状较急性发作期减轻，多表现为尿频尿急、腰痛腰酸、头晕耳鸣、骨蒸潮热、口渴欲饮等症，傅晓骏以六味地黄汤加减填真阴。方中熟地黄滋阴补肾，填精益髓，为君药。傅晓骏根据舌脉和患者是否有热象等表现，分别选用生地黄或炒生地黄或熟地黄用之。生地黄性寒，可清热凉血，滋阴生津；熟地黄性温，可补血滋阴，益精填髓；炒生地黄可削弱生地黄寒凉之性，避免脾胃受损。山茱萸补肝肾，并能涩精，取"肝肾同源"之意；山药补脾阴，亦能固肾，共为臣药。泽泻利湿泻浊，能减熟地黄之滋腻；茯苓淡渗脾湿，并助山药之健运，与泽泻共泻肾浊，助真阴得复其位；牡丹皮清泄虚热，并制山茱萸之温涩，三药称为"三泻"，均为佐药。六味合用，三补三泻，填其真阴。傅晓骏强调，临床用药滋阴不可纯用阴药，应于补阴之中佐以温阳之品，一则可使补而不滞，补而不腻；二则意在鼓舞肾中升发之气，以助生化之力，否则阴无阳而无以化，因此有时在方中加入桂枝，阳中求阴。若患者出现畏寒肢冷等症状，则为肾阳不足，命门火衰，在六味地黄汤的基础上加附子扶阳助气，温补命门之火。若患者懒动喜卧，则为肾气不足，根据"少火生气"的原理，在六味地黄汤的基础上加少量附子与肉桂，取其温升之性，蒸精化气，振奋肾气。傅晓骏特别指出，在女性患者中，一部分育龄女性可因长期泌尿道感染而导致难以受孕。楼毅云等对《黄帝内经》记载的不孕症进行了总结，认为女性不孕多因"肾虚督损"，治当益肾填精、温煦督阳，傅晓骏临床多选用鹿角片、淫羊藿、巴戟天等补肾温阳之品，以温肾助孕。

（2）补后天，益中气。脾气不足的劳淋慢性迁延期患者多表现为排尿不尽、点滴而出、少腹坠胀、神疲乏力、少气懒言、面色无华。傅晓骏认为，此乃脾失健运，中气亏损。脾气亏虚，中气下陷，则膀胱、尿道肌群收缩乏力，出现排尿不尽、点滴而出、少腹坠胀的症状，治宜补中益气、培补后天、升阳举陷，多用补中益气汤加减。方中黄芪补中益气，升阳固表为君；党参较黄芪侧重补益脾胃，与白术、甘草甘温益气，补益脾胃为臣；陈皮调理气机，当归补血和营为佐；升麻、柴胡协同参、芪升举清阳为使。全方补中益气，培补后天，升阳举陷，一可使后天生化有源，脾胃气虚诸症自可痊愈；二可升提中气，恢复中焦升降之功能，使膀胱、尿道肌群恢复正常功能。若湿热毒邪较重，予茯苓、薏苡仁等甘淡之品，以健脾助运，利湿通淋。

病案举例：

邱某，女，38岁，2020年3月23日初诊。

主诉：反复尿频、尿急、尿痛1年余，再发3天。

现病史：患者1年来反复尿频、尿急、尿痛，于当地医院就诊，诊为尿路感染，多次服用抗生素后好转，但病情反复发作，始终未愈。最近3天再次出现尿频、尿急、尿痛，症见小便短数、淋沥不畅、灼热疼痛，尿色黄赤，小腹胀满，大便秘结，伴腰酸腰痛。舌红，苔黄腻，脉滑数。辅助检查：2020年3月9日外院查尿常规：白细胞（++），白细胞183.9个/微升，白细胞（高倍视野）

21个/HP，细菌：21765个/微升。

西医诊断：泌尿系感染。

中医诊断：劳淋。

辨证：湿热内蕴膀胱。

治则：清热解毒，利湿通淋，清利三焦，开郁利枢。

方药：自拟方尿淋汤加减。石韦15g，萹蓄6g，车前草30g，金钱草30g，柴胡10g，酒黄芩15g，鲜生姜5g，制半夏9g，萆薢15g，石菖蒲10g，败酱草15g，大血藤15g，甘草5g。7剂，日1剂，水煎，早晚分服。

3月30日二诊：药后尿频、尿急、灼热疼痛症状减轻，舌红，苔薄，脉滑。

处方：石韦15g，萹蓄6g，车前草30g，金钱草30g，柴胡10g，酒黄芩15g，鲜生姜5g，制半夏9g，萆薢15g，石菖蒲10g，大血藤15g，甘草5g，升麻5g，杠板归15g。7剂，日1剂，水煎，早晚分服。

4月6日三诊：尿频、尿急症状明显缓解，尿常规正常。

【按语】患者淋证反复1年余，此次再发3天，症见小便短数、淋沥不畅、灼热疼痛，尿色黄赤，小腹胀满，大便秘结，伴腰酸腰痛。湿热蕴结下焦，膀胱气化失司，则小便短数、灼热疼痛；肝失疏泄，气机不畅，三焦不通，则小便淋沥不畅，小腹胀满，故以实证为主。首诊辨为劳淋急性发作期，治以清热解毒、利湿通淋，清利三焦、开郁利枢，方用尿淋汤加减。小腹胀满，气机不畅，故配伍生姜、半夏，以调理气机；败酱草、大血藤清热利湿。二诊症状减轻，故去败酱草，改用杠板归。气之运行以顺为贵，以郁为失，壅滞不通或通而不畅，郁结不散，怫郁于内，则升降失常，出入失用，气机郁遏不达。阳气宣发不得，郁滞之气在体内氤氲，冲和之性失司，聚集生热，则郁而化火，此谓"气有余便是火"。加用升麻，其性升散，功善升举，可使邪从外解，又善引脾胃，使清阳之气上升。药证相符，效不更方，三诊以巩固治疗，防止病情反复。

女性RUTI，中医归为"劳淋"范畴，其病因病机复杂，且迁延难愈。傅晓骏从肝、脾、肾三脏论述发病机制与迁延难愈的原因，认为肝失疏泄、脾失健运或肾虚不固均可致劳淋，并易使劳淋迁延难愈。临床上劳淋初起多以实为主，后期多见虚实夹杂之证，傅晓骏临证尤重视审察证候之虚实，通过虚实辨证，了解邪正盛衰，并分为急性发作期和慢性迁延期分期论治。急性发作期治以清热毒、利湿浊，开枢机、清三焦。慢性迁延期先辨脏腑，以肾虚为主，治以养先天、填肾精；以脾虚为主，治以补后天、益中气。对于久病者，尚调畅情志，防止出现因病致郁、郁重病深的恶性循环。在用药方面，急性发作期选用自拟方尿淋汤；在慢性迁延期，肾虚为主选用六味地黄汤加减，脾虚为主选用补中益气汤加减。对病情复杂者，则心有定见，有方有守，积量变到质变，不朝更夕改。劳淋治愈后，仍嘱患者调畅情志，饮食得当，避免房劳过度，注意会阴部卫生，防止劳淋复发。

第十节　五轮辨治观

五轮学说是中医眼科的重要基础理论，首见于《秘传眼科龙木论》。其将眼由外向内的胞睑、两眦、白睛、黑睛、瞳仁五个部分分别名为肉轮、血轮、气轮、风轮、水轮，总称为五轮，并将各轮与脏腑的关系联系起来，以阐明眼与整体生理及病理关系。

《灵枢·大惑论》云："五脏六腑之精气，皆上注于目而为之精。精之窠为眼，骨之精为瞳子，筋之精为黑眼，血之精为络，其窠气之精为白眼，肌肉之精为约束……"五轮就是把瞳子、黑睛、络（血络）、白眼和约束加以形象化。所以《审视瑶函》释五轮的意义云："名之曰轮，其象如车轮圆转动之意也。"因此，五轮与脏腑的关系是与瞳子、血络、白睛及约束和脏腑的关系完全一致的，大体指出了眼的各个部分与脏腑的关系。五轮学说就是在此论述基础上发展起来的，借以说明眼的解剖、生理与病理，并用于临床，指导辨证。

古人经验认为，轮属标，脏属本。轮之有病多由脏腑功能失调所致。这是一般规律。因此，不认清眼病与脏腑之间的关系，就无从判断眼疾的病因病机，就不能分析眼病的本质，而造成标本不明，药石乱投。五轮既与所属脏腑分别相应，故当某脏腑发生病变时，每可在相应的轮位上出现征候。基于这一原理，故观察眼部的各种证候则可以推断脏腑内蕴的病变。

五轮的部位与脏腑的生理病理具有一定关系。

肉轮：部位在胞睑，属脾。因脾主肌肉，故称肉轮。脾与胃为表里关系，故胞睑疾患往往与脾胃有关。在正常情况下，脾气健运，主升。脾统血则胞睑色黄丰润，启闭自如，保护眼球。如果脾胃湿热壅盛，则易患针眼、睑缘赤烂等疾患，治宜清脾胃湿热，药用除湿汤加减。如果脾虚气弱，气血不和，肤腠开疏，易受风邪。肌肤间致约束无能而致上胞下垂，可采用益气健脾升阳之剂（如补中益气汤）。如果气分失和，脾虚兼有湿火，泛壅于上，出现胞虚如球，治宜益气为主佐以疏邪，药用神效黄芪汤加减。

血轮：在两眦血络，属心。因心主血，故称血轮。心与小肠为表里关系，两眦疾患往往与心及小肠有关。在正常情况下，心主血脉，脉为血之府，为血液通行的通道。心气旺盛，血液在全身运行不息，供全身需要，使两眦血络红润而有光泽。如果内眦部红赤、刺痛，久之眦部赤烂为心经实火，夹有风邪，治宜祛风除火，药用七宝洗心散加减。如果内眦部红肿流脓，赤热疼痛，寒热交作，溺赤，舌尖红，苔黄者为心火内炽，外感风毒，治宜清心降火，疏风解毒，药用竹叶泻心汤加减。

气轮：即白睛部分，属肺。因肺主气，故称气轮。肺与大肠相表里，白睛疾患往往与肺和大肠有关。正常情况下，肺主气，肺气充沛调顺，邪不易入，白睛色白而润泽。如果猝感时气邪毒，兼肺胃积热，交攻于目，可出现白睛红赤肿胀、胞睑红肿、眵多而胶黏，伴发热、咽痛等全身症状。此为邪毒内侵，治以清热祛风，凉血解毒，药用泻肺饮加减。如果肺经燥热，肺火亢盛，患眼隐涩畏光，眵泪胶黏，白睛赤脉环绕，表层有灰白色小泡隆起，治以泻肺散结，药用桑白皮汤加减。

风轮：即黑睛部分，属肝。因肝主风，故称风轮。肝与胆相表里，黑睛疾患与肝胆有关。正常情况下，肝开窍于目，肝受血而能视。肝气通于目，肝和则能辨五色。肝气和顺，肝阴充足，则黑睛色清而有光泽。如果外感风热毒邪，内因肝经，火邪上壅，风火热毒搏于黑睛，可出现白睛抱轮红赤，黑睛密集星点，刺痛羞明流泪，治宜泻肝解毒，药用龙胆泻肝汤加减。如黑睛果障翳不断扩大、凹陷，直至黑睛深层，黑睛后有脓液，为脾胃热毒炽盛，治宜通腑泄热，药用眼珠灌脓方加减。

水轮：即瞳仁，属肾。因肾主水，故称水轮。肾与膀胱相表里，故瞳仁疾患与肾与膀胱有关。正常情况下，肾阴肾阳充沛则瞳仁色黑有神，目光炯炯。如果外眼正常而自觉视物模糊，眼前黑花飞舞，乃瞳仁疾患（即内障）。如果瞳神散大，散而不收，外无赤脉，内无障色，属气虚、水衰，瞳神失养，治宜养肝滋水，药用六味地黄汤加减。如果瞳神紧小，小而干缺，抱轮微红，多属阴虚火旺，治宜滋阴降火，药用知柏地黄汤加减。

五轮辨证说明轮与脏腑有一定的内在联系，但不能绝对化，因为一轮的病变可以数症并见，同一种眼病也可数轮并病。尤其人的身体状况千差万别，故而具体辨证时或以眼部辨证为主，或以全身为主，或眼部与全身相结合。总之，症状是现象，辨证是分析病因及内在本质。只有综合各种现象，分清主次，抓住本质，才能辨证正确，有利于施治。

第二章 动物实验研究

糖尿病肾病（diabetic nephropathy，DN）是糖尿病最常见的微血管病变之一，常发展为终末期肾衰竭，是影响患者生存质量和死亡率的重要因素之一。通过大量临床实践，傅晓骏团队认为，气阴两虚为本病的基本病机，瘀血贯穿始终，由此确立了益气养阴、活血化瘀的肾糖组方治疗。经过数十年临床与动物实验研究，均证实临床疗效明显，并从肾小球及肾小管损害的早期指标及细胞因子水平上探讨了肾糖组方对本病的肾保护作用及其机制。

慢性肾功能衰竭（chronic renal failure，CRF，简称慢性肾衰）是一种多发病、危重病，死亡率高，是人类生存的重要威胁之一。CRF治疗棘手，多数患者最终只能以肾脏替代维持生命。通过大量临床实践，傅晓骏团队认为，脾肾阳虚血瘀为CRF的重要病机，并确立了益气温阳、活血化瘀的肾毒宁方治疗CRF。经过17年的研究，证实了其临床疗效，并从肾血液动力学、氧化应激、肾纤维化、炎症、细胞因子、基因蛋白、体外细胞实验、信号通路等多方面指标、多途径探讨肾毒宁方对慢性肾衰的肾保护作用及其机制。

第一节 糖尿病肾病相关动物实验

糖尿病肾病主要病变是肾小球出现以细胞外基质（extracellular matrix，ECM）增多为主要特征的系膜区增宽、基底膜增厚，随病情进展可继发肾小管上皮细胞空泡变性、肾小管基底膜增厚、肾间质单个核细胞浸润及晚期时肾间质纤维化等间质病变。DN的病因及发病机制十分复杂，到目前为止尚不能完全阐明。目前，国内外学者认为，DN的发生及发展是多因素综合作用的结果，涉及遗传、代谢、生长因子、细胞因子等多种因素。其中细胞因子在糖尿病肾病发病过程中起重要作用。研究发现，血小板衍化生长因子（platelet-derived growth factor，PDGF）可诱发血管收缩和舒张，刺激系膜细胞收缩，并通过影响TGF-$β_1$、前列腺素而引起系膜细胞外基质（ECM）产生和系膜细胞有丝分裂效应，使ECM成分如胶原蛋白、纤维连接蛋白、层黏蛋白等的合成作用增强，导致ECM聚积，肾小球硬化。TGF-$β_1$是迄今发现的最强的细胞外基质沉积促进剂，能作用于多个环节，不仅趋化成纤维细胞、肺泡巨噬细胞、中性粒细胞、淋巴细胞参与炎性反应，促进成纤维细胞的增殖分化，并能诱导这些细胞产生TNF、IL-1、PDGF等细胞因子，而且刺激各种细胞外基质成分的合成和沉积，抑制蛋白水解酶的产生，使细胞外基质沉积进一步增加。因此抑制PDGF、TGF-$β_1$等细胞因子在肾脏的过度表达或阻断其作用是防治或延缓DN发生发展的一条有效途径。

研究发现，目前综合治疗对各期糖尿病肾病都有一定的疗效，可延缓肾功能恶化速度。其治疗主要包括以下几方面。

1. 饮食治疗

目前，低蛋白饮食延缓糖尿病肾病进展的作用已得到广泛认可，限制蛋白摄入可以减少尿蛋白排泄，改善蛋白质代谢，同时改善碳水化合物、脂肪代谢，减轻胰岛素抵抗，有助于延缓肾损害的进展。

2. 血糖的控制

血糖控制不佳是糖尿病患者发生肾脏损害的一个重要危险因素。研究表明，严格控制血糖能使1型糖尿病患者微量白蛋白尿的发生率下降39%，临床蛋白尿的发生率下降54%；对于2型糖尿病也能使微量白蛋白尿的发生率下降33%。

3. 血压的控制

高血压是加速糖尿病肾病发展的一个非常重要的因素。有证据提示，糖尿病肾病患者血压增高可使肾功能恶化加快，高血压传递到肾小球毛细血管床使球内压增高，可能是肾小球硬化的始动因素。舒张压＞90mmHg的患者，其肾脏病进展速度是血压正常者的两倍。肾小球滤过率的下降速度与血压有关，将血压控制在低于130/85mmHg，肾小球滤过率每年下降大约$2mL/min/1.73m^2$。血压控制的靶点应根据慢性肾脏病分期，慢性肾脏病1~4期，蛋白尿＜1g/24h的患者，应控制血压低于135/85mmHg。蛋白尿＞1g/24h的患者，应控制血压低于125/75mmHg。常用药物有血管紧张素转化酶抑制剂（ACEI）、血管紧张素Ⅱ受体拮抗剂（ARB）、钙离子拮抗剂、利尿剂等。目前，血管紧张素转化酶抑制剂和血管紧张素Ⅱ受体拮抗剂控制DN患者高血压、减少蛋白尿、延缓肾功能损害的作用已得到广泛认可，并成为首选药物。

4. 血脂的控制和抗凝药物的治疗

动物实验发现，高脂血症能加重肾损害，纠正脂代谢异常，尤其是控制高胆固醇血症，可降低尿蛋白，延缓肾小球硬化的发生发展。事实上，在DM早期即已伴随脂代谢异常。关于脂代谢异常与肾脏损害的关系，有实验发现，氧化低密度脂蛋白（OX-LDL）与单核巨噬细胞系起着关键作用，DM血脂异常，尤其OX-LDL增高能增加氧自由基的产生，促进肾小球内过氧化物阴离子的生成，加速DN的进展。有研究发现，HMG-CoA还原酶抑制剂（如辛伐他汀、普伐他汀及氟伐他汀）对DN的发展能起到积极的防治作用，可能与减少TGF-β_1来源、抑制Ras-MAPK途径等方面有关。DN患者血小板高黏附高聚集性使血浆黏滞性增加导致的高凝状态使血流缓慢，而慢性缺氧及血细胞在循环中凝聚加重了微血管病变。

5. 其他治疗

抗氧化应激、糖基化终末产物（AGE）抑制剂和基因治疗是目前糖尿病肾病治疗的研究热点。

6. 中医药治疗

有报道显示，在基础治疗的同时，配合中医辨证论治糖尿病肾病，对减少尿蛋白、改善肾功能、控制疾病进展具有积极作用，可使早期糖尿病肾病患者的尿蛋白80%恢复正常，使临床肾病肾衰进展速度下降60%。这也说明中医药治疗糖尿病肾病具有广阔的前景。

傅晓骏认为，糖尿病肾病从最初的起病到影响肾脏，经过了气阴两虚、久病络瘀的过程，病位主要在肾、脾。气阴两虚为基本病机，而瘀血贯穿始终。瘀血在糖尿病肾病中既是病理产物又是致病因素。两者结合，共同致病，形成糖尿病肾病的病理基础。傅晓骏从此点出发，确立了益气养阴、活血化瘀的肾糖组方治疗早期糖尿病肾病，且于2004年完成了金华市科技局资助课题《芪蛭合剂治疗早期糖尿病肾病的临床观察与研究》，荣获2005年金华市科学技术三等奖和2006年浙江省中医药科学技术创新三等奖。为了进一步研究其作用环节，在前期临床研究的基础上，傅晓骏组织团队进行了以下工作。

（1）进行剂型改革，制成颗粒剂（肾糖颗粒），增加制剂的稳定性，改良口感。

（2）进行动物实验，在芪蛭合剂有效控制早期糖尿病肾病蛋白尿的基础上，通过监测肾小球及肾小管损害的早期指标及介导糖尿病肾病发生发展的细胞因子水平，探讨肾糖颗粒对糖尿病肾病的保护作用及其机制，目的是为糖尿病肾病的治疗和机理提供新的理论依据。2008年立项金华市重点课题《肾糖颗粒对糖尿病大鼠的肾脏保护作用及机制研究》，2011年课题验收，获国内先进水平，2012年获得金华市科学技术三等奖，并获相关发明专利一项——一种治疗早期糖尿病肾病的中药制剂及制备方法（专利号：ZL201110032614.4）。为了进一步研究其作用机制，本课题组进一步从动物实验着手，以国内认可的具有确切疗效的药物雷公藤、贝那普利药物作为对照，并通过监测介导糖尿病肾病发生发展的细胞因子的水平，研究芪蛭合剂对糖尿病肾病大鼠抗肾纤维化的作用机制以及与炎症因子的相关性，旨在为中医辨证联合用药治疗早期糖尿病肾病提供疗效确实、机理清晰的方药。

实验一　肾糖颗粒对糖尿病肾病大鼠的肾保护作用与机制

一、材料与方法

（一）实验材料

1. 实验动物

健康雄性SD大鼠70只，在室温（22±1）℃、相对湿度（55±5）%、光照周期12~12小时环境中适应饲养1周后开始实验。

2. 药品及试剂

肾糖颗粒（黄芪、水蛭）：常规水煎，醇提，浓缩成颗粒剂，由浙江金华市中医院中药制剂室提供。

（二）实验方法

1. 造模方法

大鼠适应性喂养1周后，随机取8只为正常组，给予普通饲料喂养，其余为糖尿病造模组，应用高脂饲料（普通饲料加10%猪油、10%豆油、10%蔗糖）喂养加腹腔注射STZ建立糖尿病肾病模型，实验期间动物自由进食、饮水，不使用胰岛素及其他降糖药物。造模组大鼠禁食12小时后，每只大鼠腹腔内注射0.5mL福氏佐剂，第二天再按25mg/kg体重腹腔内注射STZ（溶于0.1mol/L的枸橼酸钠缓冲液中，pH4.2），正常组腹腔内注射等量枸橼酸-枸橼酸钠缓冲液做对照。每周1次，连续3周重复上述步骤。造模完成72小时后尾静脉采血测血糖，血糖＞16.7mmol/L作为糖尿病造模成功。糖尿病造模成功1周后，留取大鼠即刻尿，测尿微量蛋白及尿肌酐，模型组的尿微量白蛋白/尿肌酐（ACR）显著高于正常对照组，即为糖尿病肾病造模成功。

2. 模型分组

造模成功后根据ACR值将剩下的大鼠随机分为正常组、模型组、肾糖颗粒组、贝那普利组、肾糖颗粒+贝那普利5组，每组均8只。分组后各组ACR值比较无统计学差异。

3. 给药方案

正常组和模型组予蒸馏水进行干预，治疗组分别予肾糖颗粒、贝那普利、肾糖颗粒+贝那普利灌胃，每日1次。正常组和模型组灌胃等量的蒸馏水，1天1次，共8周。

（三）观察指标

1. 尿液检测指标

24小时尿蛋白定量，尿N-乙酰-β-D-氨基葡萄糖苷酶（NAG），尿β_2-微球蛋白（β_2-MG），尿α_1-微球蛋白（α_1-MG），尿微量白蛋白（mAlb），尿转铁蛋白，尿视黄醇结合蛋白（RBP）。

2. 血液检测指标

腹主动脉采血，分离血清测定血糖及血清IL-1β。

3. 肾组织检测指标

行HE、PAS染色观察肾脏病理形态；用免疫组化法观察纤维连接蛋白（FN）Ⅳ型胶原（C-Ⅳ）转化生长因子β_1（TGF-β_1）血小板源生长因子（PDGF）在各组大鼠肾小球组织中的表达。

（四）统计学方法

采用SPSS11.5统计学软件进行处理。计量资料用均数±标准差（$\bar{x}±S$）表示，两组间比较用t检验，多组间比较用单因素方差分析，组间两两比较采用LSD-t检验。$P<0.05$为差别有统计学意义。

二、结果与分析

1. 各组实验大鼠24小时尿蛋白、尿NAG比较

结果见表2-1。

表2-1 各组实验大鼠24小时尿蛋白、尿NAG比较（$\bar{x} \pm S$，n=8）

组别	24小时尿蛋白（mg/24h）	NAG（μ/gCr）
正常组	13.01 ± 3.72	3.99 ± 1.44
模型组	91.77 ± 14.33▲	84.98 ± 11.21▲
肾糖颗粒组	53.41 ± 24.35★	13.05 ± 1.95★◆
贝那普利组	54.10 ± 22.14★	22.14 ± 2.16★
肾糖颗粒+贝那普利组	38.34 ± 14.18★	10.51 ± 0.88★◆

注：▲与正常组比较，$P<0.01$；★与模型组比较，$P<0.01$；◆与贝那普利组比较，$P<0.01$。

结果表明，模型组24小时尿蛋白、尿NAG与正常组比较，明显高于正常组，与各治疗组和模型组比较均明显降低（$P<0.01$）。24小时尿蛋白各治疗组组间比较无统计学意义（$P>0.05$）；尿NAG肾糖颗粒+贝那普利组、肾糖颗粒组与贝那普利组比较均明显低于贝那普利组（$P<0.01$），肾糖颗粒组与肾糖颗粒+贝那普利组比较无统计学意义（$P>0.05$）。

2. 各组实验大鼠血糖、血清IL-1β比较

结果见表2-2。

表2-2 各组实验大鼠血糖、血清IL-1β的比较（$\bar{x} \pm S$，n=8）

组别	血糖（mmol/L）	IL-1β（ng/mL）
正常组	7.25 ± 0.95	0.08 ± 0.02
模型组	32.38 ± 1.26▲	0.31 ± 0.13▲
肾糖颗粒组	24.59 ± 1.98★	0.11 ± 0.08★
贝那普利组	26.10 ± 3.51★	0.12 ± 0.03★
肾糖颗粒+贝那普利组	23.33 ± 5.62★	0.10 ± 0.06★

注：▲与正常组比较，$P<0.01$；★与模型组比较，$P<0.01$。

结果表明，模型组血糖与正常组比较，明显高于正常组，与各治疗组和模型组比较均明显降低（$P<0.01$），肾糖颗粒组低于贝那普利组，但无统计学意义（$P>0.05$）。血清IL-1β模型组与正常组比较，均明显高于正常组（$P<0.01$）；治疗组与模型组比较，均明显低于模型组（$P<0.01$）；血清IL-1β肾糖颗粒+贝那普利组低于肾糖颗粒组和贝那普利组，肾糖颗粒组亦低于贝那普利组，但均无统计学意义（$P>0.05$）

3. 各组实验大鼠尿Alb、α_1-MG，β_2-MG比较

结果见表2-3。

表2-3　各组实验大鼠尿Alb、α_1-MG，β_2-MG的比较（$\bar{x} \pm S$，n=8）

组别	尿Alb（ng/L）	α_1-MG（μg/mL）	β_2-MG（mg/L）
正常组	341.73 ± 65.66	0.86 ± 0.11	32.83 ± 11.22
模型组	3008.92 ± 1562.36▲	1.40 ± 0.24▲	74.61 ± 13.21▲
肾糖颗粒组	1017.74 ± 260.74★	1.00 ± 0.16★	39.99 ± 10.55★
贝那普利组	1034.18 ± 686.93★	1.19 ± 0.15★	45.89 ± 6.81★
肾糖颗粒+贝那普利组	565.53 ± 105.56★	0.98 ± 0.14★	51.73 ± 12.99★

注：▲与正常组比较，$P<0.01$；★与模型组比较，$P<0.01$。

结果表明，尿Alb、α_1-MG，β_2-MG模型组与正常组比较，均明显高于正常组（$P<0.01$）；治疗组与模型组比较，治疗组均明显低于模型组（$P<0.01$）；3项指标各治疗组组间比较均无统计学意义（$P>0.05$）。

4. 各组大鼠尿转铁蛋白（TRF）、视黄醇结合蛋白（RBP）比较

结果见表2-4。

表2-4　各组大鼠尿TRF、RBP比较（$\bar{x} \pm S$，n=8）

组别	尿TRF（μg/mL）	尿RBP（ng/mL）
正常组	1.46 ± 0.19	575.94 ± 160.87
模型组	17.67 ± 4.72▲	1579.50 ± 190.80▲
肾糖颗粒组	4.60 ± 0.06★	895.25 ± 247.76★
贝那普利组	6.22 ± 0.32★	1000.39 ± 223.39★
肾糖颗粒+贝那普利组	2.72 ± 0.62★	884.60 ± 81.40★

注：▲与正常组比较，$P<0.01$；★与模型组比较，$P<0.01$。

结果表明，模型组尿TRF、RBP与正常组比较，均明显高于正常组（$P<0.01$）；各治疗组与模型组比较，治疗组均明显低于模型组（$P<0.01$），但两项指标各治疗组组间比较均无统计学意义（$P>0.05$）。

5. TGF-β_1、FN、C-IV、PDGF-B在各组大鼠肾组织中的表达

（1）TGF-β_1在大鼠肾组织中的表达。结果表明，正常组的大鼠肾组织中TGF-β_1免疫组化染色仅可见极少量的棕色颗粒，且着色非常浅淡。模型组大鼠肾组织与正常组比较，可见明显的广泛的棕褐色颗粒存在（$P<0.01$）。3个药物组染色强度介于正常对照组和模型对照组之间（$P<0.01$），组间比较无统计学意义（$P>0.05$）。

（2）大鼠肾组织中FN的表达。结果表明，正常对照组的大鼠肾组织中FN免疫

组化染色仅可见极少量的棕色颗粒，且着色非常浅淡。模型组大鼠肾组织与正常组比较，可见明显的广泛的棕褐色颗粒存在（$P<0.01$）。3个药物组染色强度介于正常对照组和模型对照组之间（$P<0.01$），组间比较无统计学意义（$P>0.05$）。

（3）大鼠肾组织中C-Ⅳ的表达。结果表明，正常对照组的大鼠肾组织中C-Ⅳ免疫组化染色仅可见极少量的棕色颗粒，且着色非常浅淡。模型组大鼠肾组织与正常组比较，可见明显的广泛的棕褐色颗粒存在（$P<0.01$）。3个药物组染色强度介于正常对照组和模型对照组之间（$P<0.01$），组间比较无统计学意义（$P>0.05$）。

（4）肾糖颗粒对DN大鼠肾组织PDGF-B表达的影响。结果表明，正常对照组的大鼠肾组织中PDGF-B免疫组化染色仅可见极少量的棕色颗粒，且着色非常浅淡。模型组大鼠肾组织与正常组比较，可见明显的广泛的棕褐色颗粒存在（$P<0.01$）。3个药物组染色强度介于正常对照组与模型对照组之间（$P<0.01$），组间比较无统计学意义（$P>0.05$）。

三、讨论

（一）主要结果

1. 成功建立了动物模型

应用高脂饲料（普通饲料加10%猪油、10%豆油、10%蔗糖）喂养加腹腔多次小剂量注射STZ建立糖尿病肾病模型，实验期间动物自由进食、饮水，不使用胰岛素及其他降糖药物。造模组大鼠禁食12小时后，每只大鼠腹腔内注射0.5mL福氏佐剂，第2天再按25mg/kg体重腹腔内注射STZ（溶于0.1mol/L的枸橼酸钠缓冲液中，pH4.2）。每周1次，连续3周重复上述步骤。造模完成72小时后尾静脉采血测血糖，血糖＞16.7mmol/L作为糖尿病造模成功。糖尿病造模成功1周后，留取大鼠即刻尿，测尿微量白蛋白及尿肌酐，模型组的尿微量白蛋白/尿肌酐（ACR）显著高于正常对照组，即为糖尿病肾病造模成功。我们的实验证实，此造模方法造模周期短，大鼠死亡率低，糖尿病肾病成模率相对较高。此模型蛋白尿显著，肾小球系膜基质增宽及毛细血管基底膜增厚也很明显，具有高血糖、高胰岛素及胰岛素抵抗等特点，并且有血脂代谢紊乱，其发病过程及特征与部分患者的临床过程和代谢特征基本类似，具备2型糖尿病肾病的典型特点。

2. 完成了肾糖颗粒的制备

肾糖颗粒方由黄芪、水蛭粉组成。经常规水煎，乙醇提取，浓缩成颗粒剂，使生药含量黄芪2g/mL、水蛭粉0.33g/mL。

实验研究表明，肾糖颗粒可以明显降低糖尿病肾病大鼠血糖，并可减少尿mAlb和TRF的排泄，使肾小球基底膜损害降低，减少尿蛋白丢失。同时还可通过减轻肾小管的损伤，降低尿$α_1$-MG、NAG、$β_2$-MG和RBP的含量，对糖尿病肾病大鼠肾脏起到保护作用，从而阻止疾病的发生发展。此外，肾糖颗粒还可明显降低糖尿病肾病大鼠血清IL-1β的含量，并抑制TGF-$β_1$、PDGF-B、C-Ⅳ、FN在糖尿病肾病大鼠肾组织中的过度表达，延缓糖尿病肾病大鼠的病理进展。

（二）总体结论

1. 肾糖颗粒能够明显降低模型大鼠血糖

糖尿病肾病是糖尿病重要的慢性并发症之一，也是糖尿病患者死亡的原因之一，临床治疗的手段和效果相当有限，因此积极寻找有效的药物治疗糖尿病肾病具有重要的意义。高血糖可引起蛋白尿，而蛋白尿是糖尿病肾病的重要临床表现，糖尿病肾病早期，因肾小球基底膜上带负电荷的乙酰硫酸肝素、唾液酸等成分减少，使肾小球滤过膜的电荷选择性减少，干扰了蛋白多糖与细胞外基质间的亲和力，改变了基底膜中其他成分的互相交联作用，致使肾小球滤过膜上滤孔径增加，使其分子大小选择性减少。因此，导致中等分子蛋白（mAlb M65000、TRFM76000）滤出，尿中mAlb、TRF排泄增加。长期的蛋白尿能引起肾小管上皮细胞损伤，并诱使炎性因子和细胞外基质的产生，从而直接引起进行性肾损伤的病理变化。因此蛋白尿的出现不仅是肾脏损坏的一种标志，更是促进肾病进展的重要因素，治疗和预防糖尿病肾病不仅要控制血糖，有效控制蛋白尿也尤为重要。

实验发现，肾糖颗粒可以明显降低糖尿病肾病大鼠血糖，并有较好的降低尿蛋白排泄的作用；肾糖颗粒组mAlb和TRF明显低于模型组（$P<0.01$），表明其通过降低血糖，使毛细血管得以恢复，抑制了基底膜增厚，改善了肾血管内皮细胞的损伤；并通过对氧自由基的清除，使肾小球基底膜损害降低，减少了尿蛋白的丢失，从而阻止了糖尿病肾病的发生和发展。

2. 肾糖颗粒对模型大鼠肾脏具有保护作用

糖尿病不仅会累及肾小球，而且还会累及肾小管结构，肾脏病的发生、发展、预后转归过程中，肾小管的损害也起着极其重要的作用。

$α_1$-MG亦称HC蛋白（alpha-1microglobulin），系相对分子量为26100的糖蛋

白，PI为4.3～4.8，由肝细胞和淋巴细胞产生，可以自由地通过肾小球滤膜而滤出，约99.9%被肾小管重吸收而分解，所以正常尿液中其含量甚微。当肾小管受损时，肾小管对α_1-MG的重吸收减少，其排泄滤明显增高，从而导致尿中浓度升高。

NAG是广泛存在于各组织的溶酶体中的一种高分子质量（140000）酶，在肾近端小管上皮中含量最高，正常时不能通过肾小球滤膜。平时尿液中少量的NAG是由于肾小管上皮细胞在胞吐过程中漏出的，而糖尿病肾病患者在糖代谢紊乱时可导致局部血流减少，血管内皮细胞缺血缺氧。加之高血糖对血管内皮细胞长期慢性损害，使血管内屏损伤，致使尿中的NAG含量会增加。

β_2-MG分子量为11.8D，主要由肝脏合成。正常人体内β_2-MG的生成和释放速度是非常恒定的，且能自由通过肾小球滤过膜。尿中的99.9%的β_2-MG可被近端肾小管上皮细胞重吸收和降解。当肾近曲小管轻微受损时，则对β_2-MG的重吸收下降，尿β_2-MG含量就增加。当糖尿病肾病影响到肾小管重吸收功能时，尿β_2-MG升高。

尿RBP作为反映肾小管损害的指标，近年受到重视。目前认为，尿RBP是一种低分子蛋白（分子量为21400KD），主要由肝脏合成，分泌入血流，在血浆中与55000KD的蛋白结合，游离的RBP可自由滤过肾小球，在近曲小管约99.97%又被重吸收，并在血循环中降解。正常情况下，尿RBP排泄甚微，当肾近曲小管受损时，RBP排泄量明显增加。

本研究发现，模型组尿α_1-MG、NAG、β_2-MG与RBP正常组比较均明显升高（$P<0.01$），而肾糖颗粒组与模型组比较，尿α_1-MG、NAG、β_2-MG和RBP均明显降低（$P<0.01$），提示肾糖颗粒可通过减轻肾小管的损伤，降低尿α_1-MG、NAG、β_2-MG和RBP的含量，从而对糖尿病肾病大鼠肾脏起到保护作用。

3. 肾糖颗粒能够延缓模型大鼠的糖尿病肾脏损害

糖尿病肾病发病机制十分复杂，到目前为止尚不能完全阐明。国内外研究认为，本病的发生发展是多因素综合作用的结果。近年研究表明，IL-1β、TGF-β_1、PDGF-B等细胞因子均参与了疾病的发生发展。

糖尿病肾病主要病变是肾小球出现以细胞外基质增多为主要特征的系膜区增宽、基底膜增厚，随着病情的进展，可继发肾小管上皮细胞空泡变性、肾小管基底膜增厚、肾间质单个核细胞浸润及晚期时肾间质纤维化等间质病变。而TGF-β_1在肾脏广泛表达，是最关键的促纤维化生长因子。它不仅能促进细胞外基质成分沉积，还能抑制其降解。TGF-β_1是迄今发现的最强的细胞外基质沉积促进剂，能作用于多个环节，不仅能趋化成纤维细胞、肺泡巨噬细胞、中性粒细胞、淋巴细胞参与炎性反应，促进成纤维细胞的增殖分化，并能诱导这些细胞产生IL-1β、PDGF等细胞因子。IL-1β刺激肾系膜细胞合成与释放前列腺素，促进系膜细胞合成DNA，激活系膜细胞溶血磷脂酰辅酶A酰基转移酶，使肾小球系膜细胞活化和增殖；增加肾小球Ⅳ型胶原蛋白合成，引起肾小球基质膨胀。而血小板衍化生长因子（PDGF）可诱发血管收缩和舒张，刺激系膜细胞收缩，并通过影响TGF-$β_1$、前列腺素而引起系膜细胞外基质产生和系膜细胞有丝分裂效应，使细胞外基质成分，如胶原蛋白、纤维连接蛋白、层黏蛋白等的合成作用增强，这些改变最终导致ECM聚积，肾小球硬化。

本实验通过观察肾糖颗粒对糖尿病肾病大鼠血清IL-1β的影响发现，肾糖颗粒组血清IL-1β含量明显低于模型组（$P<0.01$），证明肾糖颗粒可以明显降低糖尿病肾病大鼠血清中IL-1β的含量，提示肾糖颗粒可抑制大鼠肾小球系膜细胞产生炎症因子IL-1β，从而抑制肾小球系膜细胞的活化和增殖，延缓疾病的发生发展。PDGF-B、TGF-$β_1$在肾组织中的表达方面，与模型组相比较，肾糖颗粒组TGF-$β_1$、PDGF-B在肾组织中的表达明显降低（$P<0.05$），表明肾糖颗粒可以抑制TGF-$β_1$、PDGF-B在糖尿病肾病大鼠肾组织中过度表达，从而延缓糖尿病肾脏的损害。

4. 肾糖颗粒能够延缓模型大鼠的病理进展

糖尿病肾病典型的病理改变是肾小球硬化，其组织学特征是肾小管和肾小球基底膜增厚、系膜基质扩张、肾肥大及肾小管间质纤维化。而基底膜和细胞外基质由胶原蛋白、非胶原糖蛋白和蛋白多糖构成，其中，最重要的是Ⅳ型胶原蛋白。Ⅳ型胶原蛋白是典型的基质胶原蛋白，可由活化的肾小球系膜细胞、内皮细胞、上皮细胞、肾小管上皮细胞等合成和分泌。C-Ⅳ是系膜基质的重要成分，其合成和降解的平衡失调是导致糖尿病肾病肾小球硬化的关键病理过程之一，故Ⅳ型胶原蛋白的合成和分泌增多及降解减少是许多肾脏疾病发展、细胞外基质积聚、终至肾小球硬化和肾间质纤维化的主要原因或重要参与因素之一。实验也发现，肾糖颗粒对糖尿病肾病大鼠有一定的肾保护作用，可以延缓糖尿病肾病大鼠的肾脏损伤。不仅如此，与模型组比较，肾糖颗粒组的C-Ⅳ、FN在肾组织中的表达也均明显减弱。这说明，肾糖颗粒能够延缓糖尿病肾病大鼠的病理进展可能与其抑制了C-Ⅳ、FN的表达，影响细胞外基质的代谢有关。

实验二　黄芪水蛭制剂对糖尿病肾病大鼠肾组织中 C-Ⅳ、FN 及 IL-1β 的表达

随着经济的发展、生活水平的提高,以及生活方式和饮食结构的改变,糖尿病发病率呈持续上升趋势,其中糖尿病肾病为糖尿病的主要并发症之一,致残、致死率很高。糖尿病肾病(DN)是糖尿病(DM)的微血管病变,是糖尿病患者死亡的主要原因,是影响糖尿病肾病患者生存质量和死亡率的重要因素。糖尿病患者一旦进入临床糖尿病肾病期(Ⅳ期),就失去了恢复的机会。因此,早期发现、及早治疗对改善其预后至关重要。目前,对于早期糖尿病肾病(Ⅲ期)的治疗仍缺乏十分有效的药物。我们运用中医学理论,研制出黄芪水蛭制剂,在前期取得良好临床疗效的基础上,进一步观察了该药对糖尿病肾病大鼠早期肾脏病变的作用,并探讨了其机制。

一、材料与方法

(一)实验材料

1. 实验动物

清洁级SD雄性大鼠80只,体重(140±20)g,动物许可证号SYSK(沪)-2009-0069。

2. 药品及试剂

(1)药品:①黄芪水蛭制剂方:黄芪、水蛭粉。药物经常规煎煮过滤,浓缩至每毫升含生药2.33g。②盐酸贝那普利片,10mg×14片,产品批号X1377。③雷公藤多苷片,产品批号0903136。④链尿佐菌素(STZ),由美国Sigma公司生产。

(2)试剂:①24小时尿蛋白定量试剂盒,由南京建成生物工程有限公司提供。②尿视黄醇结合蛋白Elisa试剂盒,由上海麦约尔生物工程有限公司提供。③大鼠Alb试剂盒,由北京市福瑞生物工程公司提供。④C-Ⅳ、FN-抗多克隆抗体,由Abacm公司提供。⑤通用型免疫组化试剂盒二抗,由上海麦约尔生物科技有限公司提供。⑥IL-1β放射免疫试剂盒,由南京建成生物工程有限公司提供。

（二）实验方法

1. 动物模型的复制与分组

80只SD大鼠在上海中医药大学动物实验中心二楼适应性饲养1周后，随机取8只为正常对照组，其余为模型组。模型组予高脂饲料喂养，按文献方法腹腔注射STZ，每周1次，连续3周，造模完成后72小时后，经尾静脉采血测血糖，血糖≥16.7mmol/L为糖尿病模型造模成功。1周后留取大鼠即刻尿，测尿微量白蛋白及尿肌酐，模型组的尿微量白蛋白/尿肌酐显著高于正常对照组，即为糖尿病肾病造模成功。将造模成功的大鼠随机分为正常对照组、模型对照组、中药治疗组（黄芪水蛭制剂组）、西药治疗组（贝那普利组）、中西药治疗组（黄芪水蛭制剂+贝那普利组）和雷公藤治疗组（雷公藤组）共6组，各组均8只。

2. 给药方案

正常对照组、模型对照组分别予以2mL的蒸馏水灌胃，中药治疗组给予黄芪水蛭制剂煎液（每毫升含生药量2.33g）2mL灌胃，雷公藤组予雷公藤多苷片（雷公藤溶于蒸馏水中，每毫升含雷公藤33.3mg）2mL，西药治疗组给予盐酸贝那普利（蒸馏水溶解，每毫升含贝那普利药量0.33mg）2mL，中西药治疗组给予黄芪水蛭制剂煎液+盐酸贝那普利混悬液2mL灌胃。连续给药两个月，实验期间各组大鼠自由摄食、饮水。

（三）标本采集及检测指标

1. 24小时尿蛋白定量、尿视黄醇结合蛋白（RBP）

动物实验灌胃两个月后，即实验结束前1天，金属代谢笼收集大鼠的即刻尿及24小时尿液，尿液保存在-70℃冰箱中，待检测24小时尿蛋白定量、尿视黄醇结合蛋白。测定严格按照说明书完成，在上海曙光医院肾病研究所进行。

2. 尿微量白蛋白

将所收集到的大鼠24小时尿标本送上海曙光医院同位素室，采用放射免疫方法测定，由同位素室工作人员测定大鼠尿微量白蛋白。

3. 血清白介素-1β

实验结束后处死大鼠，腹主动脉采血，分离血清测定IL-1β；用放射免疫法测定血清IL-1β，测定试剂盒由北京北方生物技术研究所提供，由同位素室工作人员测定大鼠血清白介素-1β。

4. C-Ⅳ、FN在肾组织的表达

实验结束后处死大鼠,无菌操作取肾,去掉包膜,矢状线正中切开,1/2肾脏用10%甲醛溶液固定,取小块皮质,在上海曙光医院肝病研究所进行脱水包埋组织,在上海曙光医院肾病研究所行石蜡块4μm厚连续切片,用免疫组化方法检测肾脏组织C-Ⅳ、FN的表达。免疫组织化学检测:石蜡块4μm厚连续切片,采用SP法,按照C-Ⅳ、FN试剂盒操作程序进行免疫组织化学染色。光镜下观察胞质中出现棕黄色或棕褐色颗粒为阳性。用IPP6.0图像分析软件进行分析。

(四)统计学处理

各组数据均采用SPSS13.0统计学软件进行处理,以均数 ± 标准差($\bar{x} \pm S$)表示,组间比较采用方差齐性检验。

二、结果与分析

治疗两个月后,统计各项指标。

1. 各组大鼠24小时尿蛋白定量比较

结果显示,模型组24小时尿蛋白定量明显高于正常对照组($P<0.01$);与模型组比较,各治疗组24小时尿蛋白定量均明显降低($P<0.05$),但各治疗组之间均无统计学意义。结果见表2-5。

表2-5　各组大鼠24小时尿蛋白定量比较(n=8)

组别	24小时尿蛋白定量(mg/L)
正常对照组	13.00 ± 3.72*
模型对照组	109.65 ± 38.43▲
中药治疗组	35.96 ± 14.39*
西药治疗组	47.16 ± 27.29*
雷公藤治疗组	50.42 ± 23.35*
中西药治疗组	46.35 ± 29.05*

注:▲与正常对照组比较,有显著性差异($P<0.01$);*与模型组比较,有显著性差异($P<0.05$)。

2. 各组大鼠尿微量白蛋白比较

结果显示,模型组尿微量白蛋白显著高于正常对照组($P<0.01$);与模型组比较,各治疗组大鼠的尿微量白蛋白明显下降($P<0.05$)。结果见表2-6。

表2-6 各组大鼠尿微量白蛋白比较（n=8）

组别	尿微量白蛋白（ng/L）
正常对照组	341.73 ± 65.66*
模型对照组	3008.93 ± 1.56▲
中药治疗组	1017.74 ± 260.75*
西药治疗组	1034.18 ± 686.93*
雷公藤治疗组	1252.41 ± 508.36*
中西药治疗组	565.53 ± 105.56*

注：▲与正常对照组比较，$P<0.01$；*与模型组比较，$P<0.05$。

3. 各组大鼠尿视黄醇结合蛋白比较

结果显示，与模型组比较，各治疗组尿视黄醇结合蛋白均呈明显降低趋势（$P<0.05$），但各组间比较无统计学意义；模型组尿视黄醇结合蛋白明显高于正常对照组（$P<0.01$）。结果见表2-7。

表2-7 各组大鼠尿视黄醇结合蛋白（RBP）比较（n=8）

组别	尿RBP（ng/mL）
正常对照组	575.94 ± 160.86*
模型对照组	1579.50 ± 190.80▲
中药治疗组	895.25 ± 247.76*
西药治疗组	1000.39 ± 223.39*
雷公藤治疗组	830.46 ± 189.34*
中西药治疗组	884.60 ± 81.39*

注：▲与正常对照组比较，$P<0.01$）；*与模型组比较，$P<0.05$。

4. 各组大鼠血清IL-1β比较

结果显示，与模型组比较，各治疗组血清IL-1β均呈明显降低趋势（$P<0.05$），但各组间比较无统计学意义；模型组明显高于正常对照组（$P<0.01$）。结果见表2-8。

表2-8 各组大鼠血清IL-1β（IL-1β）比较（n=8）

组别	IL-1β（ng/mL）
正常对照组	0.08 ± 0.02
模型对照组	0.31 ± 0.13▲

续表

组别	IL-1β（ng/mL）
中药治疗组	0.11 ± 0.08★
西药治疗组	0.12 ± 0.03★
雷公藤治疗组	0.12 ± 0.02★
中西药治疗组	0.10 ± 0.06★

注：▲与正常组比较，$P<0.01$；★与模型组比较，$P<0.01$。

5. 各组大鼠肾组织中C-Ⅳ、FN表达比较

用IPP6.0图像分析软件进行分析，结果显示，正常对照组呈弱阳性表达或没有表达，模型组C-Ⅳ、FN均呈强阳性表达；与模型组比较，各治疗组大鼠肾组织的C-Ⅳ、FN表达均呈降低趋势（$P<0.05$），西药治疗组明显比模型组表达要弱。

三、讨论

糖尿病肾病属中医学"消渴""水肿"等范畴。对其病机，各家认识不一。李氏等认为，肾阴阳两虚是糖尿病肾病之本，肾络瘀阻贯穿糖尿病肾病始终，本虚标实、肾虚络瘀是本病的基本病机特点。在正虚的情况下，血瘀络阻、水饮湿浊等毒邪蕴蓄。郑氏等认为，该病的根本病因在于脾肾亏虚，瘀血内生，病机关键是脾肾气虚，气机升降失常、清浊逆乱。傅晓骏经过长期临床实践发现，气虚血瘀贯穿糖尿病肾病发生发展的全过程，是主要发病原因。糖尿病发展至糖尿病肾病早期阶段，脾肾气虚凸显。脾虚日久，运化功能障碍，水谷不能化生精微而酿生痰浊邪毒，脾的升清降浊功能障碍。肾虚日久，可导致诸脏功能不足，肾之蒸腾气化减退，水液运行不畅。同时气虚不能帅血运行，血流缓慢，瘀阻脉道。血瘀又可影响气的运行，血因气虚而瘀阻，气因血瘀而壅滞，两者互为因果，形成恶性循环。因此，益气活血化瘀是治疗本病贯穿始终的方法。此外，在控制血糖、血压的基础上，更应注重活血化瘀通络。

黄芪水蛭制剂中的水蛭，微寒咸腥，可破血瘀，通经脉，利水道。张锡纯谓水蛭"凡破血之药，多伤气分，唯水蛭味咸专入血分，于气分丝毫无损"。治疗糖尿病肾病之瘀血，既要顾及气阴亏虚之本不损伤正气，又要考虑瘀血停留日久深滞脏腑经络，此非草木之品所能奏效。水蛭既能破血逐瘀通络，又不伤

气分、不伤新血，具有祛瘀生新不伤正及通利水道的功效。现代研究证实，水蛭主要含蛋白质、水蛭素及多种微量元素和氨基酸，具有抗血小板聚集和血栓形成的作用，并可降低全血及血浆黏度，改善血液流变学，降低血胆固醇和甘油三酯。方中的黄芪是一味传统中药，味甘，性微温，具有补气升阳、敛疮生肌、利水消肿之功。研究发现，黄芪可降低血浆渗透压和血液黏度，扩张血管，改善微循环，增加肾血流量，减轻脂质在肾小球和肾间质的沉积和微血栓的形成，从而改善肾脏疾病时的蛋白和脂质代谢紊乱。陈清江等实验还发现，黄芪还可在肾脏局部通过减轻炎症细胞浸润、减少抗纤维化细胞因子表达及减少肾脏固有细胞的活化或表型转化等减轻肾小球硬化和间质纤维化。通过本实验我们也证实了这一点。本实验结果显示，经黄芪水蛭制剂治疗两个月后，大鼠的尿微量蛋白、24小时尿蛋白定量、尿视黄醇结合蛋白均显著下降，低于模型组（P均<0.05）。这说明，黄芪水蛭制剂能够降低蛋白尿，对肾脏具有一定的保护作用，说明益气活血通络之法在延缓糖尿病肾病大鼠肾损害过程中起到了关键作用。

糖尿病肾病典型的病理改变是肾小球硬化，其组织学特征是肾小管和肾小球基底膜增厚、系膜基质扩张、肾肥大以及肾小管间质纤维化。而基底膜和系膜基质由胶原、非胶原糖蛋白和蛋白多糖构成，在胶原成分中，最重要的是Ⅳ型胶原蛋白。Ⅳ型胶原蛋白是典型的基质胶原蛋白，可由活化的肾小球系膜细胞、内皮细胞、上皮细胞、肾小管上皮细胞等合成和分泌。C-Ⅳ是系膜基质的重要成分，其合成和降解的平衡失调是导致糖尿病肾病肾小球硬化的关键病理过程之一，故Ⅳ型胶原蛋白的合成和分泌增多及降解减少是许多肾脏疾病发展、系膜基质积聚、终至肾小球硬化和肾间质纤维化的主要原因或重要参与因素之一。目前认为，在糖尿病肾病的发病机制中，细胞外基质（ECM）中的纤维连接蛋白（FN）异常增多也起着重要作用。本实验发现，黄芪水蛭制剂可以延缓糖尿病肾病大鼠的肾脏损伤。同时我们还观察到，与模型组比较，黄芪水蛭制剂组的C-Ⅳ、FN在肾组织中的表达也均明显减弱。这说明，黄芪水蛭制剂可延缓糖尿病肾病大鼠的病理进展，可能与其抑制C-Ⅳ、FN的表达，影响系膜基质代谢有关。在此过程中，益气活血通络之法起到了主要作用。

近年研究表明，活化的巨噬细胞可产生近百种的活性物质，如IL-1β、NO等，其中许多与免疫应答及炎症有关。TNF-α和IL-1β等为前炎症细胞因子或早期细胞因子，是启动炎症反应的关键细胞因子。TNF-α是机体应激反应产生最早的炎症介质，起最核心的作用。IL-1β主要存在于血液循环中，能诱导出与

TNF-α相似的生理和代谢改变，且能与TNF-α产生相互协同作用引起血管扩张和白细胞介导的组织坏死，从而导致器官衰竭。我们通过实验发现，经黄芪水蛭制剂治疗两个月后，糖尿病肾病大鼠的血清IL-1β水平明显低于病理模型组（$P<0.05$），说明该制剂有一定的抑制炎症反应作用，能够延缓肾脏的进一步损伤。

实验三 中药肾糖组方对糖尿病肾病大鼠肾保护的作用

最新研究表明，中国成年人群的糖尿病发病率约为11.60%，糖尿病前期发病率为50.10%。糖尿病肾病以微血管病变最为突出，是导致终末期肾脏疾病及糖尿病病死率增加的重要因素。我们研制出的肾糖组方，在前期取得良好临床疗效的基础上，进一步对糖尿病肾病大鼠早期肾脏病变的作用机制进行了探讨。

一、材料与方法

（一）实验材料

1. 实验动物

SD雄性大鼠80只，体重（140±20）g，动物许可证号SYSK（沪）-2009-0069。

2. 药品及试剂

中药肾糖组方：黄芪、水蛭粉。药物浓缩至每毫升含生药2.33g。盐酸贝那普利片，10mg×14片，批号X1377，北京诺华制药有限公司。雷公藤多苷片，批号0903136。链尿佐菌素（STZ），美国Sigma公司生产。24小时尿蛋白定量试剂盒，由南京建成生物工程有限公司生产。C-Ⅳ、FN-多克隆抗体，由Abacm公司生产。通用型免疫组化试剂盒二抗，由上海麦约尔生物科技有限公司提供。

（二）实验方法

1. 动物模型复制与分组

80只SD大鼠适应性饲养1周后，随机取8只为正常对照组，其余为模型组，模型组予高脂饲料喂养，腹腔注射STZ，每周1次，连续3周，造模完成72小时后测血糖，血糖≥16.7mmol/L为糖尿病模型复制成功。1周后留大鼠即刻尿，测尿微量白蛋白及尿肌酐，模型组尿微量白蛋白/尿肌酐显著高于正常对照组，即为糖尿病肾病造模成功。将成功大鼠随机分模型对照组、中药治疗组（肾糖组方组）、西药治疗组（贝那普利组）、中西药治疗组（肾糖组方+贝那普利组）和雷公藤治疗组，共5组。各组均8只。其中14只大鼠糖尿病造模未成功，予以剔除。另外有12只大鼠糖尿病肾病造模未成功，予以剔除。另外6只糖尿病肾病造模成功后死亡。

2. 给药方案

正常对照组、模型对照组分别以2mL蒸馏水灌胃，中药治疗组予肾糖组方煎液（每毫升含生药量2.33g）2mL灌胃，中药肾糖组方为生黄芪、水蛭粉。雷公藤组予雷公藤多苷片（雷公藤溶于蒸馏水中，每毫升含雷公藤33.3mg）2mL，西药治疗组予贝那普利（蒸馏水溶解，每毫升含贝那普利药量0.33mg）2mL，中西药治疗组予肾糖组方煎液+贝那普利混悬液2mL灌胃。连续给药两个月。实验期间各组大鼠自由摄食、饮水。

(三)标本采集及检测指标

1. 24小时尿蛋白定量

结束前1天，收集大鼠即刻尿及24小时尿液，尿液保存在-70℃冰箱中。

2. C-IV、FN在肾组织表达

处死大鼠，无菌操作取肾，去掉包膜，矢状线正中切开，1/2肾脏用10%甲醛溶液固定，取小块皮质，脱水包埋组织，将石蜡块4μm厚连续切片，用免疫组化方法检测肾组织C-IV、FN表达。光镜下观察胞质中出现棕黄色或棕褐色颗粒为阳性。用IPP6.0图像分析软件分析。

(四)统计学处理

各组数据均采用SPSS18.0统计学软件进行处理，以均数±标准差（$\bar{x} \pm S$）表示，两组间比较用t检验，多组间比较采用单因素方差分析。

二、结果与分析

1. 各组24小时尿蛋白定量比较

结果显示，模型组24小时尿蛋白定量明显高于正常对照组（$P<0.01$）；与模型组比较，各治疗组均明显降低（$P<0.05$），但各治疗组之间差异均无统计

学意义。结果见表2-9。

表2-9　各组大鼠24小时尿蛋白定量比较（n=8）

组别	24小时尿蛋白定量（mg/L）
正常对照组	13.00 ± 3.72*
模型对照组	109.66 ± 38.43△
中药治疗组	35.96 ± 14.39*
西药治疗组	47.16 ± 27.30*
中西药治疗组	46.35 ± 29.05*
雷公藤治疗组	50.41 ± 23.35*

注：△与正常对照组比较，$P<0.01$；*与模型组比较，$P<0.05$。

2. 各组大鼠肾组织C-Ⅳ、FN表达比较

采用IPP6.0图像分析软件发现，正常对照组大鼠肾组织C-Ⅳ、FN呈弱阳性表达或没有表达，模型组均呈强阳性表达；与模型组比较，各治疗组大鼠肾组织C-Ⅳ、FN表达呈降低趋势。西药治疗组明显比模型组表达要弱。结果见表2-10、表2-11。

表2-10　各组大鼠肾组织FN比较（n=8）

组别	FN（IOD值）
正常对照组	3297.67 ± 476.88
模型对照组	26324.00 ± 949.31△
中药治疗组	15698.83 ± 4112.67*
西药治疗组	15779.83 ± 4424.49*
中西药治疗组	15565.00 ± 3992.06*
雷公藤治疗组	15089.83 ± 3894.49*

注：△与正常对照组比较，$P<0.01$；*与模型对照组比较，$P<0.01$。

表2-11　各组大鼠肾组织C-Ⅳ比较（n=8）

组别	C-Ⅳ（IOD值）
正常对照组	3757.67 ± 1287.98
模型对照组	28163.17 ± 1275.87△
中药治疗组	16205.33 ± 1443.60*
西药治疗组	16653.33 ± 5952.66*
中西药治疗组	13956.83 ± 2220.42*
雷公藤治疗组	16953.33 ± 4852.66*

注：△与正常对照组比较，$P<0.01$；*与模型对照组比较，$P<0.01$。

三、讨论

本实验采用中药肾糖组方防治糖尿病肾病，该药在我院临床应用及临床试验均获得较好疗效。傅晓骏认为，糖尿病肾病是消渴日久，久病入络引起的水肿、关格、尿浊等肾系并发症，病位在肾，继发于消渴病，故称之消渴病肾病。经过长期临床实践我们认为，糖尿病肾病的基本病机为气阴两虚，燥热内生，肾络瘀血阻滞，故益气活血化瘀是贯穿始终的治疗大法。中药肾糖组方中的水蛭微寒咸腥，能够破血瘀，通经脉，利水道；黄芪味甘，性微温，具有补气升阳、敛疮生肌、利水消肿功效。全方共奏益气养阴、活血化瘀之功。

选择水蛭作为治疗用药，目的是通过水蛭祛瘀生新不伤正及通利水道的功效，改善患者的血瘀和水肿症状，且不会对患者身体造成损伤。水蛭的主要成分是蛋白质、多肽、微量饱和脂肪酸素等，具有抗凝血和抗血栓作用。水蛭对各种血栓都有效，尤其对静脉血栓和弥漫性血管内凝血效果明显。医圣张仲景用其祛邪扶正，治疗"瘀血""水结"之症显示了独特的疗效。后世张锡纯赞此药"存瘀血而不伤新血，纯系水之精华生成，于气分丝毫无损，而血瘀默然于无形，真良药也"。现代研究表明，黄芪可抑制血栓形成，降低血小板黏附率和血脂，促进血液流动，继而增加肾血流量，使因高凝状态引发的肾小球损害得以改善，使肾功能得以恢复。邓文超等认为，黄芪治疗肾病的机制与改善血流动力学或抑制致纤维化因子表达有关。本研究结果显示，经中药肾糖组方治疗两个月后，大鼠24小时尿蛋白定量显著下降，低于模型组（$P<0.05$）。这说明，中药肾糖组方能够降低蛋白尿，且对肾脏有一定的保护作用。中西药组与中药组比较虽无统计学意义，但中药肾糖组方治疗组24小时尿蛋白定量低于中西药组，说明单纯中药降蛋白尿作用效果更佳。同时也说明，益气活血通络之法在延缓糖尿病肾病大鼠肾损害过程中起着关键作用。

糖尿病肾病的典型病理改变是肾小球硬化，其组织学特征是肾小管和肾小球基底膜增厚、系膜基质扩张、肾肥大及肾小管间质纤维化。在胶原成分中，最重要的是Ⅳ胶原蛋白。C-Ⅳ是系膜基质的重要成分，其合成和降解平衡失调是导致糖尿病肾病肾小球硬化的关键病理过程之一。Ⅳ型胶原合成和分泌增多及降解减少是许多肾脏疾病发展、系膜基质积聚、终至肾小球硬化和肾间质纤维化的主要原因或重要参与因素之一。目前认为，在糖尿病肾病发病机制中，细胞外基质中的纤维连接蛋白（FN）异常增多也起着重要作用。本实验发现，中药肾糖组方对糖尿病肾病大鼠的肾脏有一定的保护作用，可以延缓糖尿病肾病大鼠的肾脏损伤。另外我们还观察到，与模型组比较，中药肾糖组方组的C-Ⅳ、FN在肾组织中的表达也均明显减弱（$P<0.05$），说明中药肾糖组方能够延缓糖尿病肾病大鼠的病理进展，抑制肾纤维化进展，这可能与其抑制了C-Ⅳ、FN的表达，最终减少了细胞外基质ECM积聚，延缓了肾小球硬化和肾间质纤维化有关。其中益气活血化瘀法发挥了重要作用，但其具体作用信号通路、途径有待于进一步深入研究。

第二节　慢性肾功能衰竭相关动物实验

慢性肾功能衰竭（CRF，简称慢性肾衰）是指各种原发病或继发性慢性肾脏疾病患者进行性肾功能损害所出现的一系列症状或代谢紊乱的临床综合征。据发达国家统计，近30年来慢性肾脏病的患病率呈现明显上升趋势。西方国家慢性肾脏病的大规模流行病学调查，如美国的NHANES显示，成人慢性肾脏病患病率为11%。澳大利亚糖尿病、肥胖和生活方式的研究报道显示，有11.2%的成年人存在肾功能损害，2.4%的成年人罹患蛋白尿。在我国，成年人的慢性肾脏病患病率高达10.8%。我国现有成年慢性肾脏病患者1.2亿，尿毒症患者近2000万，并呈逐渐上升趋势。

关于慢性肾衰的发病机制，先后有"尿毒症毒素学说""完整肾单位学说""矫枉失衡学说""肾小球高滤过学说""脂质代谢紊乱学说""肾小管高代谢学说"等。近几十年来，随着动物实验模型的深入研究和细胞分子生物学技术的深入，一些新观点不断被提出，如多肽生长因子和细胞因子等，但都未能完整地解释本病的发病过程。

尽管慢性肾衰的发病机理目前尚无定论，但各种研究表明，肾纤维化是绝大多数肾小球疾病进展至终末期的共同组织学改变。组织内细胞外基质的异常增生和过度积聚的病理过程，轻者即称为纤维化，重者引起组织结构破坏而发生器官硬化。细胞外基质活化在纤维化形成中发挥着重要作用。细胞外基质产生间充质细胞，在肾脏则由肾小球系膜细胞、肾间质成纤维细胞产生。肾脏在对抗慢性损伤（如肾炎、高血压等）、修复受损组织的过程中，细胞外基质成分在肾脏中过度增生与沉积，纤维组织代替正常肾组织，以致肾小管、间质纤维化、肾小球硬化，导致CRF过程。其引起的因素是多方面的，最主要有以下几个方面。

一、脂质代谢紊乱

慢性肾衰脂质异常可能是脂蛋白分解代谢和合成之间失去平衡。高脂血症是诱发和（或）加重肾小球损伤的重要因素之一，其机理可归纳为以下几方面：①无论是摄入过多的高胆固醇食物抑或内源性高脂血症，特别是高胆固醇低密度脂蛋白，均可使组织内饱和脂肪酸增多，多聚不饱和脂肪酸减少，从而改变两者比例，导致一系列变化。②由于高脂血症，经肾小球超滤后肾脏局部呈现高浓度胆固醇低密度脂蛋白，从而促进单核巨噬细胞和嗜中性白细胞浸润，骨髓源性巨噬细胞因表面有特殊的清除剂受体，故可与某些变异的LDL结合，并吞噬入内。巨噬细胞在吞噬脂类过程中发生呼吸爆炸，使LDL氧化。氧化的LDL能刺激巨噬细胞产生生长因子、细胞因子和其他能刺激胶原合成及MC增殖的介质。③体外实验研究结果显示，脂质可对MC造成直接损伤，也可呈现LDL剂量依赖性的致死作用。在一定LDL剂量内，它可刺激MC增殖。

脂质代谢紊乱不仅是慢性肾衰心血管并发症增多的原因，它还可以通过生成氧自由基、诱导血小板聚集和释放、诱导单核——巨噬细胞浸润并释放多种水解酶和细胞因子、干扰前列腺素合成等多种机制损伤肾小球的结构和功能。目前认为，LDL受体是调节脂类代谢的关键原因，该受体的功能异常或数量减少是脂类代谢异常的根本原因。

二、血流动力学改变

慢性肾衰存在肾脏局部血流动力学改变，持续肾小球高灌注、高滤过和高跨膜压常常是促进肾小球硬化和促使慢性肾衰恶化的关键。目前，对影响肾脏血流动力学的血管活性物质研究较为广泛而作用突出的有肾素-血管紧张素系统（RAS）、内皮素-降钙素基因相关肽系统（ET-CGRP）、一氧化氮-一氧化氮合成酶系统（NO-NOS）、血栓素A_2-前列环素系统（TXA_2-PGI_2）等。

（一）血管紧张素Ⅰ、Ⅱ（AT-Ⅰ、AT-Ⅱ）

血管紧张素Ⅰ、Ⅱ（AT-Ⅰ、AT-Ⅱ）是肾素-血管紧张素系统（RAS）的重要组成部分。RAS的激活与慢性肾脏疾病的进行性恶化有关。RAS系统在肾脏疾病中的作用几乎涉及肾脏疾病过程中的每一方面，但最主要的是引起血流动力学紊乱、水盐代谢失调及促进肾脏疾病进展。

（二）CGRP和ET

CGRP和ET是两种对血管舒缩功能调控作用完全相反的神经多肽。正常情况下，两者保持相对稳定，维持动态平衡。病理情况时两者平衡失控，相互制约，抑制释放，甚至引起强烈而持久的相互拮抗。一旦CGRP与ET平衡失调，则会导致脏器血管舒缩障碍而影响生理功能。

（三）NO

NO是一种扩血管物质，在肾脏NO由内皮细胞和致密斑产生，是一氧化氮合酶（NOS）作用于左旋精氨酸（L-Arg）的产物，具有调节肾小球血流动态和肾小管功能的重要作用，对肾功能有明显的保护作用。生理状态NO通过调节肾动脉舒张节奏和系膜松弛影响肾小球微循环，参与对肾脏排钠和肾素释放的调节。NO和前列腺素都控制着肾乳头部血流量，且NO较前列腺素更重要。NO水平升高对扩张血管和抗血栓形成有益，但也可使肾小球系膜舒张，毛细血管扩张，肾血流量增加，导致肾小球高滤过，同样可引起肾小球损害，因此，NO的合理水平在肾小球正常功能中起着重要作用。

（四）血栓素A_2（TXA_2）和前列环素（PGI_2）

血栓素A_2（TXA_2）和前列环素（PGI_2）是花生四烯酸（AA）在肾脏环氧化酶系统的作用下产生的活性代谢产物。TXA_2和PGI_2的作用是相反的。在肾皮质和肾小球内有血栓素A_2（TXA_2）和其分解代谢物B_2（TXB_2），其有强烈的血管收缩和血小板凝集作用，可致肾脏血流量减少。TXA_2作为血管收缩剂，可通过系膜细胞的收缩，参与AT-Ⅱ灌注所致的肾脏血流动力学改变，从而使肾小球滤过率下降。TXA_2还具有刺激Ⅳ型胶原蛋白、纤连蛋白及层粘连蛋白基因表达的作用。PGI_2具有扩张血管的作用，可以显著拮抗AT-Ⅱ和抗利尿激素（ADH）所致的系膜细胞收缩，介导人多巴胺和狗表皮生长因子（EGF）的血管扩张效应。

三、氧化和抗氧化异常

氧自由基是肾小球损伤的重要介质，近年来，随着自由基学说的发展，人们发现活性氧簇（ROS）对慢性肾功能不全的发展起着重要作用。慢性肾衰患者往往存在氧自由基异常增多的情况，从而引起肾组织的进一步损伤和肾功能恶化，在导致慢性肾衰各种原发病的发病机制中几乎均有氧自由基的参与。发展至慢性肾衰后,氧自由基对进行性肾功能恶化的作用则更为突出。SOD和谷胱甘肽过氧化物酶(glutathione peroxidase,GSH-Px)是体内清除自由基的重要酶类,SOD在肾脏中含量丰富,可将超氧阴离子SOA歧化为H_2O_2,阻断脂质过氧化链式反应,以保护肾组织免受损伤。GSH-Px可催化还原溶液中所有过氧化物,而MDA作为脂质过氧化的代谢产物,可反映氧自由基的代谢状况和组织损伤的程度。

四、促纤维化细胞生长因子过度表达及胶原蛋白的过度积聚

在以进行性纤维化为特征的肾脏病中,转化生长因子-β($TGF-β_1$)常是导致纤维化的最后共同中介物。近年来,国内外学者在$TGF-β_1$促肾纤维化的发展机制方面建立了很多动物模型,并进行了诸多体外细胞培养研究。普遍认为,$TGF-β_1$过度表达致纤维化的负面作用表现在以下几个方面:①刺激成纤维细胞、肾小球细胞等增加ECM成分合成,如Ⅰ、Ⅲ、Ⅳ型胶原蛋白和非胶原糖蛋白。②通过抑制多种ECM降解酶(如基质金属蛋白酶、纤溶酶原激活物)的活性,刺激金属蛋白酶组织抑制物(tissue inhibitor of metalloproteinase,TIMP)和纤溶酶原激活物抑制物(PIA-I)的活性增加,从而抑制ECM的降解。③刺激小管上皮细胞转分化为肌成纤维细胞(MFB)。④增加ECM受体如整合素的表达,从而增加ECM与细胞的相互作用。⑤促进系膜细胞表达α-SMA。

层黏蛋白(LN)是近年发现的一种重要结构的糖蛋白,主要分布于GBM的透明层中,与Ⅳ型胶原蛋白共同维持GBM的网状结构。在慢性肾衰阶段,随着肾小球纤维化的进展,C-Ⅳ、LN的血清含量均异常增高。人体内FN有两种形式:可溶性和不可溶性。可溶性纤维连接蛋白(FN)即为血浆型(PFN)。不可溶性FN又称为组织型(CFN),存在于细胞表面及多种组织中,是结缔组织重要成分之一。它特别存在于伴有上皮或内皮细胞的基底膜上,通过肾小球内皮细胞与基底膜之间的"锚链"作用维持肾小球正常的通透性。在慢性肾衰的发展过程中,CFN在组织中大量积聚,而PFN则因消耗多于产生,并受毒素抑制而产生减少,故显著下降。Ⅲ型胶原蛋白(C-Ⅲ)是一种间质胶原蛋白,主要分布于肾小球与肾小囊壁粘连处及间质中,随着病程的进展,间质胶原蛋白(如Ⅰ、Ⅲ型胶原蛋白等)在间质中积聚增多,间质纤维化逐渐加重,而且在肾小球病变后期,肾小囊壁损伤、断裂后,间质中的炎症细胞、间质胶原进入球囊腔内,导致纤维化新月体形成,和/或促进肾小球硬化。因LN、CFN、C-Ⅲ、C-Ⅳ在肾组织内的过多积聚,血浆中的LN、PC-Ⅲ、C-Ⅳ的显著上升和PFN的下降,

导致肾小球硬化和间质纤维化，进而表现为肾功能的恶化。

慢性肾衰的治疗方法包括内科疗法和肾脏替代治疗。肾脏替代治疗包括透析疗法和肾移植术。近年来，现代肾脏病学在透析、肾移植治疗 CRF 方面取得了一定发展，但是费用高，且只适用于终末期肾功能衰竭患者，许多基层医院不具备开展透析或肾移植的条件，故推广应用比较困难。如何采用非透析疗法对 CRF 进行早中期防治，延缓疾病进展，是目前国内外医药界关注的问题。目前，中医药作为延缓慢性肾衰进展的非透析疗法正日益受到越来越多人的重视。现代实验研究表明，不少单味中药或其提取物能通过多种机制延缓疾病进展，如大黄素能抑制促纤维化因子的合成与分泌，并能调节 ECM 的合成与降解，具有抗肾间质纤维化的作用等。中药复方治疗慢性肾衰亦有不少实验研究和临床报道，如黄芪当归合剂、尿毒清冲剂等。辨证分型论治是中医治疗慢性肾衰的优势，但目前的辨证分型和疗效评定尚没有统一标准，用药疗程亦不相同，且有些方药缺乏实验研究，机理不明，不易反复验证，让国内外业界人士及患者广泛接受尚有一定困难。

傅晓骏经过多年临床实践，根据张景岳"阳非有余"的阳虚理论及唐容川的"血瘀"理论发现，慢性肾衰患者以脾肾阳虚、瘀血内阻多见，而且脾肾阳虚血瘀越严重，则疗效越差，患者耐药性越强，恶化可能性越大。由此推测，脾肾阳虚血瘀是本病加剧恶化的危险因素之一。为此，傅晓骏以症状积分为基础，辨证分析总结出行之有效经验方"肾毒宁方"（方药组成：大黄、制黄精、黄芪各 20g，丹参 30g，桃仁、淫羊藿各 10g，沉香粉 3g），观察其温阳益肾、化瘀泄浊的效果，并通过动物实验进行验证，从肾血流动力学、肾纤维化、炎症因子、细胞因子等方面探讨其作用机理，为中医辨证治疗慢性肾衰提供了疗效确切、机理明确的方药。2003 年她立项浙江省科技厅课题，从临床和动物实验方面证实，"肾毒宁冲剂"延缓慢性肾衰进展的机理与改善肾功能和贫血、调节血脂代谢、提高抗氧化能力、改善肾血流动力学和肾组织结构、抑制肾小球硬化和间质纤维化有关。2005 年傅晓骏立项金华市科技局课题，对"肾毒宁"剂型进行改良，从细胞因子角度深入研究，测定大鼠肾组织的 $TGR\text{-}\beta_1$、CTGF 表达，揭示了"肾毒宁"延缓肾功能恶化的作用机理，证实其与抑制肾组织内 TGF_1、CTGF 的过度表达、减轻肾组织内细胞外基质成分积聚、改善肾组织结构的作用有关。2010 年她立项浙江省中医药管理局课题，从剂型制备及质量量化方面对"肾毒宁"进行了更深层次的研究，以为新药开发做准备。她所主持的《加速慢性肾衰进展因素及肾毒宁冲剂干预作用研究》2009 年获浙江省中医药科技创新二等奖；《肾毒宁颗粒剂延缓慢性肾衰纤维化作用机制的研究》2011年获浙江省中医药科学技术奖三等奖。2010年她又立项《肾毒宁对维持性血透患者营养不良–微炎症状态综合征疗效的研究》，进一步从炎症角度探讨"肾毒宁"方的临床应用价值。2012年，"一种治疗慢性肾衰的中药制剂及制备方法"获得国家发明专利（专利号：ZL201010178134.4）。2016年立项的金华市科技局课题——《傅晓骏治疗早中期慢性肾功能衰竭用药规律研究》，旨在通过数据挖掘技术，归纳总结傅晓骏诊治早中期慢性肾衰的学术思想及用药规律，进一步验证益气温阳、活血化瘀在治疗早中期慢性肾衰的作用，以及脾肾阳血瘀在慢性肾衰中的病机理论基础。为了进一步研究"肾毒宁"的作用机制，2015年立项的浙江省自然科学基金项目——《肾毒宁对慢性肾衰大鼠HO-1蛋白基因表达及Nrf_2/ARE信号通路的影响》，从体内动物实验、细胞因子、抗氧化应激指标、肾纤维化指标及基因蛋白检测角度，并通过体外细胞培养、信号通路发现，"肾毒宁颗粒"具有一定的肾脏保护作用，这种作用是通过抗氧化、释放炎症因子水平、改善肾纤维化、抑制细胞增殖等多途径、多靶点而产生的。"肾毒宁颗粒"肾脏保护作用的潜在机制可能至少部分通过Nrf_2/ARE途径的活化而发挥，有可能是治疗慢性肾衰的前景药物。此系列研究于2020年获浙江省科学技术进步三等奖。

实验一　加速慢性肾衰进展因素及肾毒宁干预作用研究

慢性肾衰是指各种原发病或继发性慢性肾脏疾病患者进行性肾功能损害所出现的一系列症状或代谢紊乱的临床综合征。据国际肾脏病学会统计，本症自然人群年发病率为98～198/百万人口。其中，经济发达国家发病率较高，为400～900/百万人口。我国近年的统计资料显示，慢性肾脏疾病的年发病率为2‰～3‰，尿毒症的年发病率为100～130/百万人口，且有逐年增加的趋势。

傅晓骏通过多年临床实践发现，慢性肾衰患者以肾阳亏虚、瘀血内阻多见，而且肾阳虚血瘀越严重，慢性肾衰的疗效越差，耐药性越强，恶化的可能性越大。由此推测，阳虚血瘀是慢性肾衰加剧恶化的危险因素之一。为此，我们以症状积分为基础，辨证分析总结出行之有效的经验方——"肾毒宁冲剂"，观察其温阳益肾、化瘀泄浊的疗效，并用动物实验进行验证，探讨其调节脂质代谢、提高抗氧化能力、改善肾血流动力学和改善肾纤维化等的作用机理，为中医辨证联合用药治疗慢性肾衰提供疗效确切、机理明确的方药。

一、材料与方法

（一）实验材料

1. 实验动物

雄性SD大鼠60只，6~8周龄，体重（200±20）g，委托购买自有资质的上海必凯实验动物中心，在上海中医药大学附属曙光医院动物实验中心饲养。

2. 药物制备

①肾毒宁冲剂：制备同临床部分。②尿毒清冲剂：广州康臣药业有限公司生产，产品批号：970902。③制黄精：水煎并浓缩，使每2mL黄精液含生药2g。④沉香粉：水煎2~3分钟，取水煎液，使每2mL沉香液含生药0.2g。

（二）实验方法

1. 动物模型制作与分组

大鼠适应1周后，其中50只采用Platt法5/6肾切除制作大鼠慢性肾衰模型，分两期完成，先背部切口切除左肾2/3，缝合1周后切除整个右肾。假手术组5只同期手术，仅背部切口分两次剥离左右肾包膜，保留肾上腺。正常组5只（不进行手术）。第2次手术两周后行大鼠断尾采血，进行血清肌酐（Scr）、尿素氮（BUN）检测，剔除手术死亡的大鼠两只，根据大鼠血清Scr值随机分为5组，即病理组（10只）、尿毒清组（10只）、肾毒宁组（10只）、沉香组（9只）、制黄精组（9只），使各组之间的血Scr值无显著差异（$P>0.05$）。造模结束后、开始灌胃之前各组Scr、BUN值比较见表2-12。

表2-12　造模结束后、开始灌胃之前各组Scr、BUN值比较

组别	N	SCR（μmol/L）	BUN（mmol/L）
正常组	5	25.00±1.73	7.20±0.68
假手术组	5	28.70±2.14	8.15±0.84
病理组	10	71.60±11.51	18.71±3.45
尿毒清组	10	73.40±13.08▲	18.49±3.99▲
肾毒宁组	10	76.70±20.53▲	17.18±2.05▲
沉香组	9	74.00±11.48▲	17.96±2.34▲
制黄精组	9	74.10±11.57▲	18.95±2.65▲

注：▲与正常组比较，$P<0.01$。

2. 给药方案

各组大鼠分笼普通饲料喂养，自由饮水。各用药组根据人鼠剂量1∶20换算予以给药。肾毒宁组予肾毒宁冲剂配成溶液（含生药2g/mL）2mL/d灌胃。尿毒清组予尿毒清冲剂配成溶液（含药0.5g/mL）2mL/d灌胃。制黄精组予制黄精水煎剂（含生药1g/mL）2mL/d灌胃。沉香组予沉香粉水煎剂（含生药0.1g/mL）2mL/d灌胃。病理组、假手术组和正常组同时开始每天蒸馏水2mL灌胃1次，灌胃8周后结束。

（三）观测指标及检测方法

大鼠灌胃8周后，腹主动脉无菌采血5～8mL，分离血清备测。肾脏固定。实验大鼠肾组织匀浆制备：切除残余肾后，以生理盐水漂洗，剪碎，置于玻璃匀浆器，加入2mL生理盐水，研磨制成匀浆，匀浆置于低温冰箱中冷冻保存。取出肾脏，切取一部分，固定于10%福尔马林液中，石蜡包埋，切片，HE和PAS染色，光镜观察。

1. 常规及生化等指标

Hb、RBC、血BUN、Scr、血脂（胆固醇、甘油三酯、脂蛋白）测定方法同临床部分。24小时尿蛋白定量用考马斯亮蓝法测定，测定试剂盒由南京建成生物工程研究所提供。

2. 氧化抗氧化系统指标

大鼠血清SOD、GSH-px、MDA、NO、NOS含量的测定根据南京聚力生物医学工程研究所提供的测定试剂盒使用方法测定。测定方法同临床部分。大鼠肾组织匀浆测SOD、GSH-px、MDA的含量，其测定方法同大鼠血清测定。

3. 肾血流动力学指标

大鼠血AT-Ⅰ、AT-Ⅱ、ET、CGRP、TXB_2、6-Keto-PGF_{1a}采用同位素放射免疫法测定，由上海中医药大学附属曙光医院同位素室检测，试剂盒由解放军总医院东亚免疫技术研究所提供，仪器为FJ-2003PSR放射免疫计数仪。

4. 肾纤维化指标

大鼠肾组织纤维连接蛋白（FN）、层粘连蛋白（LN）、Ⅲ型胶原蛋白、转化生长因子-$β_1$（TGF-$β_1$）采用免疫组化方法，观察其在各组大鼠肾组织中的表达；免疫组化半定量分析各指标在肾组织的含量，用图像分析系统中医学图像分析软件IMAGE-PROPIUS4.1.0.0计算，由上海申腾信息技术有限公司提供。

（四）统计学方法

数据采用SPSS11.5统计学软件进行统计，用均数±标准差（$\bar{x}±S$）表示，

组间比较行 t 检验。

二、结果与分析

在实验过程中有些实验大鼠在实验中期死亡，死亡率分别为病理组4/10、尿毒清组2/10、肾毒宁组3/10、制黄精组2/9、沉香组1/9。各组实验结果如下。

1. 各组Scr、BUN及24小时尿蛋白定量比较

因假手术组（5只）与正常组（5只）我们观察的各项指标均十分接近，因此统计时将这两组归为一组。结果见表2-13。

表2-13　各组Scr、BUN及24小时尿蛋白定量比较

组别	N	BUN（mmol/L）	SCR（μmol/L）	24小时尿蛋白定量（mg/24h）
正常及假手术组	10	7.04 ± 0.55	29.14 ± 1.07	74.52 ± 22.16
病理组	6	19.88 ± 6.34	81.00 ± 33.12	177.82 ± 98.40
尿毒清组	8	16.49 ± 4.36	63.78 ± 18.16*	135.23 ± 44.47
肾毒宁组	7	13.37 ± 1.84▲	51.83 ± 6.40▲	148.65 ± 35.47
沉香组	8	17.09 ± 3.69	63.1 ± 11.55*	135.65 ± 32.88
制黄精组	7	14.90 ± 2.85*	60.67 ± 9.49*	156.53 ± 51.17

注：*与病理组比较，$P<0.05$；▲与病理组比较，$P<0.01$。

结果表明，肾毒宁冲剂能显著降低CRF大鼠血肌酐、尿素氮的水平（$P<0.01$），单味制黄精也能降低CRF大鼠血肌酐、尿素氮的水平（$P<0.05$），尿毒清冲剂和单味沉香亦能降低CRF大鼠血肌酐的水平（$P<0.05$），肾毒宁组较尿毒清组、沉香组、制黄精组效果明显，但组间比较没有统计学差异（$P>0.05$）。

2. 各组血常规比较

结果见表2-14。

表2-14　各组血常规比较

组别	N	Wbc（×10^9/L）	Rbc（×10^{12}/L）	Hb（g/L）
正常及假手术组	10	6.38 ± 1.40	5.95 ± 0.46	122.50 ± 8.24
病理组	6	11.17 ± 7.08	5.40 ± 0.24	111.50 ± 6.92
尿毒清组	8	7.08 ± 3.06*	6.41 ± 0.52▲	124.13 ± 7.90▲
肾毒宁组	7	6.89 ± 2.42*	6.41 ± 0.45▲	123.57 ± 8.16▲

续表

组别	N	Wbc ($\times 10^9$/L)	Rbc ($\times 10^{12}$/L)	Hb (g/L)
沉香组	8	6.95 ± 1.68*	6.30 ± 0.41▲	124.25 ± 7.52▲
制黄精组	7	7.14 ± 1.56*	6.76 ± 0.48▲	132.29 ± 8.77▲

注：*与病理组比较，$P<0.05$；▲与病理组比较，$P<0.01$。

结果表明，肾毒宁冲剂、尿毒清冲剂、沉香和制黄精均能改善CRF大鼠的贫血情况，降低血白细胞（$P<0.05$），升高血红蛋白和红细胞（$P<0.01$）。

3. 各组血脂指标比较

结果见表2-15。

表2-15 各组血脂指标比较

组别	N	TC (mmol/L)	TG (mmol/L)	LP (a) (g/L)
正常及假手术组	10	1.18 ± 0.22	0.97 ± 0.37	0.17 ± 0.01
病理组	6	2.15 ± 0.42	1.00 ± 0.31	0.22 ± 0.04
尿毒清组	8	1.37 ± 0.31▲	0.45 ± 0.16▲	0.19 ± 0.01
肾毒宁组	7	1.91 ± 0.30	1.08 ± 0.31	0.22 ± 0.04
沉香组	8	1.88 ± 0.38	1.04 ± 0.24	0.21 ± 0.04
制黄精组	7	1.86 ± 0.25	0.94 ± 0.21	0.17 ± 0.01*

注：与病理组比较，*$P<0.05$，▲$P<0.01$。

结果表明，肾毒宁冲剂在改善CRF大鼠血脂指标TC、TG方面与病理组比较没有显著性差异，尿毒清冲剂在改善TC、TG方面与病理组比较有显著性差异（$P<0.01$），而制黄精在改善脂蛋白a方面与病理组相比有明显差异性（$P<0.05$）。

4. 各组氧化抗氧化系统指标比较

结果见表2-16、表2-17。

表2-16 各组血清SOD、GSH-px、MDA比较

组别	N	SOD (U/mL)	GSH-px (μmol/L)	MDA (nmol/L)
正常及假手术组	10	128.53 ± 46.54	1.18 ± 0.33	7.77 ± 2.04
病理组	6	86.75 ± 21.15	0.69 ± 0.34	15.57 ± 3.84

续表

组别	N	SOD（U/mL）	GSH-px（μmol/L）	MDA（nmol/L）
尿毒清组	8	111.54 ± 37.64	0.79 ± 0.28	10.10 ± 2.60▲
肾毒宁组	7	113.33 ± 17.15*	0.78 ± 0.57	9.86 ± 2.16▲
沉香组	8	133.42 ± 81.90	0.74 ± 0.32	12.29 ± 3.97
制黄精组	7	107.08 ± 63.07	0.81 ± 0.25	11.90 ± 3.80

注：与病理组比较，*$P < 0.05$，▲$P < 0.01$。

表2-17　各组肾组织SOD、GSH-px、MDA比较

组别	N	SOD（U/mL）	GSH-px（μmmol/L）	MDA（μmol/L）
正常及假手术组	10	66.99 ± 14.41	0.94 ± 0.26	6.59 ± 1.87
病理组	6	52.30 ± 7.74	0.44 ± 0.23	12.88 ± 2.68
尿毒清组	8	60.88 ± 11.96	0.90 ± 0.56	8.94 ± 2.39▲
肾毒宁组	7	63.49 ± 5.93*	0.69 ± 0.40	8.02 ± 1.86▲
沉香组	8	64.86 ± 18.85	0.48 ± 0.23	10.75 ± 2.61
制黄精组	7	58.97 ± 17.23	0.53 ± 0.22	11.90 ± 5.10

注：与病理组比较，*$P < 0.05$，▲$P < 0.01$。

结果表明，肾毒宁冲剂、尿毒清冲剂均能显著降低CRF大鼠血清及肾组织的MDA，与病理组相比有显著性差异（$P < 0.01$），肾毒宁冲剂能显著升高CRF大鼠血清及肾组织的SOD（$P < 0.05$），而尿毒清冲剂升高CRF大鼠血清及肾组织的SOD作用没有统计学意义。

5. 各组肾血流动力学指标比较

结果见表2-18、表2-19。

表2-18　各组血清ATⅠ、ATⅡ、TXB_2比较

组别	N	ATⅠ（ng/mL）	ATⅡ（pg/mL）	TXB_2（pg/mL）
正常及假手术组	10	4.71 ± 2.18	67.82 ± 43.62	49.00 ± 31.91
病理组	6	7.80 ± 0.65	654.09 ± 232.14	137.16 ± 220.06
尿毒清组	8	5.30 ± 2.11▲	191.49 ± 137.20▲	56.79 ± 26.77
肾毒宁组	7	6.72 ± 0.91	145.17 ± 132.51▲	53.33 ± 31.53
沉香组	8	5.84 ± 1.85*	137.09 ± 114.61▲	77.03 ± 81.91
制黄精组	7	6.58 ± 1.40	252.28 ± 155.75▲	98.02 ± 107.86

注：*与病理组比较，$P < 0.05$；▲与病理组比较，$P < 0.01$。

表2-19 各组血清NO、NOS、CGRP、ET比较

组别	N	NO（μmol/L）	NOS（U/L）	CGRP（pg/mL）	ET（pg/mL）
正常及假手术组	10	74.23 ± 24.96	7.52 ± 1.78	14.08 ± 4.17	10.65 ± 5.30▲
病理组	6	51.21 ± 22.81	2.93 ± 1.36	10.38 ± 0.96	112.00 ± 8.67
尿毒清组	8	84.82 ± 36.79	6.56 ± 1.62▲	13.49 ± 5.19	15.39 ± 6.19▲
肾毒宁组	7	71.26 ± 31.64	5.72 ± 2.25▲	13.83 ± 3.63	12.38 ± 4.02▲
沉香组	8	71.60 ± 32.63	6.38 ± 1.16▲	12.82 ± 2.83	30.17 ± 21.44▲
制黄精组	7	77.30 ± 42.93	2.87 ± 1.68	12.38 ± 2.38	23.26 ± 2.48▲

注：▲与病理组比较，$P<0.01$。

结果表明，与病理组相比，肾毒宁冲剂、尿毒清冲剂、沉香、制黄精四组均能显著降低CRF大鼠血清AT-Ⅱ、ET（$P<0.01$），对CGRP作用方面四组均无统计学意义，尿毒清冲剂和沉香分别能不同程度降低CRF大鼠血清AT-Ⅰ，二者均有统计学意义。肾毒宁冲剂、尿毒清冲剂、沉香均能显著升高CRF大鼠血清NOS，与病理组比较，有显著性差异（$P<0.01$），而在升高NO方面各组与病理组比较无统计学意义（$P>0.05$）。

6. 各组肾组织内纤维化指标及细胞因子比较

结果见表2-20、表2-21。

表2-20 各组FN、LN、Ⅲ型胶原蛋白比较

组别	N	FN	LN	Ⅲ型胶原蛋白
正常组	3	22042.67 ± 575.24	21050.33 ± 368.46	22168.67 ± 854.74
病理组	6	39503.33 ± 4354.37	38631.83 ± 6005.16	41574.83 ± 1993.88
尿毒清组	6	30714.33 ± 4937.98▲	27670.33 ± 2471.91▲	27252.00 ± 4462.18▲
肾毒宁组	6	20767.83 ± 1671.90▲△	21849.17 ± 1750.62▲*	20579.17 ± 1663.44▲△
沉香组	6	26836.50 ± 1887.18	26842.50 ± 2236.78	28208.33 ± 1471.12
制黄精组	6	35215.67 ± 1876.59	35909.00 ± 35909.00	34778.67 ± 3378.49

注：▲与病理组比较，$P<0.01$；△与尿毒清组比较，$P<0.01$；*与尿毒清组比较，$P<0.05$。

表2-21 各组TGF-$β_1$比较

组别	N	TGF-$β_1$
正常组	3	23188.67 ± 2449.57
病理组	6	40381.50 ± 3098.59

续表

组别	N	TGF-β_1
尿毒清组	6	22440.67 ± 2400.00▲
肾毒宁组	6	20323.50 ± 2279.42▲
沉香组	6	29013.00 ± 1573.85
制黄精组	6	33635.33 ± 4085.46

注：▲与病理组比较，$P<0.01$。

结果表明，病理组TGF-β_1、Ⅲ型胶原蛋白、FN、LN均明显高于正常组（$P<0.01$），提示TGF-β、Ⅲ型胶原蛋白、FN、LN均能加重大鼠的肾衰进展；尿毒清组和肾毒宁组TGF-β_1、Ⅲ型胶原蛋白、FN、LN均明显低于病理组（$P<0.01$），提示上述两药均可通过减少TGF-β_1、Ⅲ型胶原蛋白、FN、LN从而延缓大鼠的肾衰进展；在降低Ⅲ型胶原蛋白、FN、LN效果方面，肾毒宁组明显优于尿毒清组，两组间比较$P<0.01$；肾毒宁组与正常组之间比较无统计学意义（$P>0.05$）；单味沉香和制黄精在降低TGF-β_1、Ⅲ型胶原蛋白、FN、LN方面与病理组比较无统计学意义（$P>0.05$）。

7. 电镜观察各组肾组织结构形态变化

（1）正常组：基底膜无增厚，上皮细胞足凸排列整齐、无融合。

（2）病理组：上皮细胞足凸融合，基底膜增厚明显。

（3）肾毒宁组：足凸无明显融合，基底膜基本正常，内皮层窗孔局部消失。

（4）尿毒清组：足凸局部融合，基底膜增厚。

（5）沉香组：足凸局部有融合，基底膜基本正常。

（6）制黄精组：足凸局部有融合，基底膜基本正常，局部内皮层窗孔消失。

三、讨论

目前认为，慢性肾衰竭的主要病机是肾病日久肾虚，阳气疲惫，不能行血，气滞血瘀，络脉阻塞，最后肾络瘀阻，肾病益甚。根据此病机特点，傅晓骏研制出温阳活血通络的"肾毒宁冲剂"。方中黄精性平，益肾补精；沉香性温，味辛，有降气止呕、温肾纳气作用；淫羊藿性温，有温肾助阳、填补真气作用；丹参微寒，可益气补血，活血抗凝，减轻相对间质容积的增加，并减少Ⅰ型胶原蛋白沉积，延缓肾间质纤维化的发生；黄芪性温，有益气、温阳、补虚、消肿功效，能抑制TGF-β_1的表达，使TGF-β_1诱导的内源性Smad-7产生减少，发挥抗纤维化作用；大黄性寒，有清热泄浊、活血通便作用；桃仁性平，活血祛瘀。诸药合用，扶正祛邪，活血化瘀，攻补兼施，扶正而不留邪，攻邪而不伤正。

现代研究证实，黄精有抗脂质过氧化及降脂作用，有学者对黄精进行体外实验证明，它可直接抑制系膜细胞与成纤维，抑制ECM的合成。黄芪有扩血管、降血压、抗血小板凝集、增加肾血流量、改善内脏微循环和消除过氧化脂质作用。其中总黄酮是促进免疫功能的一种有效成分，具有增强细胞免疫和体液免疫的作用，还能明显提高D-半乳糖所致的衰老模型大鼠肝脏的总超氧化歧化酶活性，减少肝脏过氧化脂质形成，清除氧自由基，保护细胞免遭自由基损害。丹参能改善组织内微循环，增强网状内皮系统的吞噬作用，促进免疫复合物在体内的降解和清除，减轻免疫损伤，抑制脂质过氧化物，减少氧自由基对细胞的损伤，促进胶原蛋白酶产生，增强胶原蛋白酶活性，促进胶原蛋白降解。桃仁能提高肾脏血流量，改善微循环，提高组织胶原蛋白酶活性，促进肾内的胶原蛋白分解、代谢，减少肾内胶原蛋白含量，改善肾纤维化。大黄能减轻残余肾单位氧耗及高代谢，抑制系膜细胞及肾小管上皮细胞增生，改善慢性肾衰的脂质代谢紊乱，从而减轻肾小球硬化和肾间质纤维化，从组织形态和生理功能方面延缓慢肾衰进展。

（一）对慢性肾衰大鼠肾组织TGF-β_1和CTGF的影响

肾脏纤维化是各种原因肾脏疾病进展到慢性肾衰竭的共同途径和主要病理基础，包括肾小球硬化、肾小管萎缩和毁损、细胞外基质（ECM）异常增多和过度沉积的病理过程。TGF-β_1是参与肾纤维化发病机制的关键性细胞因子之一，在纤维化的发生中具有双重作用，正常表达时能抑制炎症和细胞增生，调节细胞的生长、分化和免疫功能而起正面作用，过度表达则导致纤维化的负面作用。其主要表现在以下几个方面：①刺激成纤维细胞、肾小球细胞等增加ECM成分合成，如Ⅰ、Ⅲ、Ⅳ型胶原蛋白和非胶原糖蛋白。②通过抑制多种ECM降解酶（如基质金属蛋白酶、纤溶酶原激活物）的活性，刺激金属蛋白酶组织抑制物（TIMP）和纤溶酶原激活物抑制物（PIA-I）的活性增加，从而抑制ECM的降解。③刺激小管上皮细胞分化为肌成纤维细胞（MFB）。④增加ECM受体，如整合素的表达，从而增加ECM与细胞的相互作用。⑤促进系膜细胞表达α-SMA。

TGF-β_1是CTGF最强的诱导因素，可诱导内源性的CTGF表达，并从胞浆中分泌出来，通过下游分子调节FN、Ⅰ型胶原蛋白的表达，介导TGF-β_1对细胞的作用。也有研究者认为，CTGF由TGF-β_1诱导产生后，通过自分泌的方式作用于小管上皮细胞，介导TGF-$β_1$的致纤维化作用。CTGF的过度表达能促使Ⅰ、Ⅲ型胶原蛋白，FN等ECM的合成增多。CTGF可能通过PAI表达而抑制肾间质纤维化ECM的降解，而这种调节可能在肾小管间质纤维化病程后期更有病理意义。由此可见，TGF-$β_1$与CTGF在慢性肾衰发展至肾纤维化过程中具有重要的生物学意义。

本研究结果表明，"肾毒宁冲剂"能够明显降低慢性肾衰大鼠血Scr、BUN水平，抑制残余肾组织内TGF-$β_1$与CTGF的表达，升高Hb、RBC，改善慢性肾衰大鼠的贫血状况。"肾毒宁冲剂"在抑制肾组织内CTGF表达方面要优于尿毒清冲剂。由此提示，"肾毒宁冲剂"延缓慢性肾衰进展、改善肾纤维化的作用机制可能是：①抑制TGF-$β_1$的表达，从而抑制TGF-$β_1$诱导的下游因子CTGF的合成与分泌，减少对小管上皮细胞的刺激，降低上皮细胞分化为肌成纤维细胞（MFB）的情况。②抑制CTGF的过度表达，从而能减少Ⅰ、Ⅲ型胶原蛋白，FN等ECM的合成。③明显降低慢性肾衰大鼠血AngⅡ水平，使AngⅡ通过激活CTGF实现的促肾纤维化作用得到抑制。④能显著降低慢性肾衰大鼠血内皮素（ET）水平，使ET促进肾小球硬化及慢性肾衰进展的因素明显降低。另外还能直接降低Scr、BUN，增加肾毒素排泄，改善肾脏的血流动力学变化，从而起到延缓慢性肾衰进展、改善肾纤维化的作用。

（二）对慢性肾衰竭大鼠肾组织细胞外基质的影响

细胞外基质的过度积聚是导致肾纤维化的最主要因素之一。细胞外基质主要由LN、FN、ColⅢ等成分组成。LN是近年发现的一种重要结构的糖蛋白，主要分布于GBM的透明层中，与Ⅳ型胶原蛋白共同维持GBM的网状结构。发生慢性肾衰时，随着肾小球纤维化的进展，LN的血清含量异常增高。人体内FN有两种形式：可溶性和不可溶性。在慢性肾衰过程中，组织型FN在组织中大量积聚。ColⅢ是一种间质胶原蛋白，主要分布于肾小球与肾小囊壁粘连处及间质中，随着慢性肾衰的进展，间质胶原蛋白（如Ⅰ、Ⅲ型胶原蛋白等）在间质中积聚增多，间质纤维化逐渐加重，而且在肾小球病变后期，肾小囊壁损伤、断裂后，间质中的炎症细胞、间质胶原蛋白进入球囊腔内，导致纤维化新月体形成和（或）肾小球硬化。由于LN、FN、ColⅢ在肾组织内的过多积聚，导致肾小球硬化和间质纤维化，进而表现为肾功能恶化。因此，减少ECM产生或增加ECM降解可延缓肾脏纤维化。

实验研究发现，病理组大鼠肾组织内FN、LN、ColⅢ表达的含量显著高于正常组，治疗后肾毒宁组FN、LN、ColⅢ的含量均明显低于病理组（$P<0.01$），与尿毒清组相比（$P<0.01$），效果明显优于尿毒清组。

（三）对慢性肾衰大鼠血管紧张素的影响

慢性肾衰存在肾脏局部血流动力学改变，持续肾小球高灌注、高滤过和高跨膜压，常常是促进肾小球硬化和促使慢性肾衰竭恶化的关键。

实验结果表明，"肾毒宁冲剂"可以抑制AT-Ⅰ、AT-Ⅱ、ET、TXB_2的释放，促进NO、NOS、CGRP、6-Keto-PGF1α的合成，改善肾脏的血流动力学变化，并可直接降低Scr、BUN，排除肾毒素，起到改善肾功能、延缓慢性肾衰的作用。

（四）对慢性肾衰患者自由基损伤的影响

氧自由基是肾小球损伤的重要介质。慢性肾衰竭患者存在氧自由基异常增多，从而引起肾组织进一步损伤和肾功能恶化。导致慢性肾衰竭各种原发病的发病机制中几乎均有氧自由基的参与，发展至慢性肾衰竭后，氧自由基对进行性肾功能恶化的作用则更为突出。氧自由基的毒性作用：脂质过氧化，蛋白质、糖变性，核酸氧化，导致膜的通透性增加，蛋白质的生物活性受损，细胞受到广泛损伤，功能减退或丧失，并失去修复能力。氧自由基可使血管通透性增加，增强炎细胞的黏附力，刺激血管平滑肌增殖，并使内皮细胞水肿、扩张、脱落，促使微血栓形成，这些病理变化是导致肾小动脉硬化的基础。氧自由基还可降解透明质酸，使肾小球基底膜受酶攻击的敏感性增加，并介导系膜细胞溶解，继发系膜增殖、系膜基质合成增多及结状损害，这是进行性肾损害的一个重要环节。氧自由基作用于脂类，形成具有趋化性及细胞毒性物质，使肾小球内炎症状态持续存在，导致终末期肾小球硬化。氧自由基并可刺激间质细胞增生分泌细胞外基质，形成间质纤维化。氧自由基可使细胞膜脂质过氧化，与细胞内某些共价键结合，使细胞损伤、线粒体氧化磷酸化障碍、溶酶体破裂等，最终造成细胞死亡，导致肾小球滤过率降低，肾小管重吸收及分泌功能障碍。同时，脂质过氧化物可使成纤维细胞对胶原基因的表达增加，促进胶原在系膜区沉积，加重肾间质纤维化，使肾组织形态和结构改变，肾功能进行性损害。SOD和GSH-px是体内清除自由基的重要酶类，SOD在肾脏中含量丰富，可将超氧阴离子SOA歧化为H_2O_2，阻断脂质过氧化链式反应，保护肾组织免受损伤。GSH-px可催化还原溶液中所有过氧化物。而MDA作为脂质过氧化的代谢产物，可反映氧自由基的代谢状况和组织损伤的程度。

"肾毒宁冲剂"能够改善慢性肾衰大鼠的贫血状况，降低24小时尿蛋白定量，降低Scr、BUN，通过降低肾脏的毒性物质而阻止部分氧自由基的产生，与病理组比较可以显著升高SOD（$P<0.05$），可增加机体中SOD的活性，提高机体清除氧自由基的能力。同时还能显著降低MDA（$P<0.01$），升高SOD、GSH-px，提高机体的抗氧化能力，减轻自由基对肾小球的损伤，起到改善肾功能、延缓慢性肾衰进一步发展的作用。

（五）黄精对慢性肾衰大鼠血流动力学的影响

中医学认为，黄精性平，味甘，入脾、肾、肺经，具有补气养阴、健脾、润肺、益肾等功效。《本草纲目》载："黄精补诸虚，填精髓，平补气血而润。"《神农本草经》云黄精"宽中益气，使五脏调和，肌肉充盛，骨髓坚强，其力倍增，多年不老，颜色鲜明，发白更黑，齿落更生"。现代药理研究证实，黄精中的皂苷成分对正常小鼠血糖水平无明显影响，但可显著降低肾上腺素诱发的高血糖小鼠的血糖值，同时降低肾上腺素模型小鼠肝脏中cAMP的含量。王爱梅等研究发现，黄精可以减少衰老小鼠脑组织中MDA的产生，从而减少脑中氧自由基的产生，增强清除氧自由基的能力，提高机体抗氧化的功能，抑制机体、组织、细胞的过氧化过程，并能明显提高脑细胞Na^+-K^+-ATP酶及Ca^{2+}-ATP酶的活性，防止细胞内Ca^{2+}超载，从而起到抗衰老的作用。有实验表明，黄精多糖可直接作用于红细胞，增强红细胞膜C_3b受体活性，使红细胞免疫黏附功能增强，并且在一定浓度范围内存在量效关系。

本研究结果显示，与病理组比较，单味制黄精能降低慢性肾衰大鼠血肌酐和尿素氮水平，但在降低大鼠24小时尿蛋白定量方面无统计学意义。黄精还能改善慢性肾衰大鼠的贫血状况，降低血白细胞，升高血红蛋白和红细胞，显著降低实验大鼠血清AT-Ⅱ、ET，升高血清6-Keto-PGF$_{1a}$。由此推测，制黄精和沉香粉改善大鼠肾功能可能与下列因素相关：①降低实验大鼠血清AT-Ⅰ及AT-Ⅱ，减轻肾小球出球小动脉的收缩程度，降低肾血管阻力，使有效肾血浆流量增加，使细胞外基质的积聚减少，改善肾的水盐代谢，进而达到改善肾功能的目的。②降低大鼠的血清ET，使ET促进肾小球硬化及慢性肾衰竭进展的因素明显降低。③升高实验大鼠血清6-Keto-PGF1α，通过其抗血小板聚集、释放，调节TXA_2-PGI_2平衡，实现对慢性肾衰大鼠肾脏的保护作用。另外，制黄精还能直接降低BUN，增加肾毒素排泄，改善慢性肾衰大鼠的并发症——肾性贫血。

(六)沉香粉对慢性肾衰大鼠血清AT-Ⅰ、AT-Ⅱ的影响

近年来专家们一致认为,AT-Ⅱ不仅是一种血管活性物质,更是一种促肾生长因子,除可直接促进肾小球系膜细胞增生和肥大外,还能刺激其他血管活性物质和细胞因子产生,如内皮素-1(ET-1)、转化生长因子(TGF-$β_1$)、碱性成纤维细胞生长因子等,使细胞外基质进行性积聚,促进炎症细胞在肾小球和肾小管间质浸润。

沉香性温,味辛,有降气止呕、温肾纳气作用。《名医别录》认为,沉香"悉治风水毒肿,去恶气"。以往的药理研究表明,沉香对消化系统、中枢神经系统、呼吸系统、循环系统均有一定影响,并有一定的抗菌作用,但对肾脏是否具有保护作用及作用机制并未有具体研究。本研究结果显示,与病理组比较,单味沉香粉能降低慢性肾衰大鼠血肌酐,改善其贫血状况,降低血白细胞,升高血红蛋白和红细胞,可降低实验大鼠的血清AT-Ⅰ、AT-Ⅱ。由此推测,沉香粉改善实验大鼠的肾功能可能与降低大鼠的血清AT-Ⅰ及AT-Ⅱ相关,其通过降低实验大鼠血清AT-Ⅰ及AT-Ⅱ,从而减轻肾小球出球小动脉的收缩程度,降低肾血管阻力,缓解肾脏的高灌压、高流量、高滤过,增加有效肾血浆流量,对肾功能产生有益的保护作用。同时对肾小球的系膜细胞有收缩作用,还会促进系膜细胞对大分子物质的吞噬作用。这在肾小球硬化中也有非常重要的作用,能使细胞外基质的积聚减少,改善肾的水盐代谢,进而达到改善肾功能的目的。另外,它还能直接降低BUN,增加肾毒素排泄,改善慢性肾衰竭大鼠的并发症——肾性贫血。

实验二 肾毒宁对慢性肾衰大鼠Nrf$_2$/ARE信号通路的影响

21世纪,慢性肾脏病(chronic kidney disease,CKD)防治已成为世界各国共同面临的公共卫生问题。早期发现和治疗慢性肾脏病,有效降低终末期肾脏病(end-stage renal disease,ESRD)的发生已成为全球肾病专家的共识和努力方向。近20年来,慢性肾脏病在人类主要死因中占第5~9位,是人类生存的重要威胁之一。随着透析、肾移植等治疗手段的提高,终末期肾病(end-stagerenaldisease,ESRD)的治疗效果显著提高,但至今为止,对如何延缓慢性肾脏病的进程并无实质性突破。众多研究表明,肾纤维化是所有慢性肾脏病发

展至终末期肾病的共同通路。越来越多的研究证明，氧化应激在肾脏疾病进展中至关重要，是引起肾纤维化的独立影响因素。氧化应激存在于各种肾脏疾病的始末，即使在肾功能正常的慢性肾脏病1期即已出现，并随着肾功能减退而不断加重。

缺血和氧化应激是组织损伤的主要机制，氧化性肾损伤是各种因素引起的许多肾脏疾病的病理生理基础。大量研究表明，肾脏是对氧化应激损伤敏感的器官，氧化应激是慢性肾衰发生发展中的关键因素，抗氧化应激治疗可以明显延缓肾衰进程。有研究表明，Nrf_2/ARE信号通路在肾脏的氧化应激损伤发病机制中发挥着关键作用。多项研究提示，Nrf_2-ARE通路是调节细胞内氧化还原状态的关键，也是调节肾脏氧化应激损伤重要的机制之一。氧化应激存在于肾脏病的始末，参与肾脏病的发生发展。慢性肾脏病普遍存在氧化应激增强，抗氧化能力减弱。即使是轻度肾功能损害的患者，其氧化应激水平较正常人群也有显著上升，且氧化应激水平随着肾功能恶化而加剧，是影响患者预后的重要危险因素。MCP-1（单核细胞趋化蛋白-1）在引起肾血管损伤及肾基质纤维化中起到关键作用，是慢性肾衰中肾脏损伤的重要生物学标志物。越来越多的证据证明，肾组织中氧化应激水平与MCP-1表达呈现明显的正相关关系，肾组织中过量产生的ROS是MCP-1高表达的刺激因素，最终可导致肾损伤，参与慢性肾衰进程。多领域研究表明，Nrf_2在保护各种组织和细胞免受广谱的毒性攻击抵抗外来刺激，尤其是氧化应激保护机体功能方面起着关键性作用。

近年来研究发现，血红素加氧酶-1（HO-1）能够通过抗氧化作用对急性肾损伤起到保护作用，且能延缓甚至逆转慢性肾脏病的进展。HO-1具有抗氧化、抗炎、抗凋亡和改善微循环的作用。当机体处于氧化应激状态时，Nrf_2可诱导HO-1高效表达，从而保护机体免受损伤。但HO-1过度表达将产生过多的Fe^{2+}和CO，这两者可能在一定环境下加大细胞氧化应激压力，损伤线粒体，胆红素的增高将促进细胞乳酸脱氢酶的释放，破坏细胞完整性。因此过度表达的HO-1反而有细胞毒性作用，故而如何控制好HO-1这两种作用的平衡，更好地发挥其抗氧化应激和作用，实现Nrf_2的活化而诱导HO-1的表达有待深入研究。

氧化应激所产生的氧自由基（ROS）可以诱导炎性细胞浸润，并促进其释放多种促纤维化因子，因此氧化应激不仅可以直接导致肾脏组织结构的损伤，还可加重多种疾病所致的肾脏纤维化。同时，因肾组织需要较高的氧耗来完成水和电解质的主动转运和重吸收，所以肾小管更易受到氧化损伤。Koba-yashi等的研究发现，肾脏次全切可导致残余肾脏小管间质纤维化，具体表现为Ⅰ、Ⅳ型胶原蛋白积聚。作为细胞内十分重要的抗氧化剂，过氧化氢酶基因缺陷小鼠在肾脏次全切后，残余肾脏的纤维化程度更加严重，并随着CTGF、TGF-B等多种促纤维化因子表达上升。该研究提示，在疾病状态下，肾脏氧化反应明显增多，并伴有明显加重的纤维化，而抑制或清除肾脏的ROS可为纤维化治疗提供一种新的途径。

有文献报道，Nrf_2/ARE信号通路的研究多集中在糖尿病肾病和心脑血管系统疾病，对慢性肾衰肾脏纤维化进程中氧化应激的相关机制研究，尤其动物实验方面研究很少。特别是从HO-1基因蛋白表达水平与Nrf_2/ARE信号通路相关性研究更是甚少。

基于此，研究Nrf_2/ARE信号通路对治疗慢性肾衰，特别是防治肾纤维化进展就显得越来越重要。虽然已有一些基础和动物试验证实抗氧化剂可以延缓慢性肾衰的发生发展，如抗氧化剂四氢化二硫代氨基甲酸盐、维生素A（视黄酸）、维生素C和维生素E的衍生物、PKC选择性抑制剂、二十碳五烯酸等，能通过减少ROS生成，减轻微量白蛋白尿，改善肾小球结构异常，起到肾脏保护作用。他汀类药物普罗布考自1997年于美国上市以来，临床主要用于降低血清胆固醇，但近几年发现，它可多个途径降低体内氧化应激反应，对肾脏起到保护作用，是最强的抗氧化剂。但这些抗氧化剂并未从Nrf_2/ARE信号通路角度去深入研究。本研究从Nrf_2/ARE信号通路作为切入点，研究氧化应激与肾纤维化进展的相关性，以及肾毒宁颗粒介入后所起的抗氧化应激、抑制肾纤维化的作用机制及途径。

中医药在防治慢性肾衰方面有一定的优势。越来越多的研究表明，阳虚血瘀证与慢性肾衰的发生发展、治疗和预后有着密切关系，采用温阳活血化瘀法治疗尤为重要。

荟萃研究证实，氧化应激与微炎症呈相关性。氧化应激所产生的炎症因子与中医学的"浊毒"有密切关系。氧化应激损伤所导致的大量炎症细胞因子与浊毒导致的慢性肾衰相关。而浊毒的产生乃脾肾阳虚，气化、运化失调，致湿浊瘀血内蕴，久而成为浊毒。其中，瘀血是浊毒产生的关键因素。益气养阴、消癥通络中药具有一定的抗氧化作用，其作用环节与超氧化物歧化酶（superoxide dismutase，SOD）、丙二醛（malondialdehyde，MDA）变化相关。众多研究表明，丹参具有很强的清除自由基、增强机体抗氧化能力的作用。丹

参对 $H^{-2}O^{-2}$–Fe^{2+} 外系统产生的羟自由基、黄嘌呤-黄嘌呤氧化酶系统产生的 O^{2-} 及佛波豆蔻乙酸刺激白细胞产生的 O^{2-} 均有极明显的清除作用，可显著阻止 MDA 的形成。丹参能改善肾脏微循环，减低血液黏滞度，可使血栓素 A_2 显著下降，前列腺素 I 上升，使血小板聚集受抑制，局部血管扩张。具有温阳化瘀通络功效的芪卫颗粒能显著改善肾组织的氧化应激状态，具有较强的抗氧化作用。

长期以来，我们致力于益气温阳、活血化瘀中药制剂肾毒宁方治疗慢性肾衰的系列研究，并取得了较好的疗效，初步揭示了其作用机制。肾毒宁方由黄芪、淫羊藿、沉香、丹参、大黄、桃仁、黄精组成。该方能提高机体的抗氧化能力，减轻自由基对肾小球的损伤，从而起到改善肾功能、延缓慢性肾衰进一步发展的作用。动物实验结果显示，该方可显著升高实验大鼠的血红蛋白，改善其全身状况，其抗氧化能力可能与其纠正贫血、改善肾脏缺氧有关，并能降低 MDA，升高 SOD、GSH，提高机体的抗氧化能力。这也进一步印证了中医学温阳活血化瘀思想用于防治慢性肾衰的进展、抗氧化治疗的科学性。

氧化应激是肾纤维化的关键因素之一，而 Nrf_2/ARE 信号通路在调节氧化应激中起着枢纽作用。我们用 5/6 肾切除（Platt 法）制备大鼠肾衰模型，通过测定大鼠的血肌酐、血尿素氮、24 小时尿蛋白定量，发现肾毒宁颗粒有明显改善肾功能的作用，其肾功能的保护作用与剂量呈正相关。我们通过测定肾组织的 SOD、MDA 指标，发现肾毒宁颗粒具有一定的抗氧化作用。通过免疫组化方法测定肾组织 I 型胶原蛋白，Ⅲ型胶原蛋白，FN、SMA 等肾纤维化指标表达水平，证实肾毒宁具有明显的抗肾纤维化作用。进一步测定肾组织中 Nrf_2 表达水平，以及 HO-1、γ-GCS 基因蛋白水平、炎症介质 MCP-1 表达水平，证实肾毒宁颗粒具有显著增加肾组织中 Nrf_2 表达，促进肾组织中 HO-1、γ-GCS 上调，释放炎症因子的作用，表明肾毒宁颗粒能够激活 Nrf_2，增加下游保护性蛋白 HO-1、γ-GCS 表达，对抗氧化应激，释放炎症因子，改善肾纤维化，从而起到保护肾脏的作用。另外，肾毒宁含药血清对肾系膜细胞有明显的抑制增殖作用，其抑制细胞增殖效应与其血清浓度、剂量呈正相关。具体实验分为以下四部分。

实验二（第一部分） 肾毒宁颗粒对慢性肾衰大鼠肾功能、肾纤维化的作用

一、材料与方法

（一）实验材料

1. 实验动物

清洁级SD雄性大鼠120只，体重（140±20）g，动物许可证号：SYSK（沪）-2009-0069，由上海西普尔-必凯实验有限公司提供。大鼠分笼饲养于25℃、12小时光照、45%湿度环境中，自由饮水，进食标准普通饲料。

2. 实验药品及试剂

（1）实验药品：①肾毒宁颗粒：黄芪30g，淫羊藿30g，沉香粉2g，丹参15g，大黄15g，桃仁10g，黄精20g，由广东一方制药有限公司提供。②科素亚（氯沙坦钾片）：由杭州默沙东制药有限公司提供，产品批号：L018773，每片科素亚100mg。

（2）实验试剂：①24小时尿蛋白含量试剂盒（货号C035-2）、BUN试剂盒（货号C013-2）、Scr试剂盒（货号C011-2），均购自南京建成生物科技有限公司。②FN、Ⅰ型胶原蛋白（collagen-Ⅰ，C-Ⅰ）、Ⅲ型胶原蛋白（collagen-Ⅲ，C-Ⅲ）、SMA二抗试剂盒，均由上海威奥生物科技有限公司提供。③Anti-CollagenIantibody抗体（试剂盒编号ab90395）、Anti-CollagenⅢantibody抗体（试剂盒编号ab7778）、Anti-Fibronectinantibody抗体（试剂盒编号ab23751）、Anti-alphasmoothmuscleActinantibody抗体（试剂盒编号ab5694），均购于abcam公司。

（二）实验方法

1. 动物模型制作与分组

120只SD大鼠按随机数字表取出20只做背部切口，分两次剥离左右肾包膜，保留肾脏及肾上腺，作为假手术组，其余为手术组。

按照5/6肾切除方法制备慢性肾衰竭模型：以2%戊巴比妥钠（40mg/kg）腹腔注射麻醉，备皮，用碘酒、75%酒精消毒手术区后铺巾，距左脊肋骨1.5cm处斜向外方切口，经后腹膜取肾，暴露肾脏，分离肾周脂肪后，弧型切除2/3

肾组织（主要切除皮质部分），用明胶海绵压迫止血片刻，再滴数滴纤维蛋白原和凝血酶溶液，稍等片刻，当切面不再有活动性出血后复位剩余左肾，缝合。1周后再次手术切除整个右肾。本次造模死亡的大鼠12只，成功率为88%。术后两周目内眦采血，测定肾功能，剔除死亡大鼠，将造模组大鼠根据血Scr水平高低排序，并通过计算机产生随机数字将大鼠分为模型组、肾毒宁低剂量组、肾毒宁中剂量组、肾毒宁高剂量组、西药组5组，每组各18只。各组大鼠造模后血肌酐比较见表2-22。

表2-22 各组大鼠造模后血肌酐（Scr）比较

组别	n	Scr（μmol/L）
假手术组	18	28.47 ± 4.40
模型组	18	82.47 ± 10.02▲
肾毒宁低剂量组	18	81.51 ± 9.89▲
肾毒宁中剂量组	18	80.01 ± 11.58▲
肾毒宁高剂量组	18	82.23 ± 9.41▲
西药组	18	81.42 ± 11.39▲

注：▲与假手术组比较，$P < 0.05$；模型组、肾毒宁低剂量组、肾毒宁中剂量组、肾毒宁高剂量组、西药组各组比较无统计学意义（$P > 0.05$）。

2. 给药方法与疗程

采用全程灌胃给药60天，每日灌胃2mL，肾毒宁颗粒低、中、高剂量组大鼠用药量分别为60kg体重成人单位剂量的5倍、10倍、20倍；低、中、高不同剂量生药含量分别为1.017g/mL、2.033g/mL、4.067g/mL，科素亚西药组给予60kg体重成人单位剂量的10倍，即100×6/70=8.6mg/kg/d，假手术对照组和模型组予等体积生理盐水。实验期间各组大鼠自由摄食、饮水。

3. 实验取材

实验结束后，首先将各组大鼠分别置代谢笼收集24小时尿液，-70℃保存，检测24小时尿蛋白含量；末次给药后禁食12小时，腹主动脉取血2mL，室温静置30分钟，3000r/min离心15分钟后，分离血清，-70℃保存。

（三）观测指标与检测方法

使用全自动生化分析仪测定BUN、Scr水平，采用磺柳酸比色法检测24小时尿蛋白含量。实验结束后用二氧化碳安乐死处死大鼠，无菌操作取肾，去掉包膜，矢状线正中切开，1/2肾脏用10%甲醛溶液固定，取小块皮质，进行脱水包埋组织，行石蜡块4μm厚连续切片，PAS染色，光镜下观察肾脏病理形态。用免疫组化方法检测肾脏组织FN、Ⅰ型胶原蛋白、Ⅳ型胶原蛋白、Ⅲ型胶原蛋白、SMA的表达。按照FN试剂盒操作程序进行免疫组织化学染色。光镜下观察胞质中出现棕黄色或黄色颗粒为阳性。用IPP6.0图像分析软件进行分析。

免疫组化操作步骤：①迅速取出小块肾皮质，乙醇逐级脱水，石蜡包埋，制成4μm厚的石蜡切片。②切片脱蜡置水，3%H_2O_2室温孵育5~10分钟，以消除内源性过氧化物酶的活性；蒸馏水冲洗，磷酸盐缓冲液（PBS）浸泡5分钟，置入抗原修复液，微波炉修复，冷却。③5%~10%正常山羊血清封闭，室温孵育10分钟。④倾去血清，勿洗。滴加兔抗鼠PDGF-B多克隆抗体，4℃过夜。第2天取出，用PBS洗，5分钟，3次。⑤滴加通用型生物素化二抗，37℃孵育10~30分钟；PBS洗5分钟3次。⑥滴加HRP标记链亲和素，室温孵育10~30分钟；PBS洗5分钟，3次。⑦PBS洗后，DAB显色；自来水充分冲洗；苏木素复染，封片。每张切片在LEICA显微镜400倍下用LEICAMicrosystems Ltd.（LEICADFC295）图像采集系统随机选取10个含肾小球的视野，用Image-ProPlus图像分析软件测量免疫组化染色的积分光密度值（intergrated optical density，IOD）。光镜下观察，大部分细胞胞浆着棕褐色颗粒沉积者为强阳性表达；小部分细胞胞浆着色，着色程度减弱呈淡棕黄色为弱阳性表达；着色程度与着色面积介于两者之间为阳性表达；散在极少量的细胞着色且颜色浅淡为阴性表达。

（四）统计学方法

各组数据均采用SPSS19.0统计软件进行处理，以均数±标准差（$\bar{x}±S$）表示，组内比较采用方差齐性检验。

二、结果与分析

1. 死亡情况与一般情况

（1）一般情况：假手术组大鼠体重增加平稳，活动机警，皮毛致密、光滑，生长、进食及活动情况正常；各治疗组及模型对照组体重增长缓慢，反应迟缓，皮毛稀疏，生长缓慢，进食较少。

（2）大鼠死亡情况：实验过程中共有6只大鼠死亡，其中肾毒宁低剂量组1只，肾毒宁中剂量组1只，肾毒宁高剂量组两只，西药组两只。死亡原因可能与灌胃不当有关。

2. 各组大鼠病理变化情况

采用PAS染色法观察各组大鼠肾组织结构的变化。

假手术组：球囊存在，囊壁未增厚，系膜区细胞浸润少，小管管腔及管壁未见异常。模型对照组：球囊粘连，系膜区细胞及肾小球细胞浸润明显，肾小管管腔扩张，管壁萎缩。肾毒宁高剂量组：球囊存在，囊壁未增厚，系膜区细胞浸润少，肾小管上皮细胞颗粒和空泡变性。肾毒宁低剂量组和肾毒宁中剂量组：系膜区细胞浸润，肾小管上皮细胞颗粒和空泡变性。西药对照组：球囊部分粘连，囊腔稍有扩张，小球分叶，肾小管上皮细胞颗粒和空泡变性。

3. 各组血肌酐（Scr）、血尿素氮（BUN）、24小时尿蛋白定量比较

结果显示，治疗两个月后模型组血肌酐、血尿素氮均显著高于假手术组（$P<0.01$）；与模型组比较，各治疗组大鼠血肌酐、血尿素氮均明显下降（$P<0.05$）；与低剂量组比较，高剂量组大鼠血肌酐、血尿素氮均显著下降（$P<0.05$）；但高剂量组与西药对照组比较无统计学意义。

从24小时尿蛋白定量看，模型组显著高于假手术组（$P<0.01$）；与模型组比较，各治疗组均呈明显下降趋势（$P<0.05$）；与低剂量组比较，高剂量组24小时尿蛋白定量显著下降（$P<0.05$）；但高剂量组与西药组比较无统计学意义。见表2-23。

表2-23 各组24小时尿蛋白定量、血肌酐（Scr）、血尿素氮（BUN）比较

组别	n	24小时尿蛋白定量（mg/24h）	Scr（μmol/L）	BUN（mmol/L）
假手术组	18	41.99 ± 12.76▲	29.47 ± 4.40▲	6.86 ± 0.63▲
模型组	18	243.76 ± 94.33*	91.47 ± 21.02*	19.58 ± 3.66*
肾毒宁低剂量组	17	181.15 ± 29.35*▲	61.51 ± 9.89*▲	16.38 ± 2.48*▲
肾毒宁中剂量组	17	157.07 ± 23.91*▲	54.01 ± 11.58*▲	14.84 ± 2.34*▲
肾毒宁高剂量组	16	149.08 ± 22.79*▲※	52.23 ± 9.41*▲※	14.47 ± 2.03*▲※
西药组	16	167.08 ± 24.09*▲	55.42 ± 11.39*▲	15.13 ± 2.58*▲

注：*与假手术组比较，$P<0.01$；▲与模型组比较，$P<0.05$；※与肾毒宁低剂量组比较，$P<0.05$。

4. 各组肾组织FN、C-Ⅳ、SMA表达量比较

结果显示，对于FN，假手术组呈弱阳性表达或没有表达。与假手术组相比，模型组明显呈强阳性表达。各治疗组也均有表达，但与模型组比较，表达弱些，呈下降趋势。对于SMA，假手术组呈弱阳性表达或没有表达。与假手术

组相比，模型组明显呈强阳性表达。各治疗组也均有表达，但与模型组比较，表达弱些，呈下降趋势。对于C-Ⅳ，假手术组大鼠呈弱阳性表达或没有表达。与假手术组相比，模型组明显呈强阳性表达。各治疗组也均有表达，但与模型组比较，表达弱些，呈下降趋势。见表2-24。

表2-24　各组肾组织FN、C-Ⅳ、SMA表达量比较

组别	n	C-Ⅳ表达量（%）	FN表达量（%）	SMA表达量（%）
假手术组	18	0.78 ± 0.384▲	0.38 ± 0.012▲	0.04 ± 0.037▲
模型对照组	18	6.33 ± 1.541*	5.33 ± 0.853*	3.02 ± 0.879*
肾毒宁低剂量组	17	2.74 ± 1.216*▲	3.22 ± 0.706*▲	0.76 ± 0.282*▲
肾毒宁中剂量组	17	2.75 ± 1.264*▲	3.05 ± 0.408*▲	0.56 ± 0.12*▲
肾毒宁高剂量组	16	2.69 ± 1.090*▲#	2.45 ± 0.521*▲#	0.61 ± 0.157*▲#
西药组	16	2.19 ± 0.261*▲	2.97 ± 0.757*▲	0.57 ± 0.142*▲

注：*与假手术组比较，$P<0.01$；▲与模型组比较，$P<0.05$；#与肾毒宁低剂量组比较，$P>0.05$。

5. 各组肾组织C-Ⅰ、C-Ⅲ表达量比较

结果显示，对于C-Ⅰ，假手术组大鼠呈弱阳性表达或没有表达。与假手术组相比，模型组明显呈强阳性表达。各治疗组也均有表达，但与模型组比较，表达弱些，呈下降趋势。对于C-Ⅲ，假手术组大鼠呈弱阳性表达或没有表达。与假手术组相比，模型明显呈强阳性表达。各治疗组也均有表达，但与模型组比较，表达弱些，呈下降趋势。结果见表2-25。

表2-25　各组肾组织C-Ⅰ、C-Ⅲ表达量比较

组别	n	C-Ⅰ表达量（%）	C-Ⅲ表达量（%）
假手术组	18	0.46 ± 0.0.147▲	0.78 ± 0.384▲
模型对照组	18	5.82 ± 1.181*	6.33 ± 1.541*
肾毒宁低剂量组	17	2.73 ± 0.487*▲	2.74 ± 1.216*▲
肾毒宁中剂量组	17	2.23 ± 0.633*▲	2.75 ± 1.264*▲
肾毒宁高剂量组	16	2.89 ± 1.51*▲#	2.69 ± 1.09*▲#
西药组	16	2.53 ± 0.616*▲	2.19 ± 0.261*▲

注：*与假手术组比较，$P<0.01$；▲与模型组比较，$P<0.05$；#与肾毒宁低剂量组比较，$P>0.05$。

实验二（第二部分） 肾毒宁颗粒对慢性肾衰大鼠抗氧化作用及MCP-1炎症因子表达的影响

一、材料与方法

（一）实验材料

1. 实验动物

清洁级SD雄性大鼠120只，体重（140±20）g，动物许可证号：SYSK（沪）-2009-0069，由上海西普尔-必凯实验有限公司提供。大鼠分笼饲养于25℃、12小时光照、45%湿度环境中，自由饮水，进食标准普通饲料。

2. 实验药品及试剂

（1）实验药品：①肾毒宁颗粒：黄芪30g，淫羊藿30g，沉香粉2g，丹参15g，制大黄15g，桃仁10g，黄精20g。由金华市中医医院提供，委托广东一方制药有限公司颗粒剂技术包装。②氯沙坦钾片：杭州默沙东制药有限公司生产，规格每片100mg，产品批号L018773。

（2）实验试剂：①SOD、MDA试剂，均购自南京建成生物工程研究所。②MCP-1 Elisa试剂盒，购自abcam公司。

（二）实验方法

1. 动物模型制作与分组

同实验二第一部分。

2. 给药方案及疗程

假手术组、模型对照组均予以2mL蒸馏水灌胃，肾毒宁治疗组予肾毒宁颗粒剂灌胃，其高、低、中剂量分别为人鼠计量20倍、5倍、10倍换算。西药对照组予氯沙坦钾片每日灌胃，大鼠用量按照人鼠计量10倍剂量换算。共两个月。灌胃容积控制在2mL以下。实验期间各组大鼠自由摄食、饮水。

3. 实验取材

实验结束后，先将各组大鼠分别置代谢笼收集24小时尿液，-70℃保存，检测24小时尿蛋白含量；末次给药后禁食12小时，腹主动脉取血2mL，室温静置30分钟，3000r/min离心15分钟后，分离血清，-70℃保存。然后用二氧化碳安乐死处死大鼠，无菌操作取肾，去掉包膜，矢状线正中切开，1/2肾脏用10%甲醛溶液固定，取小块皮质，进行脱水包埋组织，行石蜡块4μm厚连续切片。

（三）观测指标及检测方法

1. 观察指标

各组大鼠血清SOD、MDA情况，以及MCP-1表达。

2. 检测方法

化学比色法测定肾皮质SOD和MDA水平。实验结束后处死大鼠，无菌操作取肾，去掉包膜，矢状线正中切开，取出肾组织，取小块皮质，称重，加入一定量PBS。用液氮迅速冷冻保存备用。标本融化后保持2~8℃温度，加入一定量PBS，将标本匀浆化，离心，收集上清，按照Elisa试剂盒方法检测。

（四）统计学方法

各组数据均采用SPSS19.0统计学软件进行处理，以均数±标准差（$\bar{x}±S$）表示，组内比较采用方差齐性检验。

二、结果与分析

1. 各组大鼠SOD、MDA比较

结果显示，治疗两个月后，模型组大鼠SOD显著低于假手术对照组（$P<0.01$）；与模型组比较，各治疗组均呈明显上升趋势（$P<0.05$）；与低剂量组比较，高剂量组大鼠SOD显著上调，有显著性差异（$P<0.05$）。经过治疗，各组大鼠的MDA，模型组明显高于正常对照组（$P<0.01$）；与模型组比较，各治疗组MDA均呈明显下降趋势（$P<0.05$）；与低剂量组比较，高剂量组大鼠MDA下降明显（$P<0.05$）；高剂量组SOD、MDA与西药对照组比较均无统计学意义。结果见表2-26。

表2-26　各组大鼠血清SOD、MDA比较

组别	n	SOD（U/mL）	MDA（nmol/mL）
假手术组	18	133.97±32.84▲	6.70±1.12▲
模型对照组	18	76.71±15.76*	16.71±2.11*
肾毒宁低剂量组	17	101.79±16.77*▲	9.82±1.85*▲
肾毒宁中剂量组	17	106.96±20.17*▲	9.09±1.22*▲
肾毒宁高剂量组	16	117.87±22.65*▲#	8.50±1.18*▲#

续表

组别	n	SOD（U/mL）	MDA（nmol/mL）
西药组	16	107.85 ± 18.69*▲	8.85 ± 1.88*▲

注：*与假手术对照组比较，$P<0.01$；▲与模型组比较，$P<0.05$；#与肾毒宁低剂量组比较，$P>0.05$。

2. 各组大鼠MCP-1表达比较

结果显示，治疗两个月后，与假手术组相比，模型对照组MCP-1表达明显升高（$P<0.01$），各治疗组MCP-1表达也上升（$P<0.05$）；与模型组比较，各治疗组MCP-1表达明显下调（$P<0.05$），且肾毒宁随剂量增加，其MCP-1表达下调更明显，但高剂量肾毒宁组与西药对照组比较无统计学意义。结果见表2-27。

表2-27　各组大鼠MCP-1表达比较

组别	n	MCP-1（pg/mL）
假手术组	18	33.99 ± 6.79▲
模型对照组	18	272.14 ± 56.56*
肾毒宁低剂量组	17	186.81 ± 22.72*▲
肾毒宁中剂量组	17	172.22 ± 28.23*▲
肾毒宁高剂量组	16	164.04 ± 25.61*▲#
西药组	16	171.74 ± 23.65*▲

注：*与假手术对照组比较，$P<0.01$；▲与模型组比较，$P<0.05$；#与肾毒宁低剂量组比较，$P>0.05$。

实验二（第三部分）　肾毒宁对慢性肾衰大鼠HO-1蛋白基因表达及在Nrf_2/ARE信号通路中的作用

一、材料与方法

（一）实验材料

1. 实验动物

SPF级雄性SD大鼠120只，体重（140 ± 20）g，由上海中医药大学实验动物中心提供，动物许可证号SYSK（沪）-2009-0069。本实验经上海中医药大学实验伦理委员会批准（登记号szy201508002），研究过程严格遵守实验动物伦理学原则，减轻动物的痛苦。动物经分笼饲养于12小时光照、45%左右相对湿度的环境中，自由饮食，标准饲料适应性喂养1周。

2. 实验药品及试剂

（1）实验药品：①肾毒宁颗粒：黄芪30g，淫羊藿30g，沉香粉2g，丹参15g，制大黄15g，桃仁10g，黄精20g，由广东一方制药有限公司提供。②科素亚：由杭州默沙东制药有限公司提供。

（2）实验试剂：①Trizol，由Invitrogen提供。②RNA-free Water，由QIAGEN提供。③随机引物，由Invitrogen提供。④RNA酶抑制剂，由Invitrogen提供。⑤AMV，由Invitrogen提供。⑥TBE，由上海威奥生物技术有限公司提供。⑦6×Loading buffer，由上海威奥生物技术有限公司提供。⑧Nrf_2-抗多克隆抗体，由Abacm公司提供。

（二）实验方法

1. 动物模型制作与分组

120只SD大鼠按随机数据表取出20只做背部切口，分两次剥离左右肾包膜，保留肾脏及肾上腺，作为假手术组，其余为手术组。按照5/6肾切除方法制备慢性肾衰竭模型：以2%戊巴比妥钠（40mg/kg）腹腔注射麻醉，备皮，用碘酒、75%酒精消毒手术区后铺巾，距左脊肋骨1.5cm处斜向外方切口，经后腹膜取肾，暴露肾脏，分离肾周脂肪后，弧型切除2/3肾组织（主要切除皮质部分），用明胶海绵压迫止血片刻，再滴数滴纤维蛋白原和凝血酶溶液，稍等片刻。当切面不再有活动性出血后复位剩余左肾，缝合；1周后再次手术切除整个右肾。术后两周目内眦采血，测定肾功能，剔除手术死亡的大鼠12只，根据血肌酐（Scr）随机分为模型对照组、肾毒宁颗粒低剂量组、肾毒宁颗粒中剂量组、肾毒宁颗粒高剂量组和科素亚组5组，每组18只。

2. 给药方法

采用全程灌胃给药60天，每日灌胃2mL，肾毒宁颗粒低、中、高剂量组大鼠用药量分别为60kg体重成人单位剂量的5倍、10倍、20倍；科素亚组给予60kg体重成人单位剂量的10倍；假手术对照组和模型对照组予等体积生理盐水。实验期间各组大鼠自由摄食、饮水。

（三）观测指标及检测方法

1. 观测指标

肾组织中核转录因子Nrf_2蛋白表达。

2. 检测方法

采用Western-Blot方法检测肾组织中核转录因子Nrf_2蛋白表达。

取新鲜肾组织，按照每20mg组织加入100μL裂解液的比例加入裂解液制备匀浆，12000r/min离心5分钟后取部分上清，采用BCA法测定蛋白浓度，计算样品总蛋白浓度。提取总蛋白，并调整蛋白浓度，经过凝胶电泳、转膜、封闭后加入封闭液稀释的Nrf_2（1∶1000）和内参GAPDH（1∶2000），4℃孵育过夜。第二天TBST洗膜3次，加入羊抗兔二抗（1∶2000）和羊抗小鼠二抗（1∶2000），后室温孵育两小时，TBST清洗5次，最后加入显色底物显色曝光，X胶片感光、显影、定影。Western-Blot方法检测Nrf_2蛋白表达详细过程略。

（四）统计学方法

采用SPSS19.0统计软件学软件进行分析。所有数据均经过方差齐性检验和正态性检验，以$(\bar{x} \pm S)$表示，组内比较采用方差齐性检验，$P<0.05$为差异有统计学意义。

二、结果与分析

1. 各组Nrf_2灰度值比较

结果显示，与模型组相比，各治疗组Nrf_2蛋白表达均上调，灰度比值上升。见表2-28。

表2-28 各组Nrf_2灰度值、GAPDH灰度值、Nrf_2/GAPDH比较

组别	n	Nrf_2灰度值	GAPDH灰度值	Nrf_2/GAPDH
假手术组	18	2433.6 ± 301.5▲	11060 ± 401.2▲	0.220036
模型组	18	2519.4 ± 401.6*	10941 ± 402.2*	0.230271
肾毒宁低剂量组	17	7281.6 ± 526.8*▲	10237 ± 398.6*▲	0.711302
肾毒宁中剂量组	17	9860 ± 605.8*▲	10217 ± 394.5*▲	0.965058
肾毒宁高剂量组	16	11083 ± 865.2*▲#	10983 ± 384.6*▲#	1.009105
西药组	16	9745 ± 625.3*▲	10042 ± 368.5*▲	0.970424

注：*与假手术对照组比较，$P<0.01$；▲与模型组比较，$P<0.05$；#与肾毒宁低剂量组比较，$P<0.05$。

2. 各组大鼠HO-1、γ-GCS蛋白基因表达比较

结果显示,与模型组和假手术组相比,采用肾毒宁颗粒治疗后,HO-1和γ-GCS蛋白表达水平的活化均显著升高($P<0.05$),但肾毒宁各治疗组与西药科素亚组相比,没有统计学意义。此外,高剂量肾毒宁颗粒组明显高于其他治疗组,但无统计学意义。与模型组和假手术组相比,肾毒宁颗粒治疗组大鼠HO-1活性显著上调($P<0.05$),高剂量的肾毒宁颗粒组明显高于肾毒宁低、中剂量组($P<0.05$)。见表2-29。

表2-29 各组大鼠HO-1、γ-GCS蛋白基因表达比较

组别	n	HO-1	γ-GCS
假手术组	18	0.45 ± 0.25▲	0.23 ± 0.10▲
模型对照组	18	1.01 ± 0.36*	0.49 ± 0.24*
肾毒宁低剂量组	17	1.41 ± 0.23*▲	0.92 ± 0.23*▲
肾毒宁中剂量组	17	1.44 ± 0.18*▲	0.97 ± 0.15*▲
肾毒宁高剂量组	16	1.71 ± 0.38*▲※	1.191 ± 0.32*▲※
西药组	16	1.52 ± 0.68*▲	1.05 ± 0.3*▲

注:*与假手术对照组比较,$P<0.01$;▲与模型组比较,$P<0.05$;※与肾毒宁低剂量组比较,$P<0.05$。

实验二(第四部分) 肾毒宁颗粒对肾系膜细胞增殖的影响

一、材料与方法

(一)实验材料

1. 实验动物

雄性SD大鼠60只,由斯莱克实验动物中心提供,许可证号码SCXK(沪)2012-0002,体重(200±30)g,动物饲养在SPF级环境中,SYXK(沪)2013-0060。光照强度15Lx,光照时间明暗各半,饲养室温度(23±3)℃,湿度50%。动物饲喂全价颗粒料,自由采食和饮水。SD大鼠经适应性喂养1周后,随机分为正常组、模型组、肾毒宁低剂量组、肾毒宁中剂量组、肾毒宁高剂量组和科

素亚组6组，每组10只。

2. 实验仪器

①SW-CJ-1F型超净工作台：Thermo公司生产。②HR2140电子天平：ohausCorp公司生产。③高速冷冻离心机：ThermoFisher生产。④手术器械：WPI生产。⑤采血管：成都瑞琦医疗科技有限责任公司生产。

3. 实验药物

（1）纤维蛋白原、凝血酶溶液（sigma）。

（2）肾毒宁颗粒：黄芪30g，淫羊藿30g，沉香粉2g，丹参15g，制大黄15g，桃仁10g，黄精20g，由广东一方制药有限公司提供。高剂量为人鼠计量20倍换算，低剂量为人鼠计量5倍换算，中剂量为人鼠计量10倍换算。

（3）科素亚：大鼠用量按照人鼠计量10倍剂量换算为 $=100 \times 6/70=8.6$ mg/kg/d，由杭州默沙东制药有限公司生产。

（二）实验方法

1. 动物模型制作

先以水合氯醛（100mg/kg，上海国药）腹腔注射麻醉大鼠，使大鼠仰卧，下肢交叉固定于手术台上暴露背部左肾区，从距左脊肋骨1.5cm处做斜向外方切口，经后腹膜取肾，暴露肾脏，分离肾周脂肪后，弧形切除2/3肾组织（主要切除皮质部分），用明胶海绵压迫止血片刻，再滴加数滴纤维蛋白原和凝血酶溶液，稍等片刻。当切面不再有活动性出血后复位剩余左肾，缝合。1周后切除整个右肾，两次手术共切除肾脏5/6左右。

2. 给药方法与血清制备

每只大鼠每日灌胃给药，给药容积均为每天10mL/kg，每日分两次灌胃，连续3天，最后1次灌胃两小时后，水合氯醛麻醉，心脏穿刺取血，37℃静置1小时，3000r/min离心5分钟，分离血清，56℃水浴灭活30分钟，0.22μm滤膜过滤除菌，零下80℃保存，临用前含药血清组以RPMI-1640基础培养液稀释10%含药血清；空白对照组以空白血清加RPMI-1640基础培养液稀释成10%空白对照血清。

3. 系膜细胞分离与鉴定

（1）材料

①试剂和耗材：RPMI-1640培养液购自Gibco，L-谷氨酰胺、丙酮酸钠、普通牛胰岛素、转铁蛋白、D-缬氨酸、Ⅳ型胶原酶、胰蛋白酶、DAPI购自Sigma；

胎牛血清购自 Gibco；抗大鼠α-平滑肌肌动蛋白（α-SMA）抗体、抗大鼠波形蛋白（vimentin）抗体、抗Ⅷ因子相关抗原抗体、羊抗兔IgGFITC、封片剂购自武汉博士德，其余试剂为国产。塑料培养瓶、培养板、免疫荧光玻片等耗材均购自 Corning。

②实验动物：同实验二第三部分。

（2）方法

①系膜细胞分离：取正常雄性SD大鼠8只，水合氯醛麻醉后消毒皮肤，剪开胸腹腔，以无菌的冷生理盐水灌洗肾脏至颜色转白（全身循环灌洗），取出双肾置RPMI-1640培养液中冰浴。去肾包膜及髓质，剪碎肾皮质（2mm×2mm），PBS液洗涤3次后，将肾皮质倒入100目不锈钢筛网上，用注射器针芯轻碾肾皮质，并用4℃PBS反复冲洗。过筛悬液再倒入250目筛网上，不碾压，用4℃PBS充分冲洗，使肾小管及细胞碎片滤下。将筛网上的肾小球全部冲下成肾小球悬液，1000r/min离心5分钟，悬浮于RPMI-1640培养液（以上操作在冰上完成）。取肾小球悬液40UL加0.5%台盼蓝染色，置倒置显微镜下观察，并行肾小球计数。

向离心洗涤后的肾小球沉淀中加入0.1% Ⅳ型胶原酶3~4mL，震荡水浴箱内，37℃孵育30~40分钟，显微镜下显示肾小球轻度破碎及松动，即用4℃改良RPMI-1640完全培养液（RPMI-1640加20%灭活胎牛血清、L-谷氨酰胺30mg/L、丙酮酸钠2mmol/L、普通牛胰岛素660U/L、转铁蛋白及青、链霉素各100000U/L、D-缬氨酸）终止消化，1000r/min迅速离心5分钟，弃上清液，沉淀的肾小球再用MEM培养液洗涤两次。

用改良RPMI-1640完全培养液重悬肾小球。每瓶加入肾小球悬液2~3滴（以2×10⁴肾小球数接种于玻璃培养瓶内），向各个方向轻轻晃动培养瓶使肾小球悬液均匀种植在瓶底，然后迅速翻转培养瓶（培养面朝上），放入37℃，5%CO$_2$的孵箱中静止培养2.5小时后再轻轻将培养瓶翻转，5天后再逐日观察肾小球的贴壁情况。一般待肾小球充分贴壁后再添加或更换培养液，以后2~3天更换1次。约两周上皮细胞接近长满瓶底，加入嘌呤霉素核苷（5mg/L）作用选择性抑制上皮细胞生长。直至约4周时GMC布满培养瓶再进行转种。转种系膜细胞0.25%胰蛋白酶消化后，于1000r/min离心5分钟，完全培养液悬浮GMC至所需浓度转种，一般按1：2比例传代培养。取3~8代细胞供实验用。

②系膜细胞免疫荧光鉴定：按照以下实验步骤完成。

固定：用PBS洗去培养液，用固定液（4%多聚甲醛）固定细胞。

通透：胞浆蛋白和细胞核蛋白需要做；细胞膜蛋白不需要做，选用Triton-X100做细胞通透，浓度和时间需要摸索，一般是0.2%，处理时间为30分钟。

封闭：洗去通透液，用5%BSA浓度在PBS中封闭半小时，封闭结束后直接上一抗。

一抗：时间是4℃过夜。α-SMA（1∶100），抗Ⅷ因子相关抗原抗体（1∶100），Vimentin（1∶100）。

PBS洗去一抗，润洗三遍。

上二抗，37℃半小时。α-SMA，anti-mouse，555。Vimentin，anti-rabbit，594。抗Ⅷ因子相关抗原抗体，anti-rabbit，488。

洗去二抗，染核，DAPI染核10分钟。

洗去染核液，晾干封片，激光共聚焦上镜拍照。

4. 细胞增殖实验

（1）CCK8检测细胞增殖/毒性的原理。CCK8试剂盒购自日本东仁化学。CellCountingKit-8（简称CCK-8）试剂可用于简便而准确的细胞增殖和毒性分析。其基本原理为：该试剂中含有WST-8[化学名：2-（2-甲氧基-4-硝基苯基）-3-（4-硝基苯基）-5-（2，4-二磺酸苯）-2H-四唑单钠盐]，它在电子载体1-甲氧基-5-甲基吩嗪鎓硫酸二甲酯（1-MethoxyPMS）的作用下被细胞中的脱氢酶还原为具有高度水溶性的黄色甲瓒产物（Formazandye）。生成的甲瓒物的数量与活细胞的数量成正比。因此可利用这一特性直接进行细胞增殖和毒性分析。

（2）实验步骤。①制备细胞悬液：取生长状态良好且处于对数生长期细胞进行计数。②将细胞均匀铺在96孔板，并预先润湿，每组三个平行样，接种细胞数为1000；每孔200μL，37℃、5%CO_2培养48小时后系膜细胞完全贴壁，弃培养液，分别加入不同浓度（2.5%、5%、10%）正常大鼠血清、模型组血清、科素亚血清及肾毒宁高、中、低剂量组血清，并用FCS分别补足血清浓度至20%，培养24小时、48小时。③37℃培养箱中培养，培养时间点设为24小时、48小时3个时间点；④细胞生长至指定时间点时，直接配置含10%CCK8的培养基，以换液的形式加入。37℃孵育1小时，将孵育后的上清转移至96孔板，酶标仪（spectraMax）测定450nm处吸光度。⑤HBSS润洗细胞3次，加入培养基继续培养至下一时间点，重复步骤4实验内容。统计学方法采用SPSS19.0软件，One-WayANOVA方法分析。

5. 流式细胞术检测细胞周期变化

具体实验方法与步骤如下：①细胞按实验要求接种于对应培养皿中，并进行相应的分组和处理。0.25%胰酶（gibco）消化系膜细胞，调细胞密度为约 $1×10^5$ 个/毫升，接种于细胞培养瓶中。预培养48小时待系膜细胞完全贴壁后，弃旧培养基。将细胞分成4组：10%正常大鼠血清组、10%模型血清组、10%肾毒宁中剂量血清组、10%科素亚血清组。每组分别用FCS补足血消浓度至20%，37℃，5% CO_2，分别培养24小时、48小时。每组设3个平行实验。②胰酶消化收集细胞，并用1mLPBS缓冲液清洗剩余细胞1次，全部加入15mL管中。③800r/min离心5分钟，去除上清，加5mLPBS缓冲液重悬细胞，再次离心弃上清，重复两次，最后重悬细胞于0.1mLPBS中，并转移到1.5mL离心管中。④加入PI（睿安生物）和RNAase（睿安生物）温孵育1～2小时。⑤1500r/min，小型离心机（thermo）离心5分钟，去除上清，加1mLPBS缓冲液重悬细胞，再次离心弃上清，重复3次，最后将洗好的细胞重悬于0.2mLPBS中。⑥用锡箔纸包住避光，将细胞加入流式管中，在BD流式细胞仪上分析。

（三）统计学方法

实验数据均采用 t 检验，增殖指数（PI）＝（$S+G_2/M$）（$G_0/G_1+S+G_2/M$）×100%。

二、结果与分析

1. CCK8检测系膜细胞增殖情况

模型组较对照组系膜细胞增殖水平上升（$P<0.05$）。科素亚西药组较模型组细胞增殖水平下调（$P<0.05$），表明科素亚组能有效改善慢性肾炎系膜细胞的过度增殖。2.5%和5%低剂量肾毒宁血清并不能有效降低系膜细胞的过度增殖，但是血清浓度10%剂量能有效降低系膜细胞的过度增殖（$P<0.05$）。血清浓度2.5%、5%、10%的肾毒宁中剂量和肾毒宁高剂量组均能够有效抑制系膜细胞增殖，且随着肾毒宁剂量的升高抑制效果增强（$P<0.05$）。

2. PI检测细胞增殖指数

模型组较对照组系膜细胞增殖水平上升（$P<0.05$），表明造模成功。科素亚组较模型组细胞增殖水平下调（$P<0.05$），表明科素亚西药组能有效改善慢性肾炎系膜细胞的过度增殖，为阳性对照。中剂量肾毒宁血清能够有效抑制系膜细胞增殖（$P<0.05$）。

讨 论

一、关于肾毒宁颗粒的疗效

研究证实，肾毒宁具有改善肾功能的作用。在饲养过程中我们发现，从造模后第2周开始，各肾衰模型组大鼠均表现出行动减慢甚至少动，毛发枯槁无光泽，喜钻在垫料下或扎堆相偎而卧等畏寒怕冷的"阳虚"症状。服药后，肾毒宁颗粒治疗组和科素亚西药对照组大鼠与假手术组在生长、进食、活动情况方面无太大差别，体重增加，皮毛干燥无光泽；而病理组大鼠明显营养不良，精神萎靡，活动迟缓，食欲不振，皮毛蓬松、枯槁无光泽。因此，肾毒宁颗粒对此动物模型改善慢性肾衰具有显著作用。

另外治疗两个月后，与模型组比较，肾毒宁低、中、高剂量组大鼠均明显降低了Scr、BUN、24小时尿蛋白定量，表明该药具有一定的肾保护作用。同时随着肾毒宁剂量的增加，保护肾功能的效果更优，说明肾毒宁保护肾功能的作用与剂量呈现一定的相关性。

二、关于肾毒宁颗粒保护肾功能的作用机理

在防治慢性肾衰加重的过程中，防止诱发因素尤为重要。因为已经损害的肾单位是不可逆的，如何保护残存的肾功能，关键是对加重肾衰进展的诱发因素进行治疗，如高血脂、血液动力学异常、活性氧蓄积和细胞因子过度表达、信号通路参与等，这些诱发因素对于延缓慢性肾衰肾纤维化进展具有十分重要的现实意义。

1. 肾毒宁颗粒对氧化应激作用的影响

氧化应激是肾脏疾病进展的重要因素。在正常情况下，人体内氧化与抗氧化系统保持动态平衡，机体可产生少量机体或细胞内活性氧（ROS），ROS能被体内抗氧化酶或抗氧化剂迅速清除。当机体发生病变时，平衡往往被打破。肾脏是对氧化应激高度敏感的器官之一，氧自由基和抗氧化能力之间的不平衡存在于慢性肾脏疾病始终，抗氧化能力减弱及氧化应激增强在肾脏病发生发展中起着重要作用。氧化应激可直接作用于肾组织细胞膜的多不饱和脂肪酸，引起脂质过氧化，破坏细胞膜正常生理状态，使肾小球毛细血管基底膜磷脂发生过氧化，导致小球基膜通透性升高，诱导肾小球足细胞凋亡，通过多种细胞因子

抑制系膜细胞基质降解，加重细胞外基质沉积，参与内皮向间质转化引起小管间质纤维化，从而加速疾病进程。

肾毒宁颗粒剂可以明显降低慢性肾衰大鼠血清Scr、BUN、24小时尿蛋白定量，说明其具有一定的改善肾功能作用。肾毒宁颗粒剂可提高SOD含量，降低大鼠体内的MDA，具有明显的抗氧化作用，能降低肾脏的毒性物质，阻止部分氧自由基的产生，增加机体中SOD的活性，提高清除氧自由基的能力，从而减轻自由基对肾小球的损伤。药理及各项实验均证实，肾毒宁冲剂可显著升高慢性肾衰大鼠的血红蛋白，改善全身状况，纠正贫血，改善肾脏缺氧，从多个方面延缓慢性肾衰的进展。

2. 肾毒宁颗粒可改善肾纤维化

肾纤维化是肾脏疾病进展至终末期肾衰竭的共同途径。肾小球硬化组织学特征是肾小管和肾小球基底膜增厚，系膜基质扩张、肾肥大及肾小管间质纤维化。而基底膜和系膜基质由胶原蛋白、非胶原糖蛋白和蛋白多糖构成。在胶原蛋白成分中，最重要的是Ⅳ型胶原蛋白，它是典型的基质胶原蛋白，可由活化的肾小球系膜细胞、内皮细胞、上皮细胞、肾小管上皮细胞等合成和分泌。C-Ⅳ是系膜基质的重要成分，其合成和降解的平衡失调是导致慢性肾脏病肾小球硬化的关键病理过程之一，故Ⅳ型胶原蛋白的合成和分泌增多及降解减少是许多肾脏疾病发展、系膜基质积聚、终至肾小球硬化和肾间质纤维化的主要原因或重要参与因素之一。TNF-α和IL-1β等为前炎症细胞因子或早期细胞因子，是启动炎症反应的关键细胞因子。IL-1β主要存在于血循环中，能诱导出与TNF-α相似的生理和代谢改变，且能与TNF-α产生相互协同作用，引起血管扩张和白细胞介导的组织坏死，从而导致器官衰竭。

实验证实，治疗两个月后，与模型组比较，肾毒宁低、中、高剂量组均明显降低了大鼠Scr、BUN，说明肾毒宁颗粒具有一定的肾保护作用，且随着剂量的增加，其保护肾功能的效果更明显，说明肾毒宁颗粒保护肾功能的作用与剂量具有相关性。另外，经过两个月的治疗，与假手术组比较，模型组及各治疗组大鼠的MCP-1表达均明显上升，证实慢性肾衰大鼠存在炎症状态。通过中药干预，肾毒宁颗粒剂各治疗组与模型组比较，C-Ⅳ、C-Ⅰ、C-Ⅲ、SMA、FN表达均明显减弱，呈下降趋势，证实肾毒宁颗粒可以抑制肾纤维化进展。

3. 肾毒宁颗粒可改善肾组织结构

各种肾脏病变不论始发因素的种类是否持续存在，进展至慢性肾衰阶段都有共同的病理特征，即肾小球硬化、系膜基质增多和肾小管间质纤维化。病理表现为肾小球缩小、肾小球毛细血管袢萎陷甚或消失,上皮细胞足突融合,基底膜明显增厚,系膜基质增多,毛细血管腔闭塞;肾小囊可见扩张亦可见狭窄或球囊粘连;肾小管萎缩,间质炎症细胞浸润,纤维组织增生。动物实验发现,病理组大鼠肾组织内上皮细胞足凸融合,基底膜增厚明显,球囊粘连,系膜细胞和基质增生,肾小管萎缩,可见蛋白管型、间质淋巴和单核细胞浸润伴纤维化。采用肾毒宁颗粒治疗慢性肾衰大鼠两个月后,在肾组织结构观察到,肾毒宁组大鼠上皮细胞足凸结构清晰,无明显融合,基底膜基本正常,内皮层窗孔局部消失,系膜细胞和基质轻度增生,系膜区未见大量细胞浸润,基本接近正常组。由此说明,肾毒宁冲剂改善肾功能、延缓肾纤维化的机制可能是通过减少系膜细胞等分泌胶原等成分,减轻肾小球基底膜和间质增生,从而改善肾小球硬化、肾间质纤维化,提高肾小球滤过率及肾血流量而实现的。

4. 肾毒宁颗粒对肾组织MCP-1炎症因子的表达

MCP-1(单核细胞趋化蛋白-1)在引起肾血管损伤及肾基质纤维化中起着关键作用,是慢性肾衰中肾脏损伤重要的生物学标志物。肾组织中氧化应激水平与MCP-1表达呈明显的正相关关系。肾组织中过量产生的ROS是MCP-1高表达的刺激因素,并最终导致肾损伤,有可能参与慢性肾衰的进程。

实验结果表明,治疗两个月后,与正常对照组比较,模型组和各治疗组大鼠肾组织MCP-1表达明显上升,进一步证实慢性肾衰大鼠存在炎症状态。而与模型组比较,各治疗组大鼠肾组织MCP-1表达均下调,且随着肾毒宁颗粒剂量的增加,MCP-1下调更明显,证实肾毒宁颗粒具有一定的抗炎作用,且与剂量呈一定的相关性。

5. 肾毒宁颗粒对HO-1蛋白基因的表达及Nrf_2/ARE信号通路的影响

慢性肾脏疾病的特征在于氧化应激和炎症的增加,其可促进对肾脏的额外损伤。氧化应激直接和间接影响肾脏的所有方面,包括血管反应性和肾血液动力学,肾小球滤过以及所有肾单位中的管状再吸收和分泌。在损伤或疾病期间,氧化应激信号改变所有这些过程,并导致细胞凋亡、坏死,改变基因表达,促进损伤途径,使肾功能发生异常。氧化应激和CKD的主要病理机制在于细胞内和细胞外氧衍生的自由基的活性在肾脏中的初始损伤和所得到的炎症反应。自由基容易与肾单位的分子组分相互作用,导致重要的功能性质损失、膜活力降低和有害的肾DNA突变,可导致对肾单位的直接损伤和二次自由基的产生。

这些二级自由基具有与引发自由基相同的破坏性潜力,可导致以细胞/分子水平肾单位损伤和连续自由基产生为特征的有害的链反应。因自发性介导的肾单位损伤发生，所产生的炎症反应刺激附加自由基形成。聚集到损伤的肾的中性粒细胞（和其他吞噬细胞）通过其膜相关的烟酰胺腺嘌呤二核苷酸磷酸（NADPH）氧化酶系统产生超氧化物，其中电子从细胞内的NADPH穿过膜转移并与分子氧结合，导致超氧化物。超氧化物和其他自由基继续促进肾特异性损伤或作为信使分子，导致局部持续的炎症反应。这种自由基诱导的免疫应答促进了额外的促炎信号的释放，其不可避免地导致额外的自由基和/或活性氧（ROS）的形成和对肾单位的分子组分的持续损伤。长期损伤后，自由基介导的损伤最终导致肾单位降解更为广泛，组织/器官损伤变得明显。

减少氧化应激和炎症是减缓慢性肾脏病进展最常用的两种方法。其中Nrf_2/ARE途径在氧化应激中起着重要作用。研究证实，Nrf_2和它的胞质接头蛋白Keap1是细胞抗氧化应激的中枢调节者，在抗凋亡、抗炎症反应、神经保护等方面发挥着广泛的细胞保护功能。Nrf_2是外源性有毒物质和氧化应激的感受器，包含6个高度保守的结构域，它们是$Neh_1 \sim Neh_6$，其中Neh_1区域含有C末端亮氨酸拉链基序，其结构域bZIP是DNA结合区。在正常条件下，Nrf_2主要分布在胞浆中，并与胞质中阻遏蛋白Kelch样环氧氯丙烷相关蛋白-1（kelch-likeECH-associatedprotein1，Keap1）相结合，Keap1再与Cul_3-E_3泛素连接酶复合物相连，促进Nrf_2的泛素化和蛋白酶体降解，维持Nrf_2处于调节其下游基因组型表达的低水平状态。氧化应激可以诱导Nrf_2-Keap1复合物的解离并转移到核中，随后结合抗氧化反应元件（ARE），激活Ⅱ期解毒酶和抗氧化酶基因表达，例如异源二（GST）、过氧化氢酶（CAT）、超氧化物歧化酶（SOD）、谷胱甘肽S-转移酶（CST）、血红素加氧酶1（HO-1）、氧化还原酶1（NQO1）、谷氨酸-半胱氨酸-亚基（GCLC）。其增加的表达可减少ROS，升级谷胱甘肽合成，减少醌化合物、外源化学物质解毒，最终保护细胞免受氧化应激损伤，维持细胞内氧分压动力学平衡。

HO-1是一种普遍分布的高度可诱导的酶，属血红素加氧酶家族。HO-1可以通过将血红素降解为CO、铁和胆绿素而发挥有效的间接抗氧化功能，有助于抑制氧化应激，阻止细胞凋亡，被认为在防御细胞应激中发挥重要的细胞保护作用。

实验结果表明，在氧化应激条件下，肾毒宁颗粒组与假手术组相比，Nrf_2和HO-1、γ-GCS蛋白基因表达水平明显上升（$P<0.01$）；与模型组相比，Nrf_2和HO-1、γ-GCS表达水平也明显上升（$P<0.05$），说明在肾毒宁颗粒的干预下，

Nrf_2/ARE信号通路被激活，这是机体产生的一种保护性反应。同时，随着剂量的增加，Nrf_2和HO-1、γ-GCS的表达增高，表明肾毒宁颗粒对Nrf_2和HO-1、γ-GCS表达的上调作用也是剂量依赖性的。研究亦发现，肾毒宁颗粒组中大鼠SOD水平升高，而模型组并未出现这一现象，说明肾毒宁颗粒组通过上调Nrf_2表达水平，使抗氧化酶表达增多，这符合以往的文献研究。由此得出结论，肾毒宁颗粒能够显著增加Nrf_2的表达，伴随着肾脏中HO-1、γ-GCS的上调，可激活Nrf_2，增加下游保护性蛋白HO-1、γ-GCS表达，对抗氧化应激，从而起到肾脏保护作用。

6. 肾毒宁颗粒对肾系膜细胞增殖的影响

肾小球硬化是慢性肾衰的主要病理形态特征之一，硬化小球的主要成分是大量增殖的系膜细胞及其分泌的细胞外基质的堆积。肾小球系膜细胞增生是多种类型肾小球疾病常见而又突出的病理形态学特征，并且是引起肾小球细胞外基质（extra cellular matrix，ECM）增多以及进一步导致肾小球硬化的重要原因。正常情况下，肾小球系膜细胞仅行使收缩、吞噬及维持基质的正常代谢等功能，无明显增殖及过度ECM合成现象。然而在病理情况下，多种刺激因素如高血脂、高血压、蛋白尿等均可使MC活化、增殖并产生细胞外基质，并且以自分泌、旁分泌的方式分泌IL-1、IL-6、TGF-$β_1$、PDGF、ET-1等细胞因子，进一步刺激MC过度增殖，引起更多的ECM聚集，这种变化循环往复最终导致肾小球硬化、损毁，引起肾单位的功能降低或丧失。

本研究参照国外Hirokel及国内夏炎兴等的方法，采用灌胃法给药，分离血清作用于细胞，以避免药物成分、杂质众多的复方制剂直接作用于细胞所带来的非实验因素的影响。实验结果发现，实验性肾衰大鼠血清能刺激系膜细胞增殖，与国内外一些报道相似，可见含肾毒宁颗粒药物成分的正常大鼠血清及经该方治疗的慢性肾衰大鼠血清均能相对抑制系膜细胞增殖，这可能是该方能延缓慢性肾衰进展的重要机理之一。同时，肾毒宁颗粒对系膜细胞增殖抑制的强度与其在血清中的含量浓度有关。

随着细胞培养时间的延长，肾毒宁颗粒含药血清产生抑制细胞增殖的效应亦增强，但具体多长时间肾毒宁颗粒产生最佳的细胞增殖效应还有待进一步研究。

三、结论

慢性肾衰病情复杂，目前其产生的机理尚无确切定论。慢性肾衰患者往往积病日久，脾累及肾，脾肾两虚，由虚致损，气阳虚衰则气化运行均失衡。其一方面可导致湿浊内停，另一方面可因气衰血行不利而致瘀血内蕴。这样由虚致实，互为因果，形成脾肾正虚为本、湿瘀内阻之实为标的一种本虚标实之势。具有温阳益肾、化瘀泄浊的中药肾毒宁颗粒对慢性肾衰患者腰酸、乏力、浮肿、肢冷、恶心、呕吐、食欲减退等症状的改善有较显著效果，能够调节血脂紊乱，在降低LDL上的效果优于科素亚西药对照组；能够调节肾脏血管活性物质，改善肾血液动力学，其效果优于科素亚西药对照组；能够提高抗氧化功能，在降低MDA、升高SOD上效果较科素亚为好；能抑制炎症因子MCP-1的表达，改善实验大鼠肾组织结构，减轻肾小球硬化和间质纤维化。总之，肾毒宁颗粒是多靶点、多途径地改善肾功能，减少诸多因素对肾组织的损害，从而延缓慢性肾衰的进展。

本研究是在前期治疗阳虚血瘀型慢性肾衰、提高患者甲状腺激素水平的基础上进行的。前期从血脂、氧化抗氧化系统、肾脏血液动力学及肾纤维化等方面揭示了肾毒宁颗粒治疗早中期慢性肾衰的作用机理，本研究在验证研究结果、揭示作用机理的同时，从信号通路及体外细胞培养的角度进行研究，进一步为肾毒宁组方提供了理论依据，并为在众多中药中寻找出低毒、高效的新药提供了新的方法。本研究取得了以下研究结果。

1. 再一次从动物实验角度验证肾毒宁颗粒能够明显改善慢性肾衰大鼠的肾功能，再一次证实肾毒宁颗粒具有肾保护作用，并进一步证实这种保护作用与剂量呈一定的相关性。

2. 肾毒宁颗粒能调节慢性肾衰模型大鼠肾脏血管活性物质，改善肾血液动力学，升高SOD，降低MDA，减少肾组织内FN、LN、C-Ⅲ等细胞外基质，具有明显的抗氧化、改善肾纤维化的作用。

3. 肾毒宁颗粒能释放慢性肾衰大鼠肾组织炎症因子MCP-1水平，并通过抗氧化、抑制炎症介质，改善肾纤维化，从而对肾脏起到保护作用。

4. 肾毒宁颗粒具有延缓慢性肾衰进展、改善肾功能的作用，其作用机理是通过提高抗氧化能力、减少ECM在肾组织的聚集、抗肾纤维化、释放炎症因子MCP-1表达而实现的。其中，中医的温阳活血化瘀方法发挥了重要作用。

5. 肾毒宁颗粒能够显著增加肾组织中Nrf_2的表达，提示其肾脏保护的潜在机制可能至少部分地通过Nrf_2/ARE途径的活化而发挥作用。

6. 肾毒宁颗粒对肾系膜细胞具有明显的抑制增殖作用，且其作用效应与剂量、血清浓度呈正相关。

7. 本研究从体内动物实验、细胞因子、抗氧化应激指标、肾纤维化指标和基因蛋白检测角度，以及体外细胞培养角度均发现，肾毒宁颗粒具有一定的肾脏保护作用。这种作用是通过抗氧化，释放炎症因子水平，改善肾纤维化，抑制细胞增殖等多途径、多靶点而产生的。肾毒宁颗粒可能是治疗慢性肾脏病有前景的药物。

第三章 临床研究

傅晓骏精于肾脏疾病的中西医结合诊疗和学术研究，围绕慢性肾脏疾病诊治展开了一系列临床研究，取得了较多的学术成果。她基于慢性肾脏病为脾肾气（阳）虚、浊瘀互结的本虚标实证的理论基础，自创具有益气温阳、活血化瘀泻浊的肾毒宁方，无论是临床观察研究抑或动物实验研究，均提示该药具有延缓慢性肾衰进展、改善甲状腺激素水平、改善血管活性物质、防止自由基损伤、降低维持性血透患者血清IL-6水平、改善尿毒症相关性皮肤瘙痒、改善痛风性肾病患者症状的效果。

第一节 肾毒宁相关临床研究

慢性肾衰是各种慢性肾脏病持续进展的共同结局，它是以代谢产物潴留、水电解质紊乱、酸碱平衡失调和全身各系统症状为表现的一种综合征。慢性肾衰属中医学"癃闭""关格""腰痛"等范畴。从病因病机分析，本病的产生与水液代谢密切相关，而水液代谢涉及脾、肺、肾三脏，以脾、肾两脏为主。傅晓骏认为，慢性肾衰多是积病日久，脾累及肾，脾肾两虚，由虚致损所致。气虚运行失衡，一方面可导致湿浊内停，另一方面血行不利而致瘀血内蕴，由此形成由虚致实，互为因果，脾肾正虚为本、湿瘀内阻之实为标的本虚标实病机。瘀指瘀血，浊包括湿热、痰浊和水饮，虽然正虚邪实是慢性肾脏病的根本病机，但在整个疾病的发展过程中，浊和瘀贯穿不同阶段，是导致疾病进行性恶化的主要病理环节。

慢性肾衰如不积极干预，纠正其可逆因素，可很快进入晚期，步入透析及肾移植阶段。无论是透析还是肾移植，都会给患者带来较重的经济负担，并且存在肾源不足等问题。如何进行早中期干预，有效延缓疾病进展是学者们共同关注的问题。在这方面，中医药彰显出明显的疗效。傅晓骏自创肾毒宁方，以益气温阳、活血化瘀泻浊，延缓疾病进展。

一、延缓慢性肾衰进展

慢性肾衰的病机为脏腑功能失调，脾肾气虚，水湿、瘀血、痰浊为患。脾失健运，肾失气化，湿毒、瘀血内阻，湿浊之邪弥漫于三焦，相互为患，贯穿疾病始终。脾胃乃气血化生之源，可调和营卫。脾胃失运，精微输布失权，可出现四肢倦怠，久则消瘦；脾运失司，湿浊内停，积滞壅结，则大便不实，口淡不渴；肾虚则气化失常，出现尿少、水肿。

肾毒宁由黄芪、淫羊藿、沉香、丹参、大黄、桃仁、黄精、甘草组成。方中黄芪补脾益气；淫羊藿温肾助阳，填补精气，两者相配，补肾健脾，共为君药。沉香行气止痛；丹参通利血脉，活血化瘀而不伤血，补新生血，共为臣药。大黄清热解毒，通腑泻浊，活血化瘀；桃仁活血祛瘀，又可润燥滑肠；大黄配桃仁，刚柔相宜，大黄专入血分，破血积，下瘀热，桃仁得大黄，润肠燥，通积滞；黄精益肾补精；共为佐药。甘草和中缓急，调和诸药，为使药。现代药理研究证实，黄芪可有效减轻肾小球间质纤维化，延缓肾脏病进展。大黄可降低毒素吸收率，生成氨基酸，抑制蛋白质分解，促进肾脏有毒物质排泄，延缓肾小球硬化，改善氮质血症。沉香具有抗炎、抗氧化、降血糖等广泛药理作用。丹参具有抗纤维化作用，可减少尿蛋白，改善肾组织氧化应激，延缓肾脏损害。全方扶正祛邪，活血化瘀，扶正而不留邪，攻邪而不伤正，可扶正温阳，化瘀泄浊，抗氧化，促进细胞代谢，利尿消肿，调节免疫，延缓病情进展，保护肾脏免受伤害。

长期疗效观察显示，肾毒宁方比单纯西药在延缓肾衰竭进展方面效果更显著。肾毒宁方联合常规西药治疗慢性肾衰气虚血瘀证患者，能够提高患者的机体免疫力，有效改善其肾功能状况及临床症状，延缓疾病进展。

二、改善甲状腺激素水平

慢性肾衰患者早期会出现T_3降低，随着病情的进展，其下降幅度更明显，可出现低T_3、T_4综合征。这可能是机体的一种代偿性调节机制，引起原因可能有：①甲状腺激素的排泄，特别是从尿中的排泄大于其生长。②因存在多种电解质紊乱，甲状腺对TSH的反应受到抑制，从而导致甲状腺激素生成不足。③甲状腺激素异常，较多地分布于组织间隙中。④与血中甲状腺激素结合蛋白有关。

有研究显示，肾阳虚时患者下丘脑-垂体、肾上腺、甲状腺、性腺紊乱，且处于较低下水平。这与我们前期临床观察是一致的，即肾功能损害程度与甲状腺激素水平呈负相关关系，脾肾阳虚越严重，T_3、T_4亦处于低值。采用肾毒宁方治疗后，不仅患者自觉症状明显改善，而且肾功能亦有一定好转，甲状腺激素水平也有较大改善，其中以脾肾阳虚组尤为明显。气阴两虚与肝肾阴虚两组则TT_3比治疗前明显升高。各组的TT_3、TT_4亦有不同程度的提高。这表明，益气补肾、养阴活血、清热解毒中药可通过调节机体的代谢功能，促进病理产物的排出，减少体内有毒物质潴留，从而减少病理产物对甲状腺激素代谢的影响，进而起到保护机体、增强肾脏代偿功能的作用。

三、改善血管活性物质

慢性肾衰往往存在肾脏局部血液动力学改变，持续肾小球高灌注、高滤过和高跨膜压常常是使肾小球硬化和慢性肾衰恶化的关键。

目前，对影响肾脏血液动力学的血管活性物质研究较为广泛，作用突出的有肾素-血管紧张素系统（RAS）、内皮素降钙素基因相关肽系统（ET-CGRP）、一氧化氮-一氧化氮合成酶系统（NO-NOS）、血栓素A_2-前列环素系统（TXA_2-PGI_2）等。AT-Ⅰ、AT-Ⅱ是RAS的重要组成部分。RAS的激活与慢性肾脏病的进行性恶化有关。AT-Ⅱ不仅是一种血管活性物质，更是一种促肾生长因子。它除可直接促进肾小球系膜细胞增生和肥大外，还能刺激其他血管活性物质和细胞因子产生，如ET-1、转化生长因子（TGF-$β_1$）、碱性纤维母细胞生长因子等，使细胞外基质进行性积聚，促进炎症细胞在肾小球和肾小管间质浸润。CGRP和ET是两种对血管舒缩功能调控作用完全相反的神经多肽，一旦CGRP和ET平衡失调，则可导致脏器血管舒缩障碍而影响生理功能。NO是一种扩血管物质，具有利尿、调节肾脏血液动力学、参与维持正常肾血流量和肾小球滤过率、抑制系膜细胞生长和肾小球内血栓形成的作用。TXA_2有明显的血管收缩和血小板凝集作用，可致肾脏血流量减少。PGI_2具有扩张血管的作用，可显著拮抗AT-Ⅱ和抗利尿激素（ADH）所致的系膜细胞收缩，介导人多巴胺和狗表皮生长因子（EGF）的血管扩张效应；还可引起系膜细胞cAMP水平的显著升高，抑制血清及细胞因子（IL-1β）刺激所致的系膜细胞增殖，具有降低Ⅳ型胶原蛋白，纤连蛋白及层粘连蛋白A链和B_1链基因表达、抑制细胞外基质合成的作用。TXB_2和6-Keto-PGF1α分别是TXA_2和PGI_2的稳定代谢产物，测定血浆中TXB_2和6-Keto-PGF1α可准确反映血浆中TXA_2和PGI_2的含量。

肾毒宁冲剂的特点是扶正祛邪，活血化瘀，攻补兼施，扶正而不留邪，攻邪而不伤正。

现代药理研究证实，黄芪具有扩张血管、降低血压、抗血小板凝集、增强肾脏血流量、改善内脏微循环和消除过氧化脂质的作用。淫羊藿中的总黄酮是提高免疫功能的一种有效成分，具有增强细胞免疫和体液免疫的作用，可改善阳虚症状，减少动物死亡率，延长动物耐寒时间，并可使DNA合成率接近正常动物水平。大黄能减轻残余肾单位氧耗及高代谢，抑制系膜细胞和肾小管上皮细胞增生，改善慢性肾衰脂质代谢紊乱，减轻肾小球硬化和肾间质病变，延缓疾病进展。黄翠玲等的研究结果提示，大黄对血液流变学具有双向调节作用。桃仁能提高肾脏血流量，改善微循环，提高组织胶原酶活性，促进肾组织内胶原蛋白分解、代谢，减少肾内胶原蛋白含量，改善肾纤维化。丹参有抗凝和激活纤溶系统的作用，能抑制ECM合成，促进其降解，抑制促纤维化细胞因子$TGF-\beta_1$的表达，抑制成纤维细胞增殖、活化，促进成纤维细胞凋亡，从而延缓肾脏病进展。

肾毒宁冲剂能改善慢性肾衰患者的贫血状况，抑制AT-Ⅰ、AT-Ⅱ、ET、TXB_2释放，促进NO、NOS、CGRP、6-Keto-PGF1α合成，从而改善肾脏的血流动力学变化。同时可直接降低Scr、BUN，排除肾毒素，起到改善肾功能、延缓慢性肾衰的作用。

四、提高清除氧自由基能力

氧自由基是肾小球损伤的重要介质。慢性肾衰患者往往氧自由基异常增多，从而引起肾组织进一步损伤和肾功能恶化。氧自由基的毒性作用主要有脂质过氧化，蛋白质、糖变性，核酸氧化，可使膜的通透性增加，蛋白质生物活性受损，细胞受到广泛损伤，功能减退或丧失，并失去修复能力。氧自由基可使血管通透性增加，可增强炎性细胞的黏附力，刺激血管平滑肌增殖，并使内皮细胞水肿、扩张、脱落，促使微血栓形成。这些病理变化均是导致肾小动脉硬化的基础。氧自由基还可降解透明质酸，使肾小球基底膜受酶攻击的敏感性增加，并介导系膜细胞溶解，继发系膜增殖、系膜基质合成增多及结状损害。这是进行性肾损害的一个重要环节。氧自由基作用于脂类，可形成具有趋化性及细胞毒性物质，使肾小球内炎症状态持续存在，导致终末期肾小球硬化。氧自由基可刺激间质细胞增生分泌细胞外基质，形成间质纤维化；可使细胞膜脂质过氧化，与细胞内某些共价键结合，使细胞损伤，线粒体氧化磷酸化障碍，溶酶体破裂等，最终造成细胞死亡，导致肾小球滤过率降低，肾小管重吸收及分泌功能障碍。同时，脂质过氧化物可使纤维母细胞对胶原蛋白基因的表达增加，促进胶原蛋白在系膜区沉积，加重肾间质纤维化，使肾组织形态和结构改变，肾功能进行性损害。肾组织氧自由基的产生已成为慢性肾衰进展的重要因素之一。SOD 和 GSH-px 是体内清除自由基的重要酶类，SOD 在肾脏中含量丰富，可将超氧阴离子 SOA 歧化为 H_2O_2，阻断脂质过氧化链式反应，以保护肾组织免受损伤。GSH-px 可催化还原溶液中所有过氧化物，而 MDA 作为脂质过氧化的代谢产物，可反映氧自由基的代谢状况和组织损伤的程度。

肾毒宁冲剂能够改善慢性肾衰患者的贫血状况，通过降低肾脏毒性物质，而阻止部分氧自由基产生，增加机体中的 SOD 活性，提高机体清除氧自由基的能力。肾毒宁冲剂还能降低 MDA，升高 SOD、GSH-px，提高机体的抗氧化能力，减轻自由基对肾小球的损伤，从而起到改善肾功能、延缓慢性肾衰发展的作用。

五、降低维持性血透患者血清 IL-6 水平

有文献报道，维持性血液透析（maintenance hemodialysis，MHD）患者存在微炎症状态。心脑血管疾病、贫血、营养不良是维持性血液透析患者高住院率和死亡率的主要风险因素，而这些病理状态的发生发展都与患者的微炎症状态密切相关。

Stenvinkel 等在 1999 年指出，尿毒症患者微炎症状态与营养不良、动脉粥样硬化和高死亡率之间存在一定的关系，并提出营养不良-炎症-动脉粥样硬化综合征的概念。此后，维持性血透患者微炎症状态及其与预后的关系引起了越来越多的关注。微炎症状态主要表现在炎性细胞因子的活化和急性时 C-反应蛋白的变化两个方面。IL-6 是活化的 T 细胞和成纤维细胞产生的淋巴因子，是最重要的炎症因子之一，参与炎症反应。无论是普通人还是慢性肾衰患者，血清 IL-6 水平可能比 C-反应蛋白有更高的心血管风险预测价值。血清 IL-6 水平的升高与慢性肾衰患者的病死率存在正相关，因此，IL-6 可作为微炎症状态的标志物。

傅晓骏团队采用肾毒宁方治疗维持性透析患者，结果表明，能够显著降低患者的血清 IL-6 水平，改善其贫血状况、营养不良及微炎症，较单纯西药治疗效果更明显，具有改善肾功能、促进毒素排泄、延缓肾衰竭进展的作用。

六、改善尿毒症相关性皮肤瘙痒

尿毒症相关性皮肤瘙痒（uremia-related pruritus，UP）是长期血液透析患者较常见的并发症。尿毒症引起皮肤瘙痒的发病机制是多种因素作用的结果，可能与尿毒症毒素、皮肤干燥、炎性介质增高、高磷、微炎症状态等诸多因素有关。

现代研究证实，控制尿毒症的慢性炎症反应是治疗尿毒症患者多种慢性并发症的重要环节。尿毒症患者慢性并发症中微炎症状态、高磷血症最为常见。维持性血液透析患者均存在不同程度的微炎症状态。它是皮肤瘙痒的始动环节和作用环境。高磷血症患者的微炎症反应会诱导和加重皮肤瘙痒，有效缓解和控制微炎症、降低血磷可在一定程度上减少皮肤瘙痒的发生和缓解瘙痒的程度。

尿毒症相关性皮肤瘙痒属中医学"痒证""痒风""风瘙痒"等范畴，病机为本虚标实，发病与虚、邪、瘀相关。病位在皮肤，与脾、肾等脏腑相关。傅晓骏的经验方肾毒宁具有祛瘀活血、健脾益肾、益气温阳功效，全方注重扶正祛邪并重。采用肾毒宁治疗的透析患者，比较治疗1个月后Duo氏瘙痒评分、TNF-α、hs-CRP及血磷检测，结果显示，可有效减轻患者微炎症状态，降低血磷水平，改善患者瘙痒症状。

七、改善痛风性肾病患者症状及预后

痛风为临床常见代谢性疾病，常并发肾脏病变，损害肾脏功能，并形成痛风性肾病（gouty nephropathy，GN）。该病起病隐匿，初期多无典型症状，且实验室检查无明显异常，疾病进展缓慢，易被忽视，进入中后期会出现持续性蛋白尿、水肿及低蛋白血症等，甚至进展为尿毒症。

中医对本病的认知尚未完全统一，也无标准化命名，痛风可归于中医学"痛痹""脚气"等范畴。《格致余论·痛风》云："彼痛风者，大率因血受热，已自沸腾，其后或涉冷水，或立湿地，或扇风取凉，或卧当风，寒凉外搏，热血得寒，污浊凝涩，所以作痛。"此为痛风的主要病机，夜间痛甚，行于阴也。《景岳全书·脚气》明确指出："自内而致者，以肥甘过度，酒醴无节，或多食乳酪湿热等物，致令热壅下焦，走注足胫，而日渐肿痛。"痛风发展至后期，尿酸盐沉积于肾间质和肾小管，从而引发肾小管-间质病变，此为痛风性肾病的主要特征。本病的病机主要为肝肾阴虚、脾肾气虚，实邪包括痰湿、热、瘀、毒等。急性炎症在热毒凝聚、损伤肾络的过程中，湿浊痰瘀蕴居日久，化生淫毒热邪，久积不解则入络，侵蚀筋骨，导致结晶沉积、关节肿大变形；热灼肾络，引发血尿毒内犯肾府，使清浊代谢失常。浊邪积于肾络，化为伏邪，水湿内聚而引发蛋白尿。每遇外邪引动或劳累体虚，则伏邪发病，导致病情反复，精气下泄更为明显。五脏之道皆出于经隧，以行气血。脾喜燥而恶湿，浊邪阻滞中焦气机，运化失司，郁积生热。脾肾亏虚，热浊内蕴，血气不行，瘀血内生。久病入络，阻滞脉络关节，络脉不通，不通则痛。热浊瘀为痛风发病的病理基础，病久及肾，发展至痛风性肾病。治以标本兼治，以清热通络为要，补虚泻实，攻补兼施。

痛风性肾病是一种慢性病，易反复发作，虚实变化不同，辨证亦不同，临床治疗也各有差异。傅晓骏立足根本，从整体出发，立肾毒宁方治疗痛风性肾病效果明显。临床研究结果显示，采用肾毒宁治疗后，患者 UA、SCr、尿 β_2-MG、尿 MA、24 小时尿蛋白较治疗前明显降低，且能改善神疲乏力、腰膝酸软、关节肿痛、肢体困重等症状，明显改善患者肾功能。

第二节　蛋白尿相关临床研究

慢性肾小球肾炎多以蛋白尿、水肿、血尿、高血压、肾功能损害为主要表现。其中蛋白尿是慢性肾炎的主要临床表现之一，多表现为尿蛋白定性试验呈阳性，或 24 小时尿蛋白超过 150mg。肾病综合征临床表现为大量蛋白尿、低蛋白血症、高脂血症、水肿，或 24 小时尿蛋白超过 3500mg。蛋白尿是导致肾脏病进展的一项独立危险因素，目前对蛋白尿尚缺乏特效治疗手段。

中医学尚无恰当的病名用以描述蛋白尿，但考虑到蛋白与精气、精微等概念相似，蛋白由脾胃化生，由肾脏封藏，故多数中医学者将蛋白尿归为"精气下泄"，并认为产生蛋白尿的原因主要与脏腑尤其是脾肾功能下降有关。

脾主运化，肾主藏精，气血津液的运输皆由脾脏负责。肺气不足，外邪入侵，致水道不通。脾脏虚损，体内运化障碍，致清气不升、浊气下流。肾脏虚损时，藏精不足而精微外溢，致肺、脾、肾三脏亏虚，尤其是脾肾两脏亏虚而致蛋白尿产生。此外，外感、湿热、瘀血、情志等实邪也可导致蛋白尿。外感风寒，肺气失宣；居处潮湿，冒雨涉水，水湿郁而化热，或脾虚不能运化，形成湿热，湿热之邪困阻中焦，致清浊俱下，或扰乱下焦，封藏失职，使精微物质随尿排出而致蛋白尿；病久入络，瘀血阻络，精气不能畅流而外溢，以致精微下泄亦可出现蛋白尿。蛋白尿的病机是本虚标实，正虚邪实。本虚指肺、脾、肾功能失调，标实为外邪侵袭及内生之邪，包括外感风邪、内生湿热之邪、血瘀之邪及情志之邪。

西医学认为，蛋白尿是慢性肾病的典型症状，形成的原因与肾小球屏障功能有密切关系。国医大师王永钧认为，瘀血在肾性蛋白尿发生发展中占有重要地位，许多肾性水肿伴瘀血的微观证据或可称为"潜在性瘀血证"。赵刚教授认为，脾肾亏虚为蛋白尿发病的根本，风邪、湿热、瘀血之邪是蛋白尿产生的关键。王健等从肾风、瘀血、湿浊论治肾性蛋白尿，疗效显著。

蛋白尿的治疗关键是健脾益肾补肺，其中驱邪、顾护脾胃非常重要。采用活血化瘀法治疗蛋白尿能有效改善贫血和肾功能状况，延缓肾脏损害。基于对蛋白尿病机的认识，傅晓骏创立了肾病Ⅱ号方治疗肾性蛋白尿，疗效明显。肾病Ⅱ号方由太子参、狗脊、菟丝子、黄芪、白术、女贞子、墨旱莲、山茱萸、芡实、泽泻等组成。方中太子参归脾、肺二经，有健脾润肺之功；黄芪、白术补肺脾之气，培补肾气，减少精微物质的漏出；菟丝子、女贞子、墨旱莲填补阴精；山茱萸、芡实收敛固涩，助精关之力，补肾以益气养阴为主；白术健脾燥湿，扶正之时亦杜绝湿源；泽泻泻肾浊，利小便，使邪有出路，以防浊瘀蕴毒。诸药合用，有瘀血则活血化瘀，有痰浊则化痰祛浊，有湿邪则化湿治疗，有瘀毒则活血化瘀排毒。

一、中西医结合治疗老年难治性肾病综合征

原发性肾病综合征是以大量蛋白尿（24小时尿蛋白＞3.5g）和低蛋白血症（血清白蛋白＜30g/L）为主要表现的原发性肾脏疾病的总称。老年肾病综合征是临床上比较常见、治疗难度较大的一种疾病，缓解率低，病程长，易反复发作或持续不缓解，是临床较难治的疾病之一。其中老年肾病综合征的治疗更为棘手，缺乏针对性的准确治疗。本病的发病机制尚未明确，多认为与自身炎症反应和免疫功能有关。目前主要采用糖皮质激素联合免疫抑制剂进行治疗，但效果不很理想。老年肾病综合征患者对激素和免疫抑制剂的应答更差，长期使用不良反应多，易合并重症感染、急性或慢性肾衰竭、血栓栓塞综合征、心力衰竭、骨质疏松、继发性糖尿病等各种并发症，严重影响老年患者的生命安全和生活质量。对此，我们制定了中西医联合治疗方案。目前环孢素A是临床上治疗本病较常用的一线药物之一，尤其对难治性微小病变肾病、膜性肾病及FSGS均显示出一定疗效。

但是单用环孢素A治疗，不仅缓解率低，而且复发率高。而联合小剂量激素则可提高疗效，减少复发，并可避免诸多副反应。

中医学没有难治性肾病综合征的病名，根据其临床表现，可归于中医学"水肿""尿浊""癃闭""虚劳"等范畴。老年难治性肾病综合征是因患者脏器虚损、肺脾肾功能低下、阴阳气血亏虚等引起，病位在肺、脾、肾三脏。肺失宣肃，脾失运化，肾失封藏，导致三焦气机升降失常。本病属本虚标实、虚实夹杂之证。标实为湿毒瘀互结，本虚为肺、脾、肾俱虚，治当益气健脾，滋阴补肾，助阳利水。目前我们治疗本病，是在常规西药治疗的基础上联合使用肾病II号方。方药组成：鬼箭羽20g，六月雪30g，米仁根30g，黄芪30g，炒白术15g，熟地黄30g，山茱萸30g，防风10g，三七10g，莪术15g。随症加减，水煎，日1剂，浓缩取汁80mL，分早晚两次温服，疗程3个月。之后检测24小时尿蛋白定量、血清白蛋白、白细胞介素–6、白细胞介素–2、肿瘤坏死因子–a、C–反应蛋白，结果显示，尿蛋白明显下降，血清白蛋白显著升高，炎症因子水平有所下降。方中黄芪、莪术、三七健脾和胃，益气升阳，活血消肿；熟地黄、山茱萸、牡丹皮滋养肾阴，补血益气，共为君药。白术健脾益气，利水燥湿；米仁根健脾和胃，渗湿利水；鬼箭羽、六月雪清热利湿，解毒消肿，共为臣药。防风祛风胜湿；制附片温肾助阳；水蛭活血祛瘀；藿香、茵陈清热利湿，为佐使药。诸药合用，共奏益气健脾、滋阴补肾、助阳利水、活血消肿之效。现代药理研究表明，黄芪可通过降低血清炎性因子白细胞介素–6、白细胞介素–2、肿瘤坏死因子–a水平而减轻炎症反应，提高肾脏血流量，改善局部微循环，降低蛋白尿水平，保护肾功能。黄芪、莪术药对可多途径、多靶点地抗细胞增殖。熟地黄、山茱萸、牡丹皮能调节肾小管功能，增强机体免疫功能，上调成骨细胞，改善骨质疏松。白术可抗氧化，抗应激，抗衰老，提高机体免疫功能，改善肾脏结构。鬼箭羽、六月雪能调节免疫功能，抑制炎症反应，修复肾小球基底膜损伤，抗纤维化，消除尿蛋白。三七可改善微循环，减少蛋白尿，改善肾功能，延缓肾衰进展。水蛭能抗凝，降低血黏度，扩张肾血管，提高肾血流，降低肾内压。

越来越多的研究已证实，微炎症状态在肾脏病的发生发展中起着非常重要的作用。老年肾病综合征存在高龄、免疫功能低下、药物作用、高凝、易合并感染等情况，可使微炎症状态更为明显，是影响本病治疗和预后的重要因素，中药联合免疫药物治疗，具有增效减毒的作用。

二、中西医结合治疗慢性肾炎

蛋白尿是慢性肾小球肾炎（简称慢性肾炎）最常见的临床症状之一，也是衡量肾脏病进展的重要指标。降低或减少蛋白尿，以预防或延缓终末肾衰竭是治疗慢性肾脏病的关键。而慢性肾炎产生大量蛋白尿的原因主要与肾小球滤过膜受损有关。肾小球滤过膜受损后，肾小球通透性改变，使得正常情况下无法通过滤过膜的血浆蛋白，如白蛋白等大量通过滤过膜而引起蛋白尿。此外，肾小球内压增高、肾小管重吸收障碍等也是引起蛋白尿的重要因素。

科素亚即氯沙坦，是用于降血压的血管紧张素受体拮抗剂，除能通过拮抗血管紧张素受体作用降低血压外，还可有效保护肾功能，延缓慢性肾病的进展。

临床治疗慢性肾炎，我们常规使用科素亚每天50mg，每天1次，并联合使用蛋白尿方，每天1剂。方药组成：黄芪、米仁根、炒白术、徐长卿各30g，水蛭粉3g，积雪草15g，匍伏堇15g，防风6g，鬼箭羽20g。水肿严重者，加桑白皮、玉米须等；血尿者，加白茅根、芦根等。每天1剂，口服，疗程4周。结果显示，患者身倦乏力、浮肿及腰膝酸软症状改善明显，24小时尿蛋白定量、尿素氮及血肌酐水平均有所改善。方中黄芪味甘，性温，归肺、脾经，能壮筋骨，补血肉，是益气升阳、利水消肿之要药。黄芪所含的黄芪多糖对大鼠肾小球系膜病理损害有减轻作用，可有效抑制其增生而达到减少蛋白尿的目的。白术归脾经，具有益气和中、健运脾胃功效；匍伏堇、米仁根、水蛭、防风、徐长卿等清热解毒，健脾渗湿，可祛风，改善凝血情况。诸药合用，共奏健脾利水、固表益精之功。

第三节　糖尿病肾病相关临床研究

中医学认为，糖尿病肾病属"消渴"的变证，根据其临床表现可归于中医肾病的"水肿""尿浊""关格"等，其病机与过食肥甘厚味有关。湿热内生，伤及脾胃，脾胃水谷运化失司，久而中焦积热，消谷耗津变为消渴。消渴日久，阴津进一步亏损，伤津则耗气，久则气阴两虚。或因先天禀赋不足，五脏羸弱，加之后天饮食不当，使脾胃受损加重，水谷运化不利，脏腑失藏，累及肾脏，发为脾肾亏虚之证。或因阴虚则生内热，气虚则气滞血瘀，且脾胃为升降枢机，脾气亏虚，升降功能失调，致使气血津液出入不利，痰浊、瘀血、水湿百乱内生。肾精不藏，肾气不化，则精微外泄，水湿停滞，更加重了肾体劳衰。

傅晓骏认为，糖尿病肾病是糖尿病全身微血管病变在肾脏的表现，治疗的全过程都要活血化瘀。本病根据病程和糖尿病肾病分期，可分为三期进行治疗。第Ⅰ期和第Ⅱ期以气阴两虚症状最为突出，症状表现较轻，为糖尿病肾病早期，治以滋补气阴为主；第Ⅲ期为微量白蛋白尿期，虚中夹湿带瘀，症状较前发展，病情易反复，为糖尿病肾病中期，治以清利湿热、养阴祛风活血为主；第Ⅳ期、第Ⅴ期因积病日久，阴阳两虚，并由虚致损，加之脾肾阳虚气化不行，三焦水液代谢失常，痰瘀湿浊内蕴，真阴不足，内热从中而生等，虚实夹杂，互为因果，病情变化多端，常为复合之证，为糖尿病肾病晚期，治以泻浊利水、温阳化气、养育真阴为原则。

在糖尿病肾病的整个阶段均存在明显的微小血管病变，故需加大活血力度。为此，傅晓骏独创芪蛭合剂。该药只有两味药，黄芪和水蛭。《本经》云水蛭"主逐恶血、瘀血、月闭，破血瘕积聚，利水道"。黄芪味甘，性温，归肺、脾经，是重要的补气药，不但可以补全身之气，更善补肌表之气，兼燥湿健脾而利水，并能补气行血，对于脾虚水肿、气虚血瘀均有良好的效果。糖尿病肾病属代谢性疾病，常伴有血脂、血糖、血压异常，黄芪对血压、血糖均有一定的双向调节作用，水蛭则有很好的降脂作用，两者联用，对于糖尿病肾病可起到一定的预防作用。

糖尿病肾病是糖尿病常见的微血管并发症之一，以微血管的血流动力学改变为起点，继而发生以毛细血管基底膜增厚和系膜基质扩展为特征的肾小球变化。根据病变特征可分为结节型、弥漫型和渗出性肾小球硬化。其中高血糖、多元醇代谢异常、促细胞因子的基因表达、蛋白质过度非酶化、肾血流动力学异常及脂质代谢紊乱等在本病发生发展过程中起着重要作用。蛋白尿是糖尿病肾病的一个重要特征，糖尿病肾病已成为终末期肾功能衰竭的主要原因。如能早期诊断糖尿病肾病，并进行有效的干预，则有助于阻止病情进展或延缓发展速度。

糖尿病肾病早期以肾小球损伤为主，尿微量蛋白是肾脏早期损伤的重要标志，定期监测、及时发现微量蛋白尿是早期诊断和逆转糖尿病肾病的重要标志。目前对本病的治疗尚无特效方法，西医治疗主要是积极控制血糖，应用ACEI（血管紧张素转换抑制剂酶）制剂。我们通过临床观察发现，采用芪蛭合剂治疗早期糖尿病肾病，总有效率可达85.42%。

第四节 其他相关研究

原发性肾小球疾病是最常见的肾脏病，临床可表现为水肿、尿血等，继发性肾脏疾病也不少见。针对初发的肾脏疾病，首先需要明确病因，筛查有无继发因素，如风湿免疫系统疾病、肿瘤疾病、肝炎指标等，如有明确病因，首先应该针对原发病进行更有效的治疗。

一、过敏性紫癜性肾炎治疗

过敏性紫癜（henoch-schonlein purpura，HSP）是一种以坏死性小血管炎为基本病变的免疫性疾病，临床上以皮肤紫癜、出血性胃肠炎、关节炎及肾脏损害为特征。其肾脏损害称为紫癜性肾炎（henoch-schonlein purpura nephritis，HSPN），可发生在任何年龄段，但以10岁以下儿童常见。HSPN的诊断须符合下述三个条件：①有过敏性紫癜的皮肤紫癜等肾外表现。②有肾损伤的临床表现，如血尿、蛋白尿、高血压、肾功能不全等。③肾活检表现为系膜增殖、IgA在系膜区沉积。西医学治疗首选激素、免疫抑制剂、抗凝等，但疗效不佳，且不良反应较大，总体治疗效果不尽如人意。中医药以其特有的辨病辨证优势，对症治疗，与疾病契合度较高，且副作用相对较小。

过敏性紫癜肾炎为过敏性紫癜累及肾脏的一种免疫性病变，属中医"血证"范畴。风热疫毒侵犯机体，深入内脏，损害下焦脏器，导致气血不调，气化不利，血液凝聚，血脉瘀滞，故治疗以活血化瘀为主，以畅通血流，祛瘀生新。傅晓骏采用丹参四藤饮为主方治疗（丹参四藤饮：丹参、金银花藤、鸡血藤、络石藤、海风藤）。方中丹参活血化瘀，现代药理认为能扩张微血管，改善微循环；金银花藤清热解毒凉血；络石藤、鸡血藤、海风藤祛风通络清热；牡丹皮理气活血凉血；黄柏清理下焦浊邪；大黄解毒祛瘀通利；生地黄养阴清热凉血；白茅根清化凉血止血；鹿衔草祛风活血，补虚益肾；甘草调和诸药。全方共奏活血化瘀、凉血通利之功。

傅晓骏曾采用丹参四藤饮为主方治疗过敏性紫癜肾炎31例，临床治愈19例，好转8例，总有效率87%。其中急性紫癜肾炎临床治愈17例，好转4例，总有效率90%。慢性紫癜肾炎临床治愈2例，好转2例，总有效率80%。紫癜肾病好转2例，总有效率50%。

二、泌尿系结石中医治疗

泌尿系结石常以腰部绞痛、尿血、排尿困难为特征，属中医学"石淋""砂淋""血淋"等范畴。《中藏经》中有"脐部隐痛，小便难，其痛不可忍，须臾，小便下如砂石之类，有大如皂角子，或赤或白，色泽不定"的记载。

目前，泌尿系结石多采用体外碎石治疗，中医在治疗本病方面具有一定优势，在急性疼痛期和后期采用中医治疗，安全有效。"石淋"病因病机多为湿热蕴结膀胱，膀胱气化不利，日久损伤肾阴或肾阳，肾虚则气化不利，水液代谢异常则杂质日积而生石。

傅晓骏根据临床多年经验，自拟复方排石汤治疗本病。本方有消炎解痉、止痛利尿之功。方中金钱草、海金砂、车前子抗炎利尿，导滞，消石，排石；石苇、冬葵子、王不留行清热利尿，化石通淋；金钱草、鸡内金化坚，消石，导滞；配以青皮、陈皮顾护脾胃，共同达到止痛排石之效。临床采用复方排石汤为主治疗泌尿系结石患者疗效显著。

处方：金钱草、海金砂、冬葵子、王不留行各30g，车前子、柴胡、川芎、牛膝、青皮、陈皮各15g，鸡内金、郁金各20g。血尿加茜草、牡丹皮、白茅根，疼痛加炙乳香、没药、延胡索。每日1剂，煎两次（共1000mL左右），分两次服，15天为1个疗程。同时加服莨菪浸膏片50mL，每日3次，并嘱患者每日饮水3000mL左右，每日维持尿量1500~2000mL，治疗期间正常工作及劳动，并进行适当的体育活动，少数患者视病情酌加抗菌药。治疗共77例，显效40例，好转20例，总有效率77.92%。

三、中医适宜技术在肾脏病患者管理中的应用

中医适宜技术是在中医整体观、辨证观的理论指导下，具有安全有效、成本低廉、简便易学的中医药技术。中医适宜技术包括熏蒸、中药离子导入、穴位埋线、针刺疗法、穴位按摩、中医外治法等，对很多慢性疾病而言，常常可作为常规补充治疗。

肾脏专科最常见的疾病就是慢性肾功能衰竭，也是许多慢性肾炎、糖尿病等最终进展的疾病。慢性肾功能衰竭主要表现为电解质紊乱，伴有代谢产物潴留、肾小球滤过功能下降，严重影响患者的身体健康，甚至危及生命。在本病早期和中期积极介入中医适宜技术，能够延缓疾病进展，改善预后，减轻医疗负担。

中医学认为，脏腑为一整体，更讲究辨证论治。慢性肾功能衰竭是肾功能进行性减退疾病，其表现多为全身多系统的代谢紊乱，以中老年人群多见。目前西医对本病的治疗尚无突破性进展，主要以对症综合支持治疗为主，进入尿毒症期患者则考虑血液透析、腹膜透析或肾移植等替代治疗，但所花费用巨大，给社会和家庭带来了很大的经济压力。早、中期慢性肾衰联合中医药特色疗法，采用中医药一体化治疗，辅助中医适宜技术，能明显延缓肾损害，推迟进入尿毒症期，减轻社会和家庭的压力。

第五节 典型病案

慢性肾衰是临床常见的危重病之一，随着病情进展，发展至终末期肾衰，各个系统可出现并发症，严重威胁人的健康。在这个阶段，往往需要透析治疗。血液透析治疗不仅能挽救终末期肾病患者的生命，更能对急危重患者抢救起到重要作用。

一、血液净化联合药物治疗及己中毒 1 例

（一）临床资料

患者女，37岁。因"头昏、恶心、呕吐两天、神志不清、四肢抽搐40分钟"于2009年4月14日入院治疗。患者两天前曾服过中草药，经金华市药检所和金华职业技术学院医学院中药组专家确认草药中含及己，其他中草药成分均无毒性。连服两天，约含及己20g，煎服。患者既往体健，否认肝炎、糖尿病史。经急诊室高糖静推后神志转清，遂入住病房。

（二）治疗经过

体格检查：体温35.5℃，心率92次/分，律齐，脉搏20次/分，血压110/62mmHg。神志清，皮肤、巩膜黄染，双肺呼吸音正常，腹软，肝区无叩痛，肝脾肋下未及，双下肢无浮肿。实验室检查：白细胞12.24×10^9/L，血红蛋白143g/L，血小板241×10^9/L。生化：昏迷时血糖0.55mmol/L，血钾3.42mmol/L，血钙1.88mmol/L，血肌酐81μmol/L，血尿素氮4.4mmol/L，乳酸脱氢酶2782.5U/L，血淀粉酶（AMY）1247U/L。血气分析提示乳酸性

酸中毒。尿蛋白（++），尿隐血（++）。凝血常规：PT52.3s，APTT45s，国际标准化比值（INR）4.56。总胆红素54.2μmol/L，间接胆红素32.3μmol/L，直接胆红素21.9μmol/L，谷丙转氨酶4181U/L，谷草转氨酶149U/L，碱性磷酸酶81U/L，谷氨酰转肽酶36U/L。空腹血糖2.7mmol/L，同期空腹胰岛素1.21μIU/mL。乙肝指标：HbsAg阳性，HbsAb、HbeAg阴性，HbeAb阳性，HbcAb阳性，乙肝DNA定量1.88×106U/mL。B超：胆囊多发性息肉，子宫多发肌瘤。心动超声图、头颅CT、胸片、上腹部CT平扫均未见明显异常，心电图正常。诊断：及己中毒，急性肝功能衰竭，急性肾损害，低血糖昏迷，乳酸酸中毒，乙肝。积极给予18-a甘草酸二铵、谷胱甘肽、腺苷蛋氨酸护肝降酶，糖皮质激素冲击治疗，输注乌司他丁、纳洛酮、奥曲肽、冰冻血浆、预防感染等治疗，并紧急给予右颈内静脉临时血透导管置入，予血液灌流（HP）联合血液滤过（HF）治疗。患者经过6天的血液灌流、血液滤过及药物治疗，病情好转，重要的生化指标（ALT最高值11450U/L，AST最高值11570U/L，PLT最低值36×10^9/L，PT最高值72.2s，APTT最高值63.5s，INR最高值6.76，血AMY最高值1247U/L）亦见好转。出院时复查凝血常规正常。总胆红素54.3μmol/L，间接胆红素33.1μmol/L，直接胆红素21.2μmol/L，谷丙转氨酶50U/L，谷草转氨酶75U/L，碱性磷酸酶177U/L，谷氨酰转肽酶198U/L，血、尿常规正常，血淀粉酶正常，血糖正常，予以出院随访。

（三）讨论

及己别名四叶对、四叶细辛等，为金粟兰属植物，临床用于治疗跌打损伤、月经不调、痈肿疮毒、头癣、毒蛇咬伤等。及己内服剂量应控制在0.3~0.9g，与体重无关，主要损害的靶器官有肝、肾、心脏和血管。作用机制是对线粒体、内质网等膜性结构及体内凝血机制的破坏。本例患者及己中毒后肝酶明显升高，凝血时间明显延长，血小板显著减低，且有反复低血糖的情况，蛋白尿、血尿、胰酶升高，对肝、肾、胰腺、凝血系统等多个系统造成广泛损害，尤其是肝脏和凝血系统。患者虽为乙肝病毒携带者，但鉴于明确的药物中毒史和多系统损害，及己中毒引起各系统损害可以明确，但与乙肝活动相关性依据不足。临床上少有报道及己中毒的病例，检索结果显示仅报道过2例，均抢救无效死亡。急性及己中毒应早期给予HP联合HF治疗，不仅可快速将毒物从血液中清除，且可清除部分炎性介质，纠正电解质和酸碱失衡，改善脏器功能。另外应用血液净化技术的同时，应结合药物综合治疗，如补充凝血因子、采用激素冲击治疗、使用护肝降酶药物等。本例患者治疗过程中胆红素下降较缓慢，考虑与胆红素大量在胆道淤积有关，建议早期应用利胆药物，以免延长病程。

二、重型不典型流行性出血热1例救治

流行性出血热（EHF）又叫肾综合征出血热，是一组由汉坦病毒引起的以发热、出血及肾损害为主要表现的急性传染病，是以鼠类为主要传染源的一种自然疫源性疾病。近些年，随着卫生条件的改善、健康知识的普及及疫苗的免费接种，多地流调显示，此病的发病率和死亡率呈总体下降趋势，临床上多为散发病例。

（一）临床资料

既往我院成功救治1例重型不典型流行性出血热患者。患者，女，32岁，职员，因"反复发热两周，少尿1周"于2018年3月29日入院。患者3月17日无明显诱因下出现乏力，伴轻微腹痛，未予重视。两天后出现发热，最高体温达38.3℃，当地诊所输注头孢呋辛针1.5mg，每日两次×2天，氢化可的松针100mg，每日1次×2天，并口服蓝芩口服液，经治疗，症状无改善，并出现腹泻，每日解黄色稀水便2~3次、量不多，伴恶心呕吐，吐出为饮用的清水。在当地卫生院查白细胞28.22×10^9/L，钠68.5%，L17.9%，Hb159g/L，Hct48.1%，Plt57×10^9/L，CRP14.6mg/L。查体见扁桃体Ⅰ°肿大，可见脓点。予输头孢西丁2.0mg，1天2次；地塞米松针5mg、阿奇霉素0.5mg，1天1次。治疗后症状未缓解，呕吐仍剧，并出现胸闷、气促、尿量少、下肢浮肿等，至当地医院查谷丙转氨酶（ALT）131IU/L，谷草转氨酶（AST）117IU/L，白蛋白（ALB）28.3g/L，Cr533μmol/L，尿素氮（BUN）40.7mmol/L，钠111mmol/L，氯84mmol/L，钾3.09mmol/L，PCT 13.94ng/mL，白细胞（WBC）24.1×10^9/L，N80.9%，血红蛋白（HB）109g/L，血小板计数（PLT）68×10^9/L；尿淀粉酶877U/L，血淀粉酶489 U/L；尿蛋白（++++），尿蛋白定量14741mg/L；B超：脂肪肝，胆囊内中等回声（胆汁淤积？），脾略大，双肾形态饱满；左侧胸腔积液，腹腔积液；盆腔积液32mm。上腹部CT：胆囊内密度稍高，胰腺可疑稍饱满，腹部脂肪间隙模糊，伴条片状渗出影，双肾周及肾前筋膜增厚。考虑"急性胰腺炎，急性肾衰竭"，转入ICU治疗，予禁食、抗感染、CRRT（每日6小时×4天）等对症支持治疗病情稳定后转入我科。当时患者主诉右腰疼痛明显，查腹部B超：脂肪肝、胆囊、胰腺、脾脏未见明显异常；右肾外形增大，右肾下极回声减低区，内部

血流信号不明显；左肾未见明显异常；考虑肾周血肿。CT结论：右肾下极片状高密度影，考虑肾周血肿。盆腹腔少量积液；腹腔引流管及导尿管留置中。腰背部皮下筋膜水肿。患者既往史、个人史、婚育史、家族史：无特殊。

（二）治疗经过

体温38.2℃，脉搏20次/分，血压133/74mmHg。神清，精神软，查体配合，浅表淋巴结未及肿大，两肺呼吸音稍粗，未闻及明显干湿啰音，心率102次/分，律齐，无杂音，腹平软，无包块，无压痛，右侧肾区叩痛（+），双下肢无浮肿，四肢肌力正常。右前臂大片瘀斑，右侧腕关节处有一1cm×1cm大小皮下血肿，可触及搏动。入院后予继续禁食，MP40mg/d抗炎，美平抗感染，辅以耐信护胃，生长抑素抑酶，护肝降酶，营养支持等对症治疗，辅以中草药辨证论治。经治患者肾功能、尿量逐步恢复，拔除血透管，病程中予激素逐步减停，并逐步放开饮食。复查患者肾功能、血象、肝功能恢复正常，MR检查右肾下极异常信号影，结合既往CT（2018年3月30日），考虑血肿吸收改变，患者一般情况可，4月16日出院，门诊随诊。外送血检查回报血汉坦病毒IgG阳性、IgM阳性。

（三）讨论

流行性出血热是由汉坦病毒引起的自然疫源性疾病，主要表现为发热、休克、充血、出血和急性肾衰。鼠类是主要传染源，可通过呼吸道、消化道及接触传播，在我国主要流行黑线姬鼠引起的农村野鼠型出血热、褐家鼠引起的家鼠型出血热，多因接触老鼠排泄物或误食老鼠污染过的食物所致。本病的基本病理变化是全身广泛小血管、毛细血管损害。典型病例的临床表现有"三痛"（头痛、眼痛、腰痛）、"三红"（眼红、脸红、颈红）、毛细血管充血及出血征象。典型病例一般呈五期，即发热期、低血压休克期、少尿期、多尿期和恢复期。不典型病例五期可越期或重叠。目前流行性出血热多为散发病例，临床表现多不典型，可包括急腹症型、急性胃肠炎型、肺炎型、伤寒型、感冒与流感型、黄疸型肝炎型、大出血型、脑型等多种类型。不典型流行性出血热易被误诊为急腹症、重症胰腺炎、系统性疾病、败血症等。本病对肾脏的影响主要表现为尿检异常和急性肾损伤。肾脏病变可累及肾小球、肾小管及肾间质、间质血管等肾组织所有结构，主要通过病毒直接损伤、免疫炎症性损伤、血管的损伤、凝血异常、微循环障碍等途径作用，从而减少肾脏血流量和肾小球滤过率，最终导致肾脏损伤。因此本病临床表现多样，可呈现一过性蛋白尿、肾病综合征、急性肾衰竭、自发性肾破裂等。

该病例特点为青年女性，急性起病，病程短，发展快，病情重，乃多系统受累（胰腺、肝脏、肾脏、血液系统），伴血尿淀粉酶升高。同时发热、急性肾衰竭、血小板减少，发病时腹痛不明显，腹部CT不完全支持重症胰腺炎，因此需考虑其他疾病引起。我们仔细追问病史后得知，虽然此患者无明确鼠类接触史，但发病前有户外爬山史，并曾进食过山间凉亭里的瓜子，不排除瓜子被污染的可能。患者爬山当晚即出现全身乏力及轻微腹痛不适，虽然"三红""三痛"症状不典型，但详细询问病史、查体，结合整个病程发病特点和实验室检查，最终确诊为流行性出血热。

该病例引起我们的关注是因为对流行性出血热并发急性胰腺炎并伴有自发性肾破裂的病例未见报道。本身流行性出血热并发急性胰腺炎的报道较少，临床易被误诊为急腹症。因急性胰腺炎为常见急腹症之一，是由胰酶在胰腺内被激活后引起胰腺组织自身消化、水肿、出血等的急性化学性炎症反应。汉坦病毒不仅可直接破坏胰腺细胞结构功能，还可通过免疫应答和炎症介质及细胞因子释放引起胰腺损伤，并通过血管损害导致通透性增高，血浆渗出，引起胰腺组织水肿。其所致的急性胰腺炎发病率低，临床上容易被忽视。另外流行性出血热引起自发性肾破裂的报道更少。其发生机制可能为感染汉坦病毒后局部形成血栓，导致肾的毛细血管或肾静脉栓塞，局部毛细血管扩张。加之全身毛细血管和小动脉广泛损害致各组织器官充血，血管脆性及通透性增加，血管内压进一步增高，导致小血管破裂，造成自发性肾破裂。

流行性出血热可属中医学"疫病"范畴，由疫疠毒邪（简称疫毒）所致。对于疫病的病因，外因主要有4种观点：一是"时气说"，四时不正之气是引起疫病的主要原因；二是"瘴气说"，与特定的地域气候相关；三是"戾气说"，疫病"非风、非寒、非暑、非湿，乃天地间别有一种异气所感"；四是"六淫说"，疫毒同样具有六淫邪气致病特点，春季疫毒多温热，秋冬疫毒多湿热。内因主要是肾精不足。本病多累及肾脏，临床所见腰痛、少尿、多尿等皆属肾经证候。其中湿热致疫尤为重要，对此古代医家早有论述。元代朱丹溪曰"湿热为患，十之八九"。清代温病学家张石顽说："时疫之邪，皆从湿土郁蒸而发。"流行性出血热的基本病机可认为疫毒在湿热的协同下乘肾精不足侵入人体，由表及里，气营同病，湿阻气机，热灼津液，毒邪内盛，传经络脏，阻塞脉络，瘀热内生，从而出现各种见症。本病具有起病急、来势猛、变化快、证候多、易反复的特点，可出现发热、斑疹、出血、厥逆、闭脱等表现，其中湿毒、热毒、瘀毒"三毒"几乎贯穿病变的整个过程。针对本病病因病机，中医提出了多种治疗方法。清代瘟疫学家刘奎明确将疫病分为瘟疫、寒疫和杂疫三大类，治疗上瘟疫以清热解毒为主，代表方剂如清瘟败毒散、黄连解毒汤之类；寒疫以散寒解毒为主，代表方剂如荆防败毒散、圣散子。有的按卫气营血辨证施治，初期清热解毒，中期养阴凉血，晚期补气养血、阴阳并调等。有的分为5种证型进行辨证论治，气营（血）两燔型，予清瘟败毒饮加减；热厥型，予犀角地黄汤合生脉饮加味；肾瘀型予加味桃仁承气汤；水毒泛溢型予自拟葶丑承气汤；肾虚失固型予参麦地黄汤加味。也有的根据《温病学》理论，以出血热病程分期为经，以卫气营血四分层次为纬，立法选方治疗。也有的在阶段疗法的基础上结合分期，抓住各期主要病机，如卫气型（发热期）、阴亏气脱型（低血压期）、瘀血凝结型（少尿期）、肾气不固型（多尿、恢复期）分期论治。结合此例患者我们认为，重型流行性出血热较一般疫毒更为炽盛，充斥表里上下内外，燔灼气血营卫三焦，五脏六腑经络同病，虚实夹杂，变证丛生，传变迅急，病情险恶。它与一般疫毒不同的最主要特征是毒侵血分，邪犯血络，胶滞缠绵，瘀阻经脉，火热煎熬，血溢脉外，血损气耗，气不摄血，出血难愈。临床可见脑出血、多腔道出血，甚至弥散性血管内凝血。瘀热内阻，邪陷心包，可致昏迷谵语。瘀热内盛，损伤肾脏，并可累及全身五脏六腑经络血脉同时病变。这些特点决定了患者病情危重险急，也是治疗成败的关键，故我们采用清营解毒、活血止血、凉血散血作为主要治法，以防毒邪传变加重，瘀血毒热愈甚。

该病例带给我们的启示，中西医结合治疗对抢救重型流行性出血热确实有独到疗效，但因是个案，样本量少，无科学的对照手段，难以达成共识的中医病机认识。希望今后能应用更科学、更标准的科研设计和评估方法来证实中西医结合治疗的优势。

三、毒蕈中毒致横纹肌溶解并多脏器衰竭 1 例救治

毒蕈又称毒蘑菇，俗称野生蕈，与野生食用菌类有时难以区分，因此时常造成采食者误食中毒。据统计，我国的毒蕈种类有 100 余种，强毒性可致死的有 30 余种。一种毒蕈可包含多种毒素，一种毒素又可在多种毒蕈中发现，故毒蕈中毒临床表现各异。毒蕈服用少量即可产生明显的中毒症状，发生多脏器功能衰竭。因中毒后无特效解毒药，故病死率高。金华市中医医院采用连续性血液净化联合血液灌流成功救治成功 1 例毒蘑菇中毒所致多器官衰竭患者。

(一)临床资料

患者金某,男,76岁,农民,入院前1天晚餐食用自己采摘的蘑菇后自觉恶心,无呕吐。第2天晨起仍觉恶心,胃纳欠佳,下午出现恶心、呕吐明显,吐出较多胃内容物,伴颈部及上肢麻木不适,胸闷,呼吸急促。查体:体温36.3℃,心率78次/分,脉搏26次/分,血压137/98mmHg,经皮氧饱和度95%。神志清,精神软,呼吸急促,查体配合。双瞳孔等大等圆,直径2mm,对光反射灵敏。双侧鼻唇沟对称,伸舌居中。颈软,颈项强直明显。皮肤及巩膜无黄染,无出血点。双肺呼吸音粗,未闻及干湿性啰音。腹软,无压痛,肝脾肋下未及,移动性浊音阴性,肾区叩痛(−),双下肢无浮肿。四肢肌力4级,双侧巴氏征阴性,病理征阴性。双上肢浅感觉减退,双下肢深浅感觉正常。小便自解,尿量偏少,酱油色。实验室检查:血常规:白细胞14.38×10^9/L,中性粒细胞91.1%,血红蛋白136g/L,血小板168×10^9/L。生化:谷丙转氨酶126 U/L,谷草转氨酶196U/L,血糖11.67mmol/L,血钾4.51mmol/L,血钙2.09 mmol/L,血肌酐113μmol/L,血尿素氮11.57mmol/L,尿酸446μmol/L,乳酸脱氢酶393U/L,胆碱酯酶7920KU/L,磷酸肌酸激酶9156 U/L,肌酸激酶同工酶545U/L,肌酸激酶同工酶MB阳性(+),淀粉酶49U/L。尿常规:pH5.5,尿蛋白(++),尿隐血(+++),红细胞348/HP。凝血常规:凝血酶原时间12.5秒,国际标准化比值(INR)1.08,纤维蛋白原4.04g/L,部分活化凝血酶原时间25.8s,D-二聚体381.7ng/mL。血气分析:pH7.33,二氧化碳分压32.7mmHg,碳酸氢根16.9mmol/L,剩余碱−7.8mmol/L。头颅CT未见明显异常。肺CT示两肺纤维钙化灶,右肺中叶支气管扩张伴慢性炎症。心电图示窦性心律,T波改变。

(二)治疗经过

患者入院后胸闷气急明显,呼吸急促,为行呼吸及循环支持转入ICU。患者转入ICU后呼吸急促加剧,皮氧饱和度进行性下降,复查肌酸激酶、肝酶、尿素氮、部分活化凝血酶原时间等进行性上升,血气提示代谢性酸中毒、呼吸衰竭。诊断:蘑菇中毒,横纹肌溶解症,多器官功能衰竭。紧急予气管插管接呼吸机机械支持通气,并紧急给予右股静脉临时血透导管置入,予血液灌流(HP)联合连续性静脉−静脉血液透析滤过(CVVHD)治疗。

1. 综合治疗

(1)静脉输液,促进毒物排泄。同时加强营养支持,如补充足够热量、维生素、氨基酸、白蛋白等。

（2）适当补液，纠正水、电解质、酸碱平衡紊乱，如静脉输注5%碳酸氢钠碱化尿液，促进肌红蛋白从尿液排出，减轻其对肾脏的损害。

（3）保肝、护肾、抑酸护胃、营养心肌等对症治疗，如联合应用异甘草酸镁针、多烯磷脂酰胆碱针、还原型谷胱甘肽针、左卡尼汀、奥美拉唑、环磷腺苷葡胺针等，以改善其微循环及组织灌注，清除氧自由基，抑制细胞因子及炎症介质过度释放。

（4）积极抗感染及预防感染，如使用泰能针、喜炎平针。

（5）使用糖皮质激素，如甲强龙针抑制机体对毒素的敏感性，改善毛细血管的通透性，稳定溶酶体膜免受损害。

（6）气管插管，接呼吸机机械支持通气，SIMV模式。

2. 血液净化治疗

确诊为蘑菇中毒后立即进行血液灌流（HP），两小时后序贯性运用连续性静脉-静脉血液透析滤过（CVVHDF）治疗。血液灌注及连续性静脉-静脉血液透析滤过均用金宝Prisma Flex CRRT机，血液灌注器为珠海健帆生物科技有限公司的HA330一次性使用碳肾，血滤器为M100 set AN69（丙烯腈及甲基磺酸共聚钠水凝胶膜），滤器有效面积0.9，设置血流量150mL/min，采用后稀释法，透析液流量600mL/min，置换液流速2000mL/h，置换液各离子浓度：Na^+139mmol/L，K^+4.0mmol/L，Mg^{2+}0.75mmol/L，Ca^{2+}0mmol/L，抗凝剂用3%枸橼酸钠，初始泵速180mL/h，然后根据患者的血清离子钙水平及过滤器离子钙水平进行调整。脱水量0~200mL/h，根据尿量及液体入量调整。血液灌流治疗每天1次，连续3天，每次两小时。连续性静脉-静脉血液透析滤过治疗10次，每次18~24小时。治疗前后观察临床症状、体征、尿量及颜色，以及实验室检查等。

经过10天连续性血液净化及药物治疗，病情好转，重要的生化指标（ALT最高值750U/L，AST最高值2150U/L，PLT最低值40×10^9/L，Hb最低值106g/L，凝血酶原时间最高值15.9秒，国际标准化比值1.37，纤维蛋白原最高值6.31g/L，部分活化凝血酶原时间最高值160秒，D-二聚体最高值14887ng/mL，磷酸肌酸激酶最高值46921U/L，肌酸激酶同工酶最高值2365U/L，乳酸脱氢酶最高值2791U/L，肌钙蛋白I最高值0.30ng/mL，脑钠素原最高值2916pg/mL，降钙素原0.54ng/mL，总蛋白最低值47.4g/L，白蛋白最低值23.4g/L，C-反应蛋白最高值69.8mg/L）亦见好转。出院时复查血、尿常规、生化、凝血常规正常，予以出院随访。

(三)讨论

毒蕈中含有毒肽、毒伞肽、丝膜菌毒素、毒蝇碱、鹿花毒素、胃肠刺激毒素、光盖伞素等多种毒性成分,分别作用于肝、肾、心、肌肉、血液、胃肠、中枢神经系统,可造成严重损害,最终会导致多脏器功能衰竭。其中一些毒素性质较稳定,内含较多植物性生物碱,具有耐热特性,一般烹饪无法将毒素完全破坏,因此误食容易导致中毒。该患者进食毒蘑菇后出现了轻微的胃肠炎表现,1天后以横纹肌溶解症为典型表现,病情进展迅速,发展为多器官功能损害。有关毒蕈中毒的研究显示,中毒导致肝肾损害较多见,较少提及横纹肌溶解。国内有学者将毒蘑菇的中毒类型分为胃肠炎型、神经精神型、溶血型、中毒性肝炎型和急性肾衰竭型5种,将多器官损害者定为混合型。国外有学者根据症状出现的时间和损害的靶器官,将毒蕈中毒分为3类:①早期综合征(<6小时):包括神经毒性、消化道毒性和过敏毒性。②晚期综合征($6\sim24$小时):包括肝毒性、肾毒性和皮肤肌肉毒性。③延迟综合征(>1天):包括迟发的肾毒性、迟发的神经毒性和横纹肌溶解。我们认为,毒素可能通过作用于细胞膜,改变细胞骨架的糖蛋白,导致细胞变性坏死而直接损害肌细胞,从而使骨骼肌损伤及溶解。之后激发机体细胞和免疫系统过度活化,产生一些可溶性炎症介质(细胞因子、趋化因子、补体活化成分、血小板活化因子等)和氧自由基。这些炎症因子和氧自由基参与多器官功能衰竭的病理过程,此过程可能合并有心肌和胃肠平滑肌损伤,具体作用机制尚有待进一步证实。

本例患者我们采用血液灌流联合连续性静脉-静脉血液透析滤过的方法进行治疗。蘑菇毒素是以蛋白结合毒素为主,属中大分子毒素,普通的透析治疗不易被清除。采用血液灌流中的活性炭,不仅能快速有效地清除与蛋白质结合的毒素,而且能清除游离的毒蕈中大分子物质,但HP仅能清除毒物本身,不能纠正毒物所引起的病理生理改变,适时运用CVVHDF可最大限度地模拟肾脏对水和溶质的清除模式,持续、稳定、缓慢地清除体内水分和溶质,保持血液动力学稳定。对于重症中毒患者,营养支持是必不可少的,CVVHDF为治疗提供了容量条件,既能保证营养供应,又能通过滤过膜吸附清除代谢产物、体内毒物、炎症介质和细胞因子,并保持水、电解质、酸碱平衡,为危重患者提供赖以生存的体内环境。

急性毒蕈中毒导致的横纹肌溶解症早期给予HP联合CVVHDF治疗,不仅能有效清除毒蕈毒素,而且可清除部分炎性因子,降低氧自由基活力,从而阻断肌细胞坏死进程，阻止因炎性介质激发的"瀑布效应"，缓解多脏器功能衰竭的进一步发展，改善患者预后。另外应用血液净化技术的同时结合药物综合治疗，如激素的冲击治疗、护肝降酶的应用和呼吸机的辅助呼吸，都对脏器起到了保护作用。

四、血液净化联合药物治疗曼陀罗中毒1例

（一）临床资料

患者，男，64岁，农民。因"突发烦躁不安、胡言乱语1.5小时"于2014年1月17日入院治疗。

患者两小时前服用中草药后半小时左右开始出现口唇发麻，随后即出现胡言乱语，烦躁不安，伴四肢抽搐，故送来我院急诊。此中草药经金华市药检所和金华职业技术学院医学院中药组专家确认草药中含曼陀罗，其他中草药成分均无毒性，口服1剂约含曼陀罗5g，用法：煎服。既往体健，否认肝炎、糖尿病病史。经急诊室吸氧、洗胃、导尿、补液（新斯的明、醒脑静）等对症处理，患者仍烦躁不安，神志不清。遂入住ICU。

（二）治疗经过

体格检查：体温37℃，心率154次/分，律齐，脉搏26次/分，血压90/60mmHg。神志不清，烦躁不安，查体不配合，双瞳孔0.5cm，颜面潮红，双肺呼吸音正常，腹软，肝区无叩痛，肝、脾、肋下未及，双下肢无浮肿。实验室检查：血常规：白细胞6.08×10^9/L，血红蛋白140g/L，血小板计数83×10^9/L。生化：谷草转氨酶38U/L，血糖9.27mmol/L，血钾3.50mmol/L，血钙2.22mmol/L，血肌酐76μmol/L，血尿素氮6.15mmol/L，乳酸脱氢酶150U/L，胆碱酯酶5794KU/L，磷酸肌酸激酶239 U/L，肌酸激酶同工酶21.90UL。尿常规：pH5.0，尿蛋白（−），尿隐血（−）。凝血常规：凝血酶原时间11.9秒，国际标准化比值（INR）1.02，纤维蛋白原4.34g/L，部分活化凝血酶原时间23.4秒，D-二聚体1920.4ng/mL。头颅CT未见明显异常。诊断：曼陀罗中毒。

积极给予吸氧、洗胃、导尿、补液、输注新斯的明、醒脑静、谷胱甘肽、左卡尼汀、氨曲南等对症治疗，并紧急给予右股静脉临时血透导管置入，予血液灌流（HP）联合连续性静脉-静脉血液滤过（CVVH）治疗。患者经过两天的序贯性血液净化及药物治疗，病情好转，神志转清，其间重要的生化指

标（谷丙转氨酶最高值71U/L，谷草转氨酶最高值112U/L，血小板计数最低值62×10^9/L，血红蛋白最低值74g/L，磷酸肌酸激酶最高值856U/L，总蛋白最低值47.2g/L，白蛋白最低值27.5g/L），亦见好转。出院时复查血、尿常规、生化正常，予出院随访。

（三）讨论

曼陀罗又称疯茄儿，其花名为洋金花，是常用的中药之一，用治喘咳、痹痛、脚气、脱肛等，常用量为0.3~0.6g，主要成分是莨菪碱、阿托品及东莨菪碱等生物碱。这些成分具有兴奋中枢神经系统、阻断M-胆碱反应系统、对抗和麻痹副交感神经的作用，有时因用药过量或误食而致中毒。临床表现为腺体分泌减少，症见口干、声哑；支配瞳孔括约肌的动眼神经麻痹而瞳孔扩大；心率加快。其对中枢神经的作用是先兴奋后抑制，对脊髓可刺激反射功能，发生抽搐、痉挛。严重中毒时，可使延髓麻痹而致死亡。中毒的程度与年龄、服药方式及个体耐受性有关。一般在食后30分钟，最快20分钟出现症状，最迟不超过3小时，多为急性突然发病。本例患者在口服1剂中药汤剂（约含曼陀罗5g）后30分钟即出现症状，临床表现十分典型，确诊不难，因此诊断为急性大剂量曼陀罗中毒。

目前，对于本病的治疗，轻度中毒者经洗胃、补液促排、新斯的明等对症处理后，一般预后良好；急性重症中毒者病情凶险，死亡率高，积极保守治疗，往往难以保障患者生命。为此我们对该患者积极采用药物治疗的同时，及早予血液灌注（HP）2小时后序贯性运用连续性静脉-静脉血液滤过（CVVH）24小时。血液灌注及连续性静脉-静脉血液滤过均使用德国贝朗公司生产的CRRT机，血液灌注器为珠海健帆生物科技有限公司的HA130一次性使用碳肾，血滤器为贝朗公司生产的HIPS18高通量聚砜膜。血流量150mL/min，均采用前稀释法，置换液流速4L/h，抗凝剂用普通肝素。治疗1天后，患者神志转清，继续予连续性静脉-静脉血液滤过（CVVH）24小时后转入普通病房，4天后好转出院。

以往认为血液灌流技术是抢救药物中毒的主要方式。我们认为，急性重症药物中毒应早期给予HP联合CVVH治疗。血液灌注是利用体外循环灌注中吸附剂的吸附作用清除毒物、药物及代谢废物，从而达到净化血液的目的，尤其适用于脂溶性高、易与蛋白质结合的药物和毒物。大剂量中毒时采用一般疗法，及时迅速地应用HP治疗，可提高抢救成功率。但HP仅能清除毒物本身，不能纠正毒物所引起的病理生理改变，适时运用CVVH可最大限度地模拟肾脏对水和溶质的清除模式，持续、稳定、缓慢地清除体内水分和溶质，保持血液动力学稳定。尤其是重症中毒患者，营养支持必不可少。CVVH为治疗提供了容量条件，同时又通过滤过膜吸附清除代谢产物、体内毒物、炎症介质和细胞因子，并保持水、电解质、酸碱平衡，维持内环境稳定。因此，可以说序贯性血液净化较单纯的血液灌流更能为中毒患者提供生命支持保障。

目前，关于序贯性血液净化治疗药物中毒的最佳治疗时机尚无统一标准。我们认为，掌握净化时机对提高抢救成功率具有决定性的作用。一般认为，血液净化的最佳时间宜在中毒后极早（6小时内）进行。早期即给予HP联合CVVH治疗，不仅能有效清除毒物，而且可以清除部分炎性因子，降低氧自由基的活力，稳定血流动力学，重建机体免疫内稳态，为营养治疗提供空间，并可阻止脏器的进行性损害，为抢救赢得时机。同时能改善患者预后，降低病死率。

五、维持性血液透析并发急性胰腺炎3例救治

慢性肾衰（CRF）患者易并发胰腺炎的研究报道较多，但终末期肾功能不全行维持性血液透析患者并发急性胰腺炎（AP）的报道较少。据统计，慢性肾衰长期透析患者发生急性胰腺炎的约为2.3%，其中血液透析（HD）患者的发病率更低，为0.63%~1.41%。

（一）临床资料

2008年1月~2010年1月在我院血透中心进行血透治疗的114例患者中有3例并发急性胰腺炎。发病时间为确诊慢性肾衰（尿毒症期）后并行维持性血液透析1年以上，均为血液透析治疗间歇期发病。患者均表现为腹痛、恶心、呕吐，无发热，均有上腹压痛，无反跳痛，无肌卫。3例患者血清淀粉酶（正常为10~90U/L）均增高5倍以上，为508~4108U/L。甲状旁腺激素（PTH）均升高。1例凝血示高凝。两例B超显示胰腺未见明显异常，1例CT示胰腺正常，1例CT示胰腺体尾部增粗。

（二）治疗经过

3例患者均给予保守治疗，包括禁食、持续胃肠减压、抑制胰腺分泌、抗感染、解痉、抑酸、营养支持、配合血液透析治疗，并加用血液滤过（HF）。3~10天症状体征消失，血清淀粉酶降至正常值上限的两倍以下。3例患者发生急性胰腺炎后，在积极采用保守治疗的基础上继续进行透析，病情很快得以改

善，恢复良好，无1例死亡。

（三）讨论

尿毒症是慢性肾衰的严重阶段，尤其是尿毒症晚期，常常累及全身各系统病变，以消化系统最常见，且最早受累。虽1例存在胆囊多发结石，但不能认定为单一发病因素，需综合考虑慢性血透患者并发胰腺炎的原因可能与以下多种原因相互作用有关。

1. 慢性肾衰和血液透析时，多种胃肠肽激素之间发生了不成比例的变化，导致机体的生理平衡被打破，自我调节功能削弱，从而引起胃肠运动功能异常和黏膜炎症。另外，胃肠道黏膜屏障功能障碍，尿毒症毒素在消化道内被细菌分解，刺激消化道黏膜引起化学性炎症。

2. 几乎所有患者都会出现酸中毒，多数尿毒症患者能够耐受慢性酸中毒。但当出现应激时，代偿机制就会不堪重负，从而出现明显的酸中毒，直接或间接刺激胰腺，且胰酶在偏酸的内环境下易激活，进而引起胰腺的自身消化。同时急性胰腺炎患者常有恶心、呕吐等，导致水、电解质酸碱平衡紊乱，易引起组织缺血缺氧（包括胰腺），缺血又可使胰腺腺泡对酶的降解性损伤更为易感。

3. 慢性肾衰可引起小血管病变，导致胰腺微循环障碍。同时尿毒症继发的甲状旁腺功能亢进和钙磷代谢紊乱可导致胰管钙化，对胰腺产生直接或间接毒性作用。

4. 尿毒症患者存在微炎症状态。应激反应可使细胞因子释放增多、补体激活，导致严重的炎症反应。此外还可能与贫血、营养不良及全身消耗状态、药物、高凝、首次使用综合征、感染、神经和体液等有关。

3例患者均未出现发热，考虑因尿毒症毒素的作用，患者的体温调节中枢受到抑制，导致体温在感染时较正常变化不大，不易被发觉。因此，患者体温正常时也可能已经感染。3例患者均出现了恶心、呕吐、腹痛等消化道症状。需要注意的是，尿毒症患者本身肠道排泄尿素增多，经尿素酶分解产氨刺激、胃肠道黏膜屏障功能障碍、胃肠道转移性钙化可致恶心、呕吐；尿毒症患者易出现胃炎、胃溃疡等消化系统疾病，从而导致恶心、呕吐、腹痛；尿毒症患者服用大量药物，如降压药、调脂药、铁剂、钙剂等，可加重其消化道症状。此外，消化系统疾病，如肿瘤、肝胆疾病等都可出现。慢性肾衰患者因肾小球滤过率显著降低，常可导致血清总淀粉酶活力（TA）升高，甚至达到正常上限值的2~3倍，这给尿毒症并发急性胰腺炎的诊断带来一定困难。对患者出现上述症状且症状不明显时应引起重视，须进行全面检查，以免误诊漏诊。

在治疗上，尿毒症患者并发急性胰腺炎后常存在高分解代谢，需给予一定的营养补充。长期血透患者因水分控制不严格，可存在无尿或少尿的情况。加之心功能差，大量补液极易诱发心衰，因而限制了液体的进入。为此，临床上可加强透析治疗，实施全胃肠外营养。透析治疗对未伴明显血流动力学异常的患者，有助于阻止和改善肾功能的进一步恶化，对小分子毒素的清除有不可忽视的作用，能够纠正水、电解质、酸碱平衡紊乱，减少并发症的发生，防止病情加重。但它不能有效清除血清淀粉酶等相对较大分子的毒素，因此加用HF则能更有效地清除毒素，更好地模拟人体肾脏功能，保持血液流变学的稳定。3例患者经过治疗后，病情很快得以改善，治愈率达到100%。国内外研究证实，在重症急性胰腺炎发病初期及早应用持续性肾脏替代疗法（CRRT），并给予足够疗程具有肯定的疗效。综合考虑患者的经济承受能力和临床治疗效果，除非患者伴有明显的血流动力学异常；故而在常规处理急性胰腺炎的同时，加强透析同样可达到较好的临床疗效。

第四章 中医药研究

随着现代生活方式的改变，肾脏疾病的发病率逐渐升高，因此，了解肾脏疾病的病因及治疗尤为重要。本章对慢性肾脏病、糖尿病肾病、与透析相关的文献，从中医药角度进行整理。

第一节 慢性肾脏病中医药研究

慢性肾脏病作为全球性的健康问题，已经影响到数百万人的生活质量和生命安全。慢性肾脏病通常由多种因素发展而致，如慢性肾小球肾炎、肾病综合征、糖尿病、高血压等，其发展过程相对缓慢，初始症状不典型，容易被忽视，从而导致疾病进展。治疗慢性肾脏病中医学和西医学各有其优势，许多肾病专家都在积极探索慢性肾脏病的中西医结合之路。

一、中医治疗慢性肾炎蛋白尿的研究进展

慢性肾炎是一种病情进展慢、最终发展为慢性肾功能衰竭的肾小球疾病，临床以蛋白尿、水肿、血尿、高血压、肾功能损害为主要表现。本病属中医学"水肿""虚劳""血尿""淋证"等范畴。蛋白尿是慢性肾炎的主要临床表现之一，目前对慢性肾炎蛋白尿尚缺乏特效的治疗手段，中医治疗慢性肾炎蛋白尿有较好的效果。

（一）病因病机

蛋白由脾胃化生，由肾脏封藏。蛋白尿的病机是本虚标实，正虚邪实。本虚指肺、脾、肾功能失调，标实分外感、湿热、瘀血、情志等因素。肺气不足，外邪入侵，致水道不通；肾主封藏，肾虚则封藏失司、精微下泄；脾主升清，脾虚则清气不升、精微下注；肝失疏泄，情志不遂，则脾失升清；或肝失疏泄，

肾失闭藏，均可出现蛋白尿。居处潮湿、冒雨涉水，水湿郁而化热，或脾虚不能运化，形成湿热，湿热之邪困阻中焦，致清浊俱下，或扰乱下焦，封藏失职，致精微物质随尿排出而出现蛋白尿；病久入络，瘀血阻络，精气不能畅流外溢，以致精微下泄而出现蛋白尿。

（二）辨证施治

1. 补肾固涩

肾为先天之本，主藏精，藏真阴而寓元阳，只宜固藏，不宜泄露。肾虚，精关不固，则精微外泄。治以固涩肾气，方用金锁固精丸加减。若小便清长、畏寒怕冷、舌体胖嫩偏于阳虚者，方用金匮肾气丸加减。若咽干口燥、五心烦热、舌红少苔、脉细数偏于阴虚者，方用六味地黄丸加减。

2. 补益脾胃

脾为后天之本，主运化，为气血生化之源。脾运不健，则精微物质不能正常转输，脾虚失摄，不能充养肾精，则精微外泄。治以健脾益气。药用党参、茯苓、白术、莲肉、山药、莲子、黄芪、陈皮等。方用参苓白术散加减。

3. 益气补肺

肺主一身之表，肺卫不固，外邪入侵，肺失宣肃，则可出现眼睑浮肿，延及四肢、全身，苔白，脉浮紧或数。治以补肺益气。药用白术、黄芪、防风等。方用玉屏风散加减。

4. 疏肝理气

情志是影响肾性蛋白尿的重要因素。肝主疏泄，疏泄不畅，肝气郁结，致脾失运化，则见胸胁胀满、情志抑郁、呕恶、口苦、舌质红、苔薄白、脉弦滑之表现。治以疏肝理气。药用香附、柴胡、陈皮、枳壳等。方用柴胡疏肝散加减。

5. 清热除湿

湿热是生成蛋白尿的重要因素。湿热蕴结下焦，清浊不分，迫精下泄，故尿中可出现蛋白。治以清利湿热。药用瞿麦、滑石、萹蓄、车前子、栀子等。若见热毒可加连翘、金银花、白花蛇舌草等清热解毒药。方用八正散加减。

6. 活血化瘀

病久入络，瘀血阻络，固涩失调，干扰肾关，治以活血化瘀。药用红花、当归、桃仁、赤芍、丹参、川芎等。选用活血化瘀药物可增加肾脏血流量，抗变态反应性。减轻肾脏病理损害,提高机体免疫功能。方用血府逐瘀汤加减。

(三)治疗

麻黄连翘赤小豆汤加味(益母草15g,丹参10g,麻黄5g,大枣4枚,赤小豆20g,桑白皮10g,杏仁10g,生姜5g,连翘15g),可益气活血,宣肺利水,在提高血浆白蛋白、减少蛋白尿的同时,提高机体的免疫功能。补肾利湿方(薏苡仁、黄芪、生地黄、石韦、覆盆子、半枝莲、白花蛇舌草、淮山药、茯苓、芡实、丹参、金樱子),可活血健脾,利湿补肾,对于24小时蛋白定量、蛋白定性等指标差异均有显著性($P<0.05$)。贝那普利联合延肾胶囊治疗慢性肾炎具有肾脏保护作用,可降低尿蛋白水平,减轻肾组织纤维化,延缓肾功能恶化。黄葵胶囊对慢性肾小球肾炎减少蛋白尿有一定的作用。肾康冲剂(丹参、茯苓、白茅根、薏苡仁、白花蛇舌草、益母草、黄芪等)治疗慢性肾炎脾虚湿浊血瘀证,结果表明,治疗组24小时蛋白定量降低。益气化浊汤(薏苡仁30g,黄精20g,半夏10g,当归15g,党参20g,陈皮10g,蝉蜕10g,白术20g,黄芪40g,茯苓20g,芡实20g,白茅根30g,苍术12g)联合火把花根片治疗慢性肾炎,结果表明,治疗组24小时蛋白定量差异均有显著性($P<0.05$)。肾康片(大黄、川芎、淫羊藿、枸杞子、当归、黄芪、三七)治疗慢性肾炎脾肾气虚兼血瘀证,在改善蛋白尿方面取得了不错的疗效。三仁汤加减合二至丸治疗慢性肾炎,脾阳虚者加杜仲、熟附子,气虚甚者加黄芪、太子参、党参,风热者加金银花、连翘,咽痛者加蝉蜕、玄参、牛蒡子,湿重者加半夏、滑石等,纳呆腹胀、舌苔腻者加厚朴、木香等,兼感表邪属风寒者加荆芥、防风、苏叶,阴虚明显者加牡丹皮、白芍、生地黄等,能够显著缓解蛋白尿。加味黄芪赤风汤治疗慢性肾炎蛋白尿,腰酸困者加杜仲、川怀牛膝;伴有血尿者加仙鹤草、三七粉(冲服)、小蓟;水肿明显者加冬瓜皮、车前子、茯苓;头胀头昏者加天麻、杭菊花、生牡蛎,或配合硝苯地平缓释片口服,疗效显著。清华培元汤治疗慢性肾炎,肾阳虚加淫羊藿15g,巴戟天15g;腰痛加杜仲15g,川续断15g;水肿甚加浮萍15g,车前子15g;蛋白尿持续不降者加蝉蜕15g,苏梗15g;高血压者加石决明30g,莱菔子25g;湿热较重者加茵陈15g,石韦20g;持续血尿者加仙鹤草15g,茜草20g;纳呆者加鸡内金20g,焦三仙各15g;大便秘结者加生大黄10g。

综上所述,治疗慢性肾炎蛋白尿要辨证明确,对症加减,守方不更,长期服药,这是巩固疗效、防治病情复发的关键。同时还要注意生活调养。患者平时要注意休息,适当活动,切忌劳累;饮食以清淡为主,并注意优质蛋白的摄入；避免感受外邪，注意情志调养，巩固治疗效果。

二、肾性蛋白尿的中医治法研究

中医无蛋白尿一名，可将其归于"尿浊"范畴。若伴乏力、水肿、尿血等，可将其归于"虚劳""水肿""血尿"等范畴，其发生与精微外泄密切相关。近年来，越来越多的研究证实，中医药在治疗尿浊方面具有独特的优势。

（一）从玄府论治

玄府，原指汗孔，最早见于《素问·水热穴论》"所谓玄府者，汗空也"。后刘完素丰富其概念，引申为存在于身体各处的极微细结构，是气血津液流通的通道。玄府开阖失司是尿浊发生的主要原因，玄府郁闭，气血津液失于流通，停聚于肾，致肾失封藏；或玄府开泄，通利过度，精微外泄而成尿浊。基于玄府开阖功能失常的病机，治疗尿浊主要有通玄和固玄两种方法。辛以通玄是通玄的基本治法。辛味药众多，而临床常用辛以通玄的药物当属"风药"。风药并不能简单地定义为解表药和祛风药，从广义上来说，它是指一切味辛性轻，具有祛风、息风、祛风湿等作用，可治疗风病的药物。治疗尿浊时加入风药，可起到开玄解郁、祛风胜湿、活血通利、轻清升阳的作用。所谓固玄法，是指固摄之法。尿浊的发生主要以本虚为主，尤其是肾脏虚损。因此，有医家提出除辛以通玄外，还可使用益肾固本汤以补肾固玄。自刘完素提出微观玄府的概念后，玄府理论得到了快速发展，不少现代医家将其用于治疗肾病，取得了显著的临床疗效。

（二）从六经论治

经络具有沟通脏腑的作用，肾主封藏之功能有赖于肺、脾、肾、膀胱、三焦的功能正常及其所属经络的正常运行。太阳主一身之表，外邪侵袭，首犯太阳，邪气外闭于营卫，上壅于肺。肺失宣降，或邪气阻于经络，阳气郁闭，气化失司，困阻于肾，最终精微下行外泄而尿浊。临床上可分为邪犯太阳、太阳湿热及太阳毒热之证。临床兼见恶寒发热、无汗或自汗出、舌红苔薄、脉浮紧或浮数者，证属邪犯太阳，治宜麻黄汤或越婢汤合四苓汤疏风散邪、宣肺利水；症见恶寒发热、身热不扬、尿浊多沫、身体酸重者，证属太阳湿热，治宜越婢加术汤宣肺清热、健脾利水；临床见身热汗出、咽喉焮红溃烂、皮肤疮疖者，证属太阳毒热，治宜麻黄连翘赤小豆汤合四苓汤清热解毒、宣肺利水。《素问·阴阳离合论》曰："太阳为开，阳明为阖，少阳为枢。"少阳主枢机，太阳失治误治或肾病失于调摄，少阳郁结，气机不利，精微失于输布而致尿浊。临床除见尿浊多沫外，还可见寒热往来、心烦喜呕、胸胁苦满等少阳证症状。治疗当以和解少阳为治则，经典之方剂当属小柴胡汤。方中柴胡、黄芩和解少阳，人参、甘草、大枣补中益气，半夏、生姜和胃降逆。全方集苦降、甘调、辛开于一身，调达上下，疏畅气机。

　　阳明乃太少两阳相合之经，为多气多血之经，邪入阳明，易化热化燥。当阳明燥热与太阴湿气相结，湿热蕴结于经络，则可出现小便不利、身重、尿浊等症。治宜解表宣肺、祛风除湿，方用麻黄连翘赤小豆汤加减。若出现便秘、脘腹痞满、烦躁等"胃家实"的典型症状，可用大承气汤峻下热结。太阴为开，阴门开，邪气直中，太阴先伤。《素问·太阴阳明论》曰："足太阴者，三阴也，其脉贯胃，属脾，络嗌，故太阴为之行气于三阴。"太阴为胃输布精微，太阴功能失司，气血精微输布失职，精微外泄。太阴为病，常以寒湿中阻、太阴气虚为主。尿浊患者见水肿、纳差、便溏、时腹自痛、舌淡苔白腻、脉沉，证属寒湿中阻，方用苓桂术甘汤加减，以温脾祛湿。太阴气虚可分为太阴肺虚和太阴脾虚，太阴肺虚者常见发热、恶寒、咳嗽等不适，方用越婢加术汤以疏风散邪、宣通肺气；太阴脾虚者常见腹胀、纳差等症，方用补中益气汤以补气健脾。少阴主三阴经之枢机，少阴枢机不利，开阖失司，肾失封藏，精微外泄而成尿浊。临床以少阴阴虚、少阴阳虚多见。少阴阴虚者常见手足心热、面色潮红、舌红少苔、脉细数等症，方用六味地黄丸以滋阴降火、补肾益水；少阴阳虚者常见畏寒怕冷、四肢不温等症，方用金匮肾气丸以温阳滋肾固精。厥阴之上，风气主之，外邪表不解，易引起厥阴风动，扰动肾之水火，肾失固摄，精微外泄而致尿浊。厥阴证常见上热下寒之症，正如厥阴之提纲"厥阴之为病，消渴，气上撞心，心中疼热，饥而不欲食，食则吐蛔，下之利不止"。治宜清上温下，使阴阳调和，代表方为乌梅丸。

　　治疗尿浊还应重视"药物归经"。药物归经是指某药对某些脏腑经络的特殊作用，归经不同，治疗效果亦不同。脾肾气虚者可加党参、山药、刺五加、补骨脂等入脾肾两经的药物，肺肾气虚者可加黄芪、蛤蚧、五味子、紫河车等入肺肾两经的药物。六经辨证源于《伤寒论》，是张仲景重要的学术成就，尿浊的发生发展在六经不同时期有其相应的特点及治疗方法，以六经辨证为纲对治疗尿浊具有重要意义。

(三)从风论治

肾风最早见于《素问·风论》。云:"肾风之状,多汗恶风,面疱然浮肿,脊痛不能正立,其色炲,隐曲不利。诊在颐上,其色黑。"风邪通过皮肤阳络、太阳经、各脏络入肾,从而影响肾脏功能。风为百病之长,其性开泄,善行而数变,侵袭人体后客于肾脏,致肾失封藏,精微外泻,是尿浊缠绵难愈的原因之一。治疗肾风有祛风、御风、搜风、息风之不同,药物有轻清透邪之风药,如荆芥、防风、紫苏叶等祛风解表、宣畅气机,亦有地龙、僵蚕、全蝎等虫类药物开通玄府、化瘀通滞。治疗肾风应注意脏腑亏虚是其形成的基本病机,因此在祛风的同时不能忽视脏腑。黄芪堪称治疗肾风的经典药物,治疗时加黄芪,可在固护脾肾的同时发挥其固摄之功,控制体液外泄,抵挡精微的耗散。风邪是诱发尿浊的原发因素,也是病情反复缠绵的诱导因素,故大多数医家治疗时常常兼以祛风,以固护卫气,达到标本兼治的目的。

(四)从湿热论治

不少医家认为,湿热是尿浊常见的病因病机,湿热证是最常见的证型之一。久居湿地或涉水淋雨,感受湿邪,郁于体内,久而化热,湿热互结;或饮食肥甘厚腻,脏腑失调,湿热内生;或长期使用激素类药物,久而形成湿热,阻于脾胃,致升清功能失司,或结于肾脏,肾失封藏,精微下行外泄而形成尿浊。从湿热论治,最核心的治法就是清热利湿,但临床运用时又各有不同。治疗湿热证,一要分清是湿重于热还是热重于湿,还是湿热并重;二要结合三焦辨证,重视肺、脾、肾三脏在湿热形成中的关键作用。湿热蕴结于上焦,治疗上应重视肺脏,使用轻清透邪之品,如金银花、连翘、黄芩等清热解毒祛邪;湿热壅滞中焦,治疗上应重视脾脏,使用苍术、薏苡仁、半夏等药清热渗湿;湿热蕴于下焦,治疗上应重视肾脏,使用石韦、瞿麦、萹蓄等药利湿通络。《临证指南医案》曰"初病湿热在经,久则瘀热入络"。湿热证并非一成不变,易阻滞气机,产生瘀血,致湿热瘀互结,使本病缠绵难愈,故治疗尿浊湿热证时还应注意活血药物的使用。湿邪黏滞为病多缠绵难愈,与热相结,更是难愈。另湿热之邪易耗伤正气,变生他邪,因此在培本的同时兼以清热祛湿,标本兼治,疗效更显著。

（五）从瘀论治

《景岳全书》曰："凡人之气血，犹源泉也，盛则流畅，少则壅滞，故气血不虚则不滞，虚则无有不滞也。"素体虚弱，气血亏虚，无力推动血液运行，血滞成瘀；或湿热停于体内，或七情内伤，气机壅滞，血滞脉中而成瘀血。瘀血阻于肾络，肾主封藏功能失司，精微外泄而成尿浊。瘀血既是尿浊的病理产物，同时也是致病因素。"久病入络为瘀血"，瘀血的产生会加重尿浊，而尿浊日久又会产生瘀血，这是尿浊缠绵难愈的原因所在。清代医家傅山曾云："久病不用活血化瘀，何除年深坚固之沉疾，破日久闭结之瘀滞。"因此，治疗尿浊时应将活血化瘀贯穿始终。在选择活血药物时，有专家认为应选用具有破血通经作用，能深入病位的药物，如水蛭、地龙等虫类药，可达到更好的治疗效果。尿浊血瘀证临床常用治法为清热利湿活血、祛风活血、温阳活血、行气活血。症见头身困重、口苦口臭、小便深黄、大便黏腻、舌暗苔黄腻、脉沉细涩等，治疗多选用虎杖、牡丹皮、大黄等以清热利湿，活血化瘀；临床见眼睑或全身浮肿、面色黧黑、舌暗、脉浮紧等症，治疗多选用防风、荆芥、雷公藤等祛风通络；症见畏寒、四肢欠温、尿浊色白、舌暗苔薄白、脉沉细等阳虚表现，治疗多选用淫羊藿、肉苁蓉、巴戟天等温阳之品；临床见口渴不多饮、胸胁胀满、善太息、尿多泡沫、舌暗苔薄白、脉弦涩等症，治疗多选用柴胡、川芎、陈皮等行气通滞。瘀血贯穿尿浊的始终，治疗时以化瘀为切入点，从整体出发，辨证论治，可有效改善患者的临床症状。

（六）从脏腑论治

从中医角度看，蛋白质属于"精"的范畴，藏于肾，由脾胃化生，通过肺输布全身，故尿浊的发生常与肾、脾、肺有关。肾主封藏，肾虚则封藏失司，精微不固外泄；脾主升清，脾虚则升清功能不足，或脾虚湿浊内生，蕴而化热，湿热扰动精室，精微外泄；肺主皮毛，主卫外，主宣降，肺虚则输布无能，或卫外不固，外邪侵袭肺卫，循经下行，扰动肾脏，精微外泄，出现尿浊。尽管尿浊的主要病位在肾、脾、肺，但与三焦、肝密切相关。《难经》曰："三焦者，水谷之道路，气之所始终也。"三焦通过气化功能，将精微运输至人体各处。三焦功能失常，水谷精微不循常道而外溢成尿浊。肝主疏泄，肝失条达，横逆犯脾，致脾失升清，精微下泄而出现尿浊。

多数医家认为，肾脏病出现尿浊的基本病机为脾肾亏虚，故常以益肾健脾为基本治则。从脾肾论治尿浊,要分清脾虚、肾虚之别,辨清脾气虚、脾虚湿盛、肾气虚、肾阳虚、肾阴虚、肾精亏虚之证。然临床上单独以脾论治或以肾论治者较少,多为脾肾同治。尿浊患者常常病久体虚,因此脾肾失调表现为脾肾亏虚,以气虚及阳虚为主,治疗时应辨清脾肾气虚证、脾肾阳虚证之不同。

尿浊常因感冒、咽炎等上呼吸道感染而复发,故治疗时应注意两点:一要重视肺卫护外的作用,增强自身正气,减少上呼吸道感染;二要注意驱邪外出,防止邪气伏于人体,加重或诱发尿浊。从肺论治,常用治法为清肺解毒利咽和补肺固卫益气。对发热、浮肿、咽喉肿痛、脉浮者,可使用射干、马勃、牛蒡子、蝉蜕等清肺利咽,疏风解毒;症见乏力、水肿、易感冒者,可使用黄芪、白术、防风等益肺固表。三焦为气道,通行诸气,参与水液代谢的全过程,其基本病理为水火失调、气化失常、气机不畅,故疏利三焦十分重要。柴胡与黄芩为疏利三焦的经典药对。柴胡味辛、苦,可和解表里,疏肝解郁,与黄芩相配,为和解少阳之经典。当然在疏利三焦的同时还应辨清三焦病位之不同,分而论治。

临床上从肝论治尿浊,可有疏肝、清肝、平肝、补肝之法。尿浊患者见情绪急躁,或情绪低沉、善太息等肝郁症状,可使用柴胡疏肝散疏肝解郁。若肝郁日久化热,或喜食肥甘厚腻,湿热内生,结于肝经者,可选用龙胆泻肝汤清肝泄热,利湿化浊。若出现眩晕、耳鸣等肝风内动之表现,可选方天麻钩藤饮平肝息风。尿浊日久,损伤肝阴,症见五心烦热、耳鸣、盗汗等证者,可予以杞菊地黄丸补肝肾阴。治疗尿浊时应以扶正增强脏腑功能为主,兼祛标实,随症加减,可延缓病情发展,改善患者的生活质量。

尿浊病机复杂,常不能以一家之言一概而论。各医家在治疗时侧重不尽相同,有从玄府论治、从六经论治、从风论治、从湿热论治、从瘀论治、从脏腑论治之别,但不应太过强调某种治法,脱离临床。临床上应遵循辨证与辨病结合原则,不局限于一法一方,博采众长,活灵活用,如此方能取得良好效果。

三、难治性肾病综合征的中西医治疗进展

难治性肾病综合征(简称肾综)是指激素无效型(激素抵抗型)或激素依赖型及反复发作型的原发性肾病综合征。激素抵抗型系口服强的松每天 1mg/kg(儿童每天 1.5 mg/kg)正规治疗 8 周而病情无改善者;减药后病情复发则为激素依赖型;1 年内反复发作 4 次或半年内复发超过两次以上者称之反复发作型。激素依赖型可视为反复发作型中最严重一类。激素无效型肾综多为膜增殖性肾炎

（MPGN）、晚期的膜性肾病（MGN）、晚期的局灶节段性肾小球硬化（FSGS）；反复发作型肾综多为微小病变（MGO）、系膜增生性肾炎（MOSPGN）、FSGS。难治性肾病综合征治疗上颇为棘手，近年来西医和中医在治疗本病方面取得了某些进展。

（一）一般治疗

1. 饮食管理，低盐低蛋白饮食

限钠饮食是治疗肾综水肿的基础，但严格限钠可影响蛋白质和热量的摄取，且患者难以坚持。一般提倡每日摄钠2~3g，实践中可予戒盐（即食物中不加盐）或低盐饮食。Conmbe等认为，蛋白质摄入应<1g/kg/d，但推荐的低蛋白饮食是否真正对延缓肾脏疾病的进展有益尚无可信依据。

虽然低蛋白饮食可减少尿蛋白量，但Kaysen等通过动物实验和对肾病综合征（NS）患者的观察发现，低蛋白饮食仅可引起白蛋白合成的轻微下降，尿蛋白量明显减少，但血浆白蛋白水平有轻度升高。2/3的肾病综合征患者总胆固醇和低密度脂蛋白（LDL）升高，血浆脂蛋白α也升高，因此要养成低脂肪及富含不饱和脂肪酸的饮食。

2. 降脂治疗

高血脂是肾综的主要临床表现之一，无论外源性抑或内源性高脂血症者均可造成肾损伤。有实验表明，对肾病综合征患者选用有效安全的降脂药物具有重要意义。现多考虑使用胆固醇合成酶系中限速酶甲基羟戊二酰辅酶A（HMG-COA）还原酶的竞争性抑制剂（如辛伐他汀、洛伐他汀等）。有报道显示，服用洛伐他汀治疗肾综41例，10mg，每晚1次，服用两个月无明显副反应，且能提高血浆蛋白，降低蛋白尿，保护肾功能。

3. 抗凝治疗

肾病综合征患者因高凝引起的血栓可在全身的血管发生，发生率为10%~40%，以静脉系统常见，但大多数无临床症状。5%的成人患者有肺栓塞表现，12%的患者肺闪烁扫描显示有血栓存在，且通常合并肾静脉血栓，强的松、环孢素及利尿剂均可使血栓的发生率升高。因此，在无明确血栓发生的情况下，抗凝治疗效果确切。抗凝血药物包括肝素、华法林，抗纤溶药包括尿激酶、蝮蛇抗栓酶及中药制剂，血小板解聚药包括潘生丁、阿司匹林。近年来，临床开始使用低分子肝素（LMWH），与标准肝素相比，其半衰期长，生物利用率高，只需每日注射1次，患者易于接受。动物实验及临床观察均表明，同样抗凝活血，出血发生率低。Rostoker对LMWH预防性抗凝治疗肾病综合征的疗效及安全性进行了前瞻性研究，取得了满意结果。因此推荐将LMWH作为预防性治疗肾病综合征的一线药物。

4. 血管紧张素转化酶抑制剂（ACEI）

ACEI越来越广泛用于肾小球病变，它不仅能控制体循环高血压，对改善肾功能也有良好效果，并可降低蛋白尿。Imamuea等通过动物实验发现，用ACEI（如依那普利每天20mg/kg）或血管紧张素受体拮抗剂（如Losartan每天20mg/kg）3周，可延缓急性肾功能衰竭时的肾小球硬化，维持肾功能稳定。现多数ACEI制剂在严重肾功能不良时均慎用。近两年出现的第三代ACEI（贝那普利）是至今为止唯一副作用最小、作用最强、起效迅速、对肾脏无损害的药物。有报道在激素和（或）免疫抑制剂常规治疗无效的情况下，在原治疗基础上加服贝那普利5～10mg，每日1次，疗程45天，尿蛋白明显下降。

5. 非甾体类抗炎药物（NSAIDs）

该类药物主要用于一些常规治疗无反应的重症患者，其减少尿蛋白机制不明。Velosa应用此类药物治疗了30例激素抵抗型患者共3个月，结果16例有效，平均尿蛋白由13g/24h降至4g/24h，血清肌酐值稳定，而对NSAIDs无反应者则75%发展为肾功能不全。在使用ACEI时加用NSAIDs，有时会收到意外的降尿蛋白效果。但因非甾体类抗炎药物存在严重的副作用，如损害肾功能、加速血压恶化、引起高血钾（特别是与ACEI同用时）等，因而限制了它在肾脏病中的应用。

（二）类固醇激素

目前认为，糖皮质激素依赖及反复发作型肾病综合征的治疗仍以使用激素和细胞毒药物治疗为主。成功的关键在于选用药物的剂量、治疗方案及用药时间、疗程长短。目前不少学者认为，下述激素的使用方法能减轻肾病综合征的复发率。在首始治疗阶段要使用足量的强的松，每日1～1.5mg/kg，足够的时间（约8周）和十分缓慢地撤减，每周减原量的10%至小剂量阶段，即隔日1mg/kg时用约半年，然后继续每周10%递减，直至维持量，即隔日0.4mg/kg，持续1年或更长时间。对于难治性肾病综合征，有的学者主张应用大剂量激素冲击疗法。①甲基强的松龙1g加入5%葡萄糖300mL静滴，每天1次，连用3天为1个疗程。②氟美松每天1～2mg/kg或80～150mg/d加入5%葡萄糖静滴。必要时两周后行第2疗程，不超过3个疗程，间隔期间或疗程结束后，继续强的松40～60mg/d，4周后减量。但由于此疗法易致感染、水钠潴留、消化道出血及高血压危险，目前很少用此法。一般用于急进性肾炎或疮疤性肾炎危及生命者，以及严重的蛋白尿或肾功能进行性恶化者。

（三）细胞毒性药物

反复发作型和激素依赖型肾病综合征常出现激素副作用。对这些患者使用细胞毒性药物不仅可减少激素用量，更重要的是可使激素不敏感转化为敏感，可提高激素疗效，降低激素副作用，减少复发，延缓肾衰发展速度。常用的细胞毒性药物有环磷酰胺（CTX）和苯丁酸氮芥（CB1348）。这两种药物疗效相似，但国内应用CTX较多。Bemfi等单用激素治疗，复发率高达55%，加用细胞毒性药物后复发率仅18%。目前用CTX主张每天2mg/kg，共12周，累计总剂量180mg/kg，约70%可维持长期缓解。亦有个别报道应用大剂量CTX冲击疗法，即每次12mg/kg加生理盐水500mL，每月1次，6~8个月后改3个月1次，累计总剂量150mg/kg，但在治疗中24小时强调给予"水化疗法"。CB1348推荐剂量为每天0.5mg/kg，累计总剂量7mg/kg。以上药物1年内不能使用第2次，因其副作用是累积的。其他亦有报道称，长期小剂量的硫唑嘌呤治疗肾病综合征，如每天2~2.5mg/kg，6~12个月可使尿蛋白缓慢减少，最终可能完全缓解。

（四）环孢素A（cyclosporine，CsA）

环孢素A主要用于治疗激素依赖和激素拮抗或不能用激素治疗的肾病综合征患者。此药于1986年由Meyrier和Hoyer分别报道了CsA用于治疗成人和儿童肾病综合征患者。对激素有效者对CsA同样有效，对激素不敏感者改用小剂量CsA联合应用40%缓解，而对烷化剂用8~12周无效者可考虑用CsA。Claudio和Patrizia认为下列情况下可使用CsA治疗：微小病变型肾病综合征中激素依赖（停药或减量后14天内复发）患者；激素拮抗（初发治愈6个月内复发两次以上或一两个月复发3次以上）者；局灶节段硬化和膜性肾病中，对激素或其他免疫抑制治疗反应不佳，肾病综合征持续存在者；IgA肾病中病理类型为微小病变型者；其他病理类型的IgA肾病，在短期内肾功能急剧恶化者。首剂推荐剂量儿童每天4~6mg/kg，成人每天3~5mg/kg。Claudio和Pontieellz建议按首剂最大剂量治疗6个月后逐渐减量，或者根据血药浓度选择保持血浆CsA水平为50~150μg/mL（单克隆免疫法），或全血CsA水平为100~200μg/mL（多克隆放免法）的剂量治疗2~8个月后，每月减量25%，直至停药。Grafenried.B.VON认为，足量治疗3个月仍无明显疗效的病例应停药，如治疗中血肌酐水平升高大于基础值30%则应减量每天0.5~1mg/kg；治疗后即使无明显副作用，也应减量观察是否复发。因此，在治疗过程中监测血药浓度有利于调整药物剂量，提高疗效，减少药物毒副作用。同时需要注意的是，CSA的毒副作用，特别是肾毒性作用主要与CsA的剂量呈正相关，但与血药浓度并无很好的相关性。当CsA剂量为每天7~8mg/kg时，即使血药浓度低于治疗需要的预期值，肾毒性也很明显。因此当CsA血浓大于150~160mg/mL时则应减量，当CsA剂量达到极量时，即使血药浓度偏低仍不宜增加剂量。

总之，CsA应用中应注意：对肾功能不全、高血压和（或）肾活检有小管间质病变患者应慎用，CsA过敏者及小于1岁的婴儿禁用。如治疗中血肌酐已不正常，首剂应每天＜2.5mg/kg，维持剂量应保持最低有效剂量。在治疗中全程监测血肌酐、血压、CsA浓度，以及药物相互作用及并发症，避免同时使用其他肾毒性药物。CsA治疗两年后应逐渐减量，观察患者是否复发。

（五）中药治疗

中医药治疗肾病的临床研究，近年来有较大的进展，而且前景广阔。如陈世雄等将47例激素依赖型肾综分为对照组（单纯西药治疗13例）和治疗组（中西药结合治疗34例）。两组均常规分阶段激素治疗，在减量阶段均加用CTX 0.2，静脉注射，隔日1次，直到150mg/kg为止。治疗组在上述基础上加服中药。①在激素首次大剂量阶段，患者表现为肾阴虚，可予女贞子、墨旱莲、地骨皮、龟板、全蝎等。②激素减量阶段，患者表现为肾阳虚，可予淫羊藿、肉苁蓉、补骨脂等。③在激素维持量阶段，患者表现为脾气虚，可予党参、黄芪、太子参、川芎、芍药等。结果显示，治疗组总有效率为79.4%，对照组为46.2%（$P<0.05$）。治疗结束后，稳定期与复发情况分别为（19.8±13.7）个月与58.0%，明显低于对照组的（11.7±8.1）个月与38.5%（$P<0.05$）。叶任高等用同法治疗成人反复发作型肾综62例，随机进行分组对照治疗，其结果与陈氏等报道完全一致。刘宏伟等运用中医辨证分型治疗难治性肾综取得一定效果，30例患者均使用过二联、三联、四联或五联无效。他们采用中医辨证分型治疗：①脾肾阳虚型用真武汤合五皮饮成济生肾气汤。②脾肾阴虚型用知柏地黄汤加牛膝、车前子等，夹瘀者合用当归芍药散加减。③气阴两虚型用参芪地黄汤、大补元煎等。④风热犯肺型用越婢五皮饮、竹叶石膏汤等加减。⑤气滞水停型用大橘皮汤、导水茯苓汤等加减。⑥湿热壅滞型用萆薢分清饮、八正散、五味消毒饮加减。若阴虚夹湿热，选用滋肾汤（生地黄、牡丹皮、川芎、赤芍、

女贞子、墨旱莲、苍术、黄柏、薏苡仁、金樱子、芡实、益母草、白茅根），治疗1~10个月，总有效率达80.0%。肖氏等用清热利湿、活血解毒法治疗难治性肾病综合征18例，病例多经激素或激素加细胞毒制剂系统治疗后效果不佳，致病情迁延不愈，乃正气耗伤、邪毒瘀血入络。他们采用太子参、忍冬藤、鸡血藤、益母草、淮山药、马鞭草、生黄芪、半边莲、白花蛇舌草、鹿衔草、牡丹皮、茯苓、生甘草等治疗3~6个月，总有效率为88.0%。

肾病综合征缓解后主要是巩固疗效，防止复发。肾病综合征的诱发因素甚多，最主要的是感染，特别是感冒。中医学认为，阳主卫外，阳气不足易感受外邪，而"四季脾旺则不受邪"，故加强机体卫外能力应多从温肾助阳、健脾益气固表着手。从免疫学观点看，这些药物可能具有提高机体免疫能力的作用，如黄芪可增强网状内皮系统功能，促进机体产生干扰素。玉屏风散可增强机体细胞免疫功能。

四、慢性肾衰竭的中西医防治进展

慢性肾衰（CRF）是所有原发性或继发性慢性肾脏疾病所致肾功能损害所出现的一系列症状或代谢紊乱的临床综合征，是各种肾脏疾病发展的最终结局。虽然透析和肾移植已成为慢性肾衰有效的替代手段，但因费用昂贵，大多数患者难以接受。如何进行早期防治，采取有效措施延缓疾病进展是目前各国学者十分关注的问题。肾病综合征患者非透析治疗的目的主要是缓解症状，延缓病程进展，近年来西医和中医治疗本病多采用以下措施。

（一）消除进展的可逆因素

一般来说，慢性肾衰的病程是渐进性发展的，但在某一阶段肾功能会出现急剧恶化，甚至严重威胁患者生命。肾功能恶化的因素包括：①累及肾脏的疾病复发或加重。②脱水、低血容量。③组织创伤或大出血。④严重感染。⑤肾毒性药物的应用。⑥泌尿道梗阻。⑦严重高血压未能控制。⑧其他：高钙血症、高凝/高黏滞状态、低钾血症、严重肝功能不全、心功能不全、呼吸机应用等，对此应积极控制可逆因素，防止肾功能恶化。

对于高血压病、慢性肾炎、狼疮性肾炎、紫癜性肾炎、IgA肾病、糖尿病肾病等能否坚持长期合理治疗，是影响这些疾病是否发展为慢性肾衰及慢性肾衰进展十分重要的因素。

（二）饮食治疗

采用低蛋白、低磷饮食，单用或加用必需氨基酸或 α–酮酸（EAA/KA）有可能减轻肾小球高滤过和肾小管高代谢。据 Walser 报道，采用低蛋白饮食，加必需氨基酸或 α–酮酸治疗透析前慢性肾衰患者，可使患者的血肌酐倒数（Scr-1）下降速度减慢，但需排除营养不良、肌肉减少等因素的影响。应用核医学方法测定这些患者肾小球滤过率（glomerular filtration rate，GRF）的变化发现，饮食疗法可使患者的慢性肾衰下降速度减慢。Walse 等报道，透析前肾病综合征患者中长期采用正规营养治疗（主要为低蛋白饮食+必需氨基酸或 α–酮酸），其接受透析治疗后前两年的生活质量及生存率均明显优于对照组（两组生存率分别为 97.1% 和 60.9%，$P < 0.05$）。这表明，非透析治疗对延缓慢性肾衰发展的作用需给予足够重视。对蛋白质的摄入量问题，过去 LPD 曾一度限制过严，每天 ≤0.5g/kg，因而易出现营养不良。

近年来，学者们已认识到成人蛋白质的生理需要量最低限度为每天 0.6~0.8gkg，另外氨基酸或酮酸制剂的摄入量也应计算在内，以达到正氮平衡，防止出现低蛋白血症。不能以片面追求 BUN 下降为主要目标，要根据患者肾功能的损害程度，蛋白摄入的有所不同，并要摄入一定量的（50%左右或更高些）动物蛋白；中早期患者（Scr 221 μmol/L）蛋白质摄入量一般应为每天 0.6~0.8g/kg；对尿毒症患者（Scr > 707.2 μmol/L）蛋白质摄入量一般应每天 0.6~0.7g/kg 和（或）稍高些。但也有些报道不支持低蛋白饮食对延缓慢性肾衰进展有效。1996 年的两个大系列研究（包括 mela analysis）仍证明，低蛋白饮食具有明显延缓慢性肾衰进展的作用。有学者认为，饮食疗效延缓慢性肾衰研究出现阴性结果的原因可能是病例数较少，或缺乏严格的对照研究，或肾功能测定方法欠标准化，或对不同病因的慢性肾衰不能进行分类比较，基因多态性影响结果分析等，但应当指出饮食疗法延缓慢性肾衰进展的作用，在不同病因、不同阶段的患者中均有所差别。

（三）控制肾小球硬化

有研究表明，在慢性肾衰的进程中，肾小球高滤过可引起肾小球内结构变化和蛋白质的增加，并可引起肾小球微血栓形成，导致或加快肾小球硬化。目前公认的减轻肾小球高滤过的措施主要为低蛋白饮食、控制高血压和抑制血管紧张素Ⅱ的生成或抑制其受体。

1. 低蛋白饮食

动物实验表明，高蛋白饮食可引起正常肾脏或肾衰竭动物残余肾的SNGFR和GFR的增加。近十几年来的23个研究报道中，70.0%以上的结果均支持低蛋白饮食具有延缓慢性肾衰进展的作用。

2. 及时有效控制高血压

血压要降到什么程度才能有效保护肾脏，20世纪90年代美国国立卫生研究院领导的MDRD（modification of diet in renal disease）试验研究成果引人注目。该协作组进行了多中心、大样本、前瞻性的临床对照观察，比较了不同降压目标值对延缓肾脏病患者肾损害进展的影响。研究结果显示，尿蛋白超过1g/d（尤其出现大量蛋白尿）的肾脏病患者，平均动脉压（MAP）必须严格控制在92mmHg（1mmHg=0.133kPa）才能有效延缓肾损害进展。而且在相同的MAP水平情况下，降低收缩压和脉压差比降低舒张压更重要。因此，MDRD协作组推荐尿蛋白超过1g/d的肾脏病患者应将血压控制达125/75mmHg。

（四）肾小管间质纤维化的治疗

目前，纤维化病变的防治主要采用皮质激素、环磷酰胺和硫唑嘌呤等，是针对炎症过程的非特异性治疗。限制蛋白质膳食可降低TCF-β_1和PDGF的表达。近年来的动物实验证实，ACEI被认为有抑制TCF-β_1活性从而减少细胞外基质合成、抑制PAL活性从而增强细胞外基质降解的作用。

（五）高脂血症的治疗

越来越多的研究发现，慢性肾衰存在广泛的高脂血症，脂蛋白和APO异常，这增加了动脉硬化和冠状动脉疾病的危险。其治疗除限制碳水化合物及热卡摄入量，使体重达到理想标准范围，减少吸烟及饮酒，限制蛋白饮食外，还可用不饱和脂肪酸降脂药治疗。鱼油可降低甘油三酯，且对血凝无副作用，但需大量临床验证。有研究采用鱼油烯康丸治疗慢性肾衰患者脂质代谢，结果显示，鱼油烯康丸治疗慢性肾衰，短期内具有改善脂质代谢、降低蛋白尿及稳定肾功能的作用。Clofibrate（氯贝丁酯，冠心平）0.25～0.5g，每日3次，可降低血清甘油三酯浓度，但存在胃肠道副作用（包括胆石和肿瘤），心肌病的发生率会增高。二甲苯氧庚酸（gemfibrozil）诺衡，即苯氧戊酸300～600mg，每日2次，有增加血清高密度脂蛋白浓度、降低血清甘油三酯浓度的作用；lavastatin（洛伐他汀）3羟基-3甲基戊二酸单酰辅酶A（HMG-COA）还原酶抑制剂，是一种具有降胆固醇的合成药,对ESRD有待大量资料总结疗效。

(六)钙通道阻滞剂(CCB)

近年试验证明,只要把系统高血压降达目标值,双氢吡啶类CCB对肾脏具有肯定的保护作用。因为该药降低血压的效果能克服扩张入球小动脉的弊端,使肾小球内"三高"得到改善。此外有报道称,该类药能减轻肾脏肥大,减少系膜组织对大分子物质的捕获,减弱生长因子有丝分裂反应,减少自由基形成,改善线粒体钙负荷,降低残余肾单位代谢活性等,这些作用都可能对肾脏病治疗有益。

(七)其他

1. 减少尿毒症毒素蓄积

如低蛋白饮食、吸附疗法、肠道透析等。

2. 抗血小板药运用

使用抗血小板药可能有减少肾微循环血栓形成、减慢肾小球硬化进程的作用。有报道称,前列腺素E_1(PGE_1)可舒张血管,使肾小球的出入球小动脉和时间动脉阻力下降。用PGE_1滴注,可改善肾血流,防止肾内小血管癃栓塞。也有报道称,PGE_1对实验性免疫复合物型肾炎具有抑制免疫复合物在肾小球基底膜上沉积的作用,可减少尿蛋白。

3. 促红细胞生成素作用

有研究认为,如能在肾功能损伤早期使用EPO纠正贫血状态,肾衰的进展可较不使用者延缓。Kuriyama等研究显示,无贫血及EPO纠正贫血后的尿毒症非透析患者,经控制高血压及低蛋白饮食后,肾衰的进展较贫血者有所缓解。因此,非透析患者使用EPO的作用:①能有效提高Hct和HB,改善生活质量,但剂量较透析患者应适当增加。②小剂量使用控制血压,对多数患者肾功能无损害。③有贫血症状者早期使用,部分患者可延缓肾功能减退。

4. 基因治疗

基因不仅对遗传性肾脏疾病(如多囊肾)有良好的应用前景,而且对非遗传性肾脏疾患也有重要的防治作用,其研究正受到重视。

(八)中医药治疗

1. 单味药

大黄:能通过多种机制延缓慢性肾衰进展,主要包括改善健存肾组织的高代谢状态，减轻残余肾单位的代偿性肥大，抑制肾小球系膜、肾小管细胞增殖和细胞外基质的合成，改善脂质代谢等。大黄治疗的关键是把握治疗时机，选择适应证，早期应用，长期服药。

冬虫夏草：有实验表明，冬虫夏草不仅能缓解尿毒症的某些症状，而且能促进体内蛋白质的合成和氮的正平衡，具有促进蛋白代谢、增加尿毒素排泄的作用，能够减轻肾脏病理改变，促进肾组织修复，阻抑肾小球代偿肥大，促进肾小管上皮增殖。可减轻庆大霉素等对肾小管的损伤，机制是抑制或阻断庆大霉素与膜磷脂的结合、改善膜脂代谢及增加膜结构的稳定性、改善中毒肾脏的能量代谢有关。

六月雪：其作用机制是对特异性抗体的产生和免疫复合物的形成有抑制作用。

黄芪及黄芪注射液：有报道显示，黄芪注射液可降低尿素氮，其机制与其抗氧化、提高免疫能力、促进机体干扰产生有关。

川芎嗪注射液：刘志海等采用川芎嗪注射液静滴治疗慢性肾衰17例，结果有提高肌酐清除率的作用，提示其对改善肾血流、提高肌酐清除率有明显效果。

丹参注射液：毛潮鸣研究了复方丹参注射液对慢性肾衰患者的疗效，结果BUN、Scr显著下降，原因是其有形成分丹参酮能改善因肾衰所致的肾素和血浆容量的失调，缓解因肾素增加所致的肾小管阻力增大、红细胞淤积、肾脏血流量减少等连锁反应，有利于增加血流量，建立侧支循环。

毛冬青：潘健涛报道，用毛冬青甲素40mg加入5%～10%的葡萄糖液500mL静滴，同时加入5%的碳酸氢钠16mL调整酸碱度，每天1次，1个月为1个疗程。结果表明，毛冬青甲素无论在尿毒症期抑或氮质血症期都能改善肾功能。其成分是五环三萜类化合物，是新的血小板聚集抑制剂，有明显的抗血栓形成作用，与潘生丁有近似药效。

2. 中药复方

有人将治疗慢性肾衰的方剂归纳在50余种中药中，重复率较高的依次为大黄、黄芪、参类、附片、当归、川芎、地黄、冬虫夏草、甘草，基本方剂以温脾汤为主。

3. 中药灌肠

中药保留灌肠治疗慢性肾衰是为一种简便而有效的方法，归纳各种灌肠药，其中以大黄、牡蛎重复次数最多。以大黄为主的灌肠法适用于慢性肾衰前期或早中期，或以尿素氮增高为主患者，而对晚期患者疗效欠佳，失水、低氯、低钠、大便滑脱的患者忌用本法。

五、从肠道菌群角度探讨慢性肾脏病的中医辨治

流行病学调查研究显示，在全球范围内，慢性肾脏病（CKD）的患病率约为13.4%，我国达到10.8%，患病人数约1.2亿。近年来，随着研究技术的不断提高，越来越多的研究证据表明，肠道菌群与慢性肾脏病的发生发展密切相关。2011年Meijers等提出了The gutkidney axis肾-肠轴机制，论述了慢性肾衰的疾病进展与肠道菌群失调之间的动态双向关系。在慢性肾脏病的进展过程中，肾小球滤过水平降低，排泄和调节代谢功能下降，体内生成的毒素在血液中蓄积，从而导致肠道上皮屏障和肠道微生态改变。肠道的菌群数量变化、移位、黏膜上皮的损伤，可导致尿毒症毒素累积，从而参与疾病的进展。中医的"脾"与"肠道菌群"在生理及功能上关系密切，中医的"脾肾学说"与"肠-肾轴"机制不谋而合。从肠道菌群角度，立足于脾，以健脾调节肠道菌群，升清降浊，维持肠道稳态；以补脾扶助肾气，健脾益肾，固本培元，有助于延缓疾病的发生发展。

（一）慢性肾脏病患者的肠道菌群变化

在慢性肾脏病进展过程中，尿毒症毒素、肠源性毒素进入体循环，患者往往需要频繁使用抗生素和铁剂等，加之低钾饮食导致的膳食纤维摄入减少，导致肠道菌群失调。Vaziri等对比了终末期肾脏病患者与健康对照组的肠道微生物后发现，有多达190个微生物操作单位的丰度有显著差异。其中短杆菌科、肠杆菌科等致病菌群显著增加，有益菌群如乳杆菌科明显减少。国内学者袁伟杰等研究了维持性血液透析患者与正常健康人群肠道菌群的差异，结果显示，血透患者肠道中的好氧菌数量显著增加，约为正常对照组的100倍。另外，致病厌氧菌群（如产气荚膜梭菌）的数量也明显增加，而益生菌数量（如双歧杆菌）则明显减少。综合上述学者的核心思想，我们认为，慢性肾脏病患者往往肠道微生态失衡，肠道菌群失调，肠道益生菌的种类和丰度减少，产生尿毒素的条件致病菌增多。而肠源性尿毒素和条件致病菌发生移位会转移到组织器官、血液循环中，从而导致疾病进展和并发症的发生。

（二）立足于脾，从脾论治

李东垣在《脾胃论》中言"内伤脾胃，百病由生"。脾胃为后天之本，主运化、统血，为气血生化之源。慢性肾脏病患者脾肾亏虚，气化不足，开阖升降

失司，水液失布，湿浊瘀毒壅滞中焦，且贯彻疾病始终。

1. 脾肠相关论

中医学认为，脾与肠二者在生理上关系紧密。《素问·脏气法时论》云："脾病者，虚则腹满肠鸣，飧泄食不化。"脾胃升清降浊，"清气在下，则生飧泄"。脾虚运化失常，水谷并走肠间，则见腹泻、便溏等肠道症状。《灵枢·五癃津液别》云："五脏六腑……脾为之卫，肾为之主外。"脾旺则四季不受邪，脾的运化水谷和防病御邪功能与肠道菌群对机体代谢和免疫功能的作用具有一定的相似处，治疗应立足于脾，健脾以助五脏，使水道通利，三焦疏利，升清降浊，调节肠道菌群，以延缓慢性肾脏病的进展。

2. 脾肾相关论

脾肾学说源于《黄帝内经》。脾肾二脏，生理上相互依存、互相滋养，共同主持体内水液代谢；病理上互为因果，脾病及肾，肾病及脾。"诸湿肿满，皆属于脾。"脾土摄水，太阴脾土，虚而不运，水饮不化，聚而为湿化浊。脾为水谷精微化生之沃土，散精充养肾脏，脾虚则肾络不荣。肾病则水液失司，肾水泛溢，反侮脾土。肾阳虚衰，脾脏则失于温煦，无力运化。李中梓在《医宗必读》中指出，脾肾是人体先后天之根本，独主脾肾者，二脏安和，一身皆治，百疾不生，强调脾肾同补，取先后天互济互助之意。

3. 肝脾相关论

肝脾一体，互制互用。脾土得肝木升发之制，使其不至于湿困、下陷。肝木生于肾水，长于脾土，水土温和，则肝木发荣。"见肝之病，知肝传脾，当先实脾。"肝病传脾，肝体失养，责之于脾，因此，治当肝脾同调。脾主运化，肝司疏泄，同居中焦，共司中焦气机、精微的输布，两者相辅相成。脾土得肝木而达，实脾即所以理肝，以肝脾建中，协调肝脾，疏运其中，调畅上下，则脾运肝和。

（三）以"通"立法，通利泄浊

慢性肾脏病患者往往胃肠功能紊乱，肠道菌群失调，出现恶心呕吐、便秘、腹胀、便溏、少尿无尿等胃肠道症状，其可归于中医学"关格"范畴。傅晓骏认为，关格的基本病机为脾肾虚衰，瘀浊内生，蕴化成毒，壅塞三焦。王肯堂在《证治准绳·关格》中指出，"治主当缓，治客当急"。急当投以通法，通利三焦，恢复气机升降；缓则补益脾肾，以治其本。腑以通为用，胃肠通降泻浊，胃肠通降失司是肠道菌群失调的病机。从肠道菌群的角度治疗慢性肾脏病患者，应以"通"立法，升清降浊，使上下通利。通法不拘于下泻，《伤寒论》中的"通"用之法包括通解表闭、涌吐通滞、通达气机、用阳通阳、以通为补等，目的是使阴阳顺接，恢复气机的升降功能。慢性肾衰患者因湿瘀浊毒壅塞三焦，阻滞气机升降，故以通法治之，具体包括以下几方面。

1. 宣降肺气，疏利三焦

叶天士云"三焦病，先治上焦，莫如治肺，以肺主一身之气化"。上焦肺气不通，则下泄困难，三焦决渎不通。董志刚提出以"开鬼门、洁净府"之法，宣降肺气，开通表里，升清降浊，恢复水湿浊毒代谢，使浊阴得降。肺与大肠相表里，清浊相干，肺气下达，故能传导，宣降得序，助大肠通腑泻浊。傅晓骏创宣肺开郁之法治疗肾脏疾病，以清轻灵动之药宣畅肺络，理气机，畅三焦。上焦肺气得以宣降，通降太阴，则三焦气机通利。

2. 升清降浊，正本清源

《黄帝内经太素》载："胃主水谷，胃气关闭不利，肾因聚水。"水气归于肾，肾司开阖，为胃之关也。水道不行，三焦不泻，经络闭塞，则胃府所化之水不能下行，故水气流溢于肌肤、四肢，所以通身肿也。王琛在治疗慢性肾衰时认为，脾胃宜正，肾气宜清，正本清源，脾胃健运，则清气上升，浊阴下降。脾胃为气机升降之枢，脾以升为健，胃以降为顺，傅晓骏治疗慢性肾脏病注重从脾胃入手，提出"中央健，四旁如"，机体升清降浊正常，水湿浊毒得化，则"源清流洁"。

3. 理气畅中，化湿泄浊

《杂病证治准绳》言："湿气入肾，肾主水，水流湿，从其类也。"张史昭认为，湿邪为肾系疾病的重要病理因素，肾络空虚，湿浊居下，易受侵袭。湿邪重浊黏滞，阻滞气机，困阻中焦，脾运无力；湿聚为水，积水成饮，饮凝成痰，蓄积脉络，而致脉络瘀阻。《沈氏尊生书》曰："湿在下，宜利小便，犹欲地干，必开水沟也。"湿浊内盛，以通利小便，给邪以出路，化湿浊以护肾元。因此，祛除湿邪、疏利气机为治疗慢性肾脏病的基本方法。

4. 行气活血，通腑逐瘀

脾肾亏虚则水液代谢不利，水病则累血，血病则累气。水湿浊毒失其转输，血循不利，失于布散，留滞为瘀。肾络迂曲复杂，瘀血易成难消。"伏毒理论"提出，湿瘀久伏，伏毒潜伏肾络，瘀中蕴毒，毒中含瘀，损伤肾脏，治以活血祛瘀泄浊，则伏毒得托。理气活血，恢复气机，气机通畅，以助行血利水。刘玉宁以活血逐瘀法贯穿治疗始终，并予和、活、化、破分层施治。

（四）常用单味中药

1. 大黄

泄热通便，凉血解毒，逐瘀通经。慢性肾脏病患者体内浊毒蓄积，大黄走而不守，通腑泻浊，泻血闭、胃肠渣秽。现代药理研究显示，大黄具有调节胃肠道功能、延缓肾小球硬化、肾间质纤维化、抗炎抑菌、降低内毒素浓度的作用。罗学文等的研究发现，使用大黄颗粒干预后，慢性肾脏病模型大鼠的肠道菌群发生改变。尤其是使用高剂量大黄颗粒后，益生菌双歧杆菌增多，致病菌肠杆菌、肠球菌减少。

2. 补气药

补气药健脾益气，补元气而通三焦，为治疗慢性肾脏病脾肾气虚型患者的主要用药。其中黄芪、党参、太子参等为高频药物。杨洁珂等研究发现，黄芪的主要成分黄芪多糖（APS），可降低炎症因子，改善肠道菌群环境，维持肠道微生态，从而保护肾脏。

3. 丹参

在慢性肾脏病的病程中，湿浊瘀毒，结于肾络，肾络瘀阻，胶着难解，"血不利"的状态伴随始终，治疗重在活血化瘀通络。丹参清热凉血，活血通经。有研究表明，丹参及其有效成分可抗氧化应激反应，改善肾脏纤维化，改善肾脏血流。徐卓等通过实验发现，丹参总酚酸干预2型糖尿病肾病小鼠后，可不同程度地改善肠道菌群的相对丰度，回调肠道菌群结构的紊乱，各给药组均可显著降低体内血肌酐、尿素氮，从而改善肾功能。

3. 泽泻

泽泻利水渗湿泄热，化浊降脂，泻有余之水湿，导过盛之物质，通壅塞之水道。有实验显示，泽泻内的活性成分 Alisol B23-醋酸酯（ABA）可通过调节肠道菌群及血压，从而延缓肾脏纤维化。现代药理研究显示，泽泻可调节血脂，利尿降压，控制慢性肾脏病进展的相关危险因素。

六、中药抗肾纤维化的研究进展

包括肾小球纤维化、肾间质纤维化（renal interstitial fibrosis，RIF）、肾血管纤维化在内的肾纤维化几乎是所有肾脏病进展到终末期肾衰竭的共同通路和共同病理改变。肾纤维化形成涉及炎性细胞浸润，肾内固有细胞损伤、活化增殖及表型转化，致纤维化因子如转化生长因子β_1（transforming growth factor-β_1，

TGF-β_1)、结缔组织生长因子（connectiv etissue growth factor，CTGF）、单核细胞趋化因子蛋白1等表达上调及细胞外基质（extra cellular matrix，ECM）的聚积与降解失衡等多个环节。近年来，随着西医学对肾纤维化发病机制研究的深入，针对胶原及ECM代谢的不同环节，确立了多种抗肾纤维化的方法，如抗TGF-β_1抗体、血管紧张素转换酶抑制剂、血管紧张素Ⅱ受体拮抗剂、吡非尼酮、肝细胞生长因子等。尽管这些药物从不同环节具有不同程度的抗肾纤维化作用，但治疗效果并不理想，且多限于动物实验阶段。中药治疗注重整体调节，强调在多个环节发挥作用，具有西医不可比拟的优势。特别是近年来对单味中药及其有效提取物的研究，临床上取得了一定成效。中药复方抗肾纤维化研究虽然大部分限于动物实验，但亦取得了一定成果，显现出良好的前景。

（一）单味中药研究

1. 冬虫夏草

早在20世纪50年代，邹云翔教授在《中医肾病疗法》中介绍了应用冬虫夏草治疗肾结核及尿毒症的经验体会。这是冬虫夏草治疗尿毒症的最早应用，直至1984年，才逐渐有冬虫夏草治疗慢性肾衰竭的病例报道，并开始了人工虫草菌丝的临床及药理研究。目前，虫草制剂在临床上应用十分普遍，其疗效已经得到大部分临床医师和患者的认可。程晓霞等对210例慢性肾小管间质病变患者应用百令胶囊治疗，结果在改善肌酐清除率、尿渗透压、尿β_1-微球蛋白、尿α_1-微球蛋白方面明显优于保肾康组。其机制可能是：①促进肾小管上皮细胞（renal tubular epithelial cells，RTEC）增殖，减少细胞损伤或促进细胞修复。②抑制RTEC纤维生长因子mRNA的过度表达。③抑制RTEC凋亡。赵得安等通过动物实验研究表明，百令胶囊通过上调具有显著抑制肾小管-间充质转变作用的骨形态发生蛋白7的表达，从而有效降低了TGF-β_1和α-平滑肌肌动蛋白表达，具有早期干预肾小管-间充质转变的作用。王要军等的研究表明，冬虫夏草有良好的抗纤维化作用，能抑制成纤维细胞的增殖生长及合成ECM的能力；抑制细胞间黏附分子1的表达，抑制白细胞介素6对成纤维细胞的刺激。袁继丽等认为，冬虫夏草抗肾纤维化的作用机制主要体现在：①减轻炎性细胞浸润，抑制免疫复合物沉积。②具有抗脂质过氧化作用。③具有调节免疫作用。④可促进RTEC增生。⑤可抑制肾小球系膜细胞（mesangial cell，MsC）增殖。⑥可抗高脂血症，降低血糖水平。

2. 大黄

近年研究证实，大黄能有效防治慢性肾衰竭，与其主要活性成分大黄酸、大黄素密切相关。大黄素能抑制肾间质成纤维细胞（renalinterstitial fibroblast，RIFS）增殖，诱导其凋亡，并能抑制多种细胞生长因子及系膜细胞外基质成分。大黄酸能逆转$TGF-\beta_1$诱导的RTEC肥大，抑制其刺激的系膜细胞外基质合成，并能通过下调核因子κB（能诱导多种炎性反应启动因子表达）、Caspase-3活性，减轻RTEC凋亡。同时还可阻止$TGF-\beta_1$诱导RIFS增殖，抑制$TGF-\beta_1$激活RIFS，拮抗其导致的纤维连接蛋白（fibronectin，FN）的表达与合成。秦建华等认为，大黄素的抗肾间质纤维化作用机制体现在：①大黄素对肾脏细胞的增殖、凋亡及表型转化产生影响。②大黄素能够抑制促纤维化因子的合成与分泌。③大黄素可以调节系膜细胞外基质的合成与降解。

3. 三七

三七的主要有效成分是三七总皂苷。近年来，对三七的药理与临床研究取得了许多进展。韦颖等通过实验证实，三七总皂苷在最佳浓度范围和作用时间内可明显抑制成纤维细胞增殖、分泌I型胶原蛋白，降低肾成纤维细胞整合素β_1表达，从而阻断肾间质纤维化发生。在体外人肾成纤维细胞培养实验时还发现，三七总皂苷可明显促进成纤维细胞凋亡，使细胞数量减少，发挥抗肾间质纤维化作用。刘海燕等实验证明，三七总皂苷不仅可抑制尿毒血清诱导的RTEC增殖及总胶原分泌，还能抑制RTEC中$TGF-\beta_1$和CTGF的表达和蛋白分泌。王宓等的研究结果表明，三七总皂苷能够抑制白细胞介素1α诱导的RTEC中α-平滑肌肌动蛋白的表达，并能抑制FN的分泌。苏白海等研究发现，三七总皂苷一方面可促进RTEC的增生修复，阻断其向肌纤维母细胞转化；另一方面可抑制间质细胞增殖，减少系膜细胞外基质沉积。

4. 丹参

近代药理研究证实，丹参能降低血清转氨酶活性及三酯甘油含量，具有抗氧化和清除氧自由基的作用，可抑制I型、III型胶原蛋白基因转录，抑制成纤维细胞合成和分泌胶原，抑制胶原纤维增生。杨志云等观察了丹参注射液对MsC增殖及分泌白细胞介素6、IV型胶原蛋白的影响，认为丹参注射液抗肾小球硬化的机制可能为：①抑制MsC增殖。②抑制细胞外基质合成。李春香等通过实验观察到，丹参对实验性慢性肾衰大鼠的肾脏有明显的保护作用，丹参治疗组的肾功能明显改善，细胞外基质积聚减少，肾脏凋亡细胞减少，其可能的作用机制是通过影响肾脏细胞凋亡及凋亡相关蛋白而实现的。林琼真等的研究表明，丹参注射液可降低单侧输尿管结扎后梗阻侧大鼠肾脏TGF-$β_1$、mRNA和蛋白水平，下调α-平滑肌肌动蛋白的表达，减轻相对间质容积的增加，并减少I型胶原蛋白沉积，延缓肾间质纤维化的发生。

5. 黄芪

于芹超等研究发现，黄芪甲苷能减轻肾缺血-再灌注损伤所引起的大鼠肾脏的远期损害，其作用机制可能通过下调肾小管及间质单核细胞趋化因子蛋白1表达，从而直接减轻单核巨噬细胞等炎性细胞在肾小管、间质的聚集、活化，减轻肾间质纤维化。陈清江等认为，黄芪可通过下调血管紧张素II活性，减轻RIFS增殖和TGF-$β_1$分泌。杨蓉等研究发现，黄芪可使肾小管间质TGF-$β_1$及βig-h3（TGF-$β_1$的下游分子及活化指标，现证实其为一种细胞外基质成分）蛋白和mRNA表达明显下调，延缓肾间质纤维化进展。牟娜等研究发现，黄芪含药血清可显著刺激肝细胞生长因子，而肝细胞生长因子可降低TGF-$β_1$的表达，从而促进细胞外基质降解，起到抗纤维化的作用。另一项研究发现，黄芪可通过诱导增加肝细胞生长因子受体C-met，从而发挥保护肾小管、抗肾间质纤维化作用。杨红霞等认为，黄芪注射液对2型糖尿病大鼠肾组织具有保护作用。同时发现，黄芪除可减少TGF-$β_1$的表达外，还可下调Smad-7蛋白的表达。还有研究表明，黄芪能抑制TGF-$β_1$的表达，使TGF-$β_1$诱导的内源性Smad-7减少，从而发挥抗纤维化作用。

6. 川芎

王亚平等采用单侧输尿管结扎方法制作大鼠肾间质纤维化模型，结果发现，川芎嗪组肾间质损害程度显著轻于对照组，$α_1$-平滑肌肌动蛋白阳性表达细胞也明显少于对照组，提示川芎嗪可抑制肾损伤状态下纤维细胞的转化，使肌成纤维细胞的表达减少，从而抑制肾间质纤维化的形成和发展。屈燧林等的研究说明，川芎嗪能提高人胎肾成纤维细胞分泌I型胶原蛋白的表达，促使肾成纤维细胞凋亡，预防及逆转肾间质纤维化。孙林等实验研究表明，川芎嗪能阻遏肾小球内皮细胞分泌白细胞介素6，抑制肾小球MsC增殖及细胞外基质大量产生。

7. 其他

董兴刚等用粉防己中有效成分汉防己甲素对大鼠单侧肾切除加阿霉素注射肾病综合征模型治疗12周，并与钙离子拮抗剂氨氯地平进行对照研究，结果显示，汉防己甲素能显著减少肾小球内系膜细胞外基质沉积，减轻球囊粘连和蛋白管型，延缓肾小球硬化。张永等研究证实，绞股蓝总苷具有抗单侧输尿管结扎大鼠肾纤维化的作用。早期使用绞股蓝总苷可及时促进Smad-7合成与释放，抑制TGF-β_1和CTGF生成，使刺激肾纤维化形成的细胞因子逐级放大效应被抑制，阻止肾间质损伤的进一步发生，减轻肾纤维化程度。尹莲芳等通过实验发现，黄蜀葵花可使肾病综合征小鼠透明质酸排泄量明显增加，内生肌酐清除率显著改善，促进肾小管再生与修复。它可能通过扩张肾微血管、增加肾灌注和肾小球滤过率、减轻肾小管间质病变而起作用。唐锦辉等研究发现，银杏叶可明显减轻肾小球硬化及肾小管–间质损害，但不能完全防止病变的发生。此外，对单味中药的研究还有雷公藤、红景天、桃仁、红花、莪术、姜黄、苦参、人参、淫羊藿等，在此不做赘述。

（二）中药复方研究

1. 黄芪当归合剂

丁炜等通过实验发现，黄芪当归合剂（黄芪、当归）可使慢性嘌呤霉素肾病大鼠肾小球硬化指数降低，系膜细胞外基质成分积聚减少，肾小管细胞表达TGF-β_1下降，肾小管间质病变减轻。黄海长等所做的黄芪当归合剂及依那普利对CTGF在RIF中的表达的比较研究显示，黄芪当归合剂可通过抑制TGF-β_1和骨桥蛋白上调，并减轻单核/巨噬细胞的浸润与肾内固有细胞的活化，在延缓肾纤维化上与血管紧张素转换酶抑制剂有相似效果，且黄芪当归合剂抑制肌成纤维细胞形成与防治肾纤维化的作用与血管紧张素转换酶抑制剂无差异。此外，黄芪当归合剂可通过下调CTGF的表达而防止肾间质纤维化进展。王荣等研究表明，黄芪当归合剂可明显抑制大鼠肾小球内和肾小管间质部位α–平滑肌肌动蛋白的表达，下调JNK信号通路活化，从而抑制肾小球MsC表型转化。

2. 复方积雪草

体外实验提示，复方积雪草能够明显抑制血清和血管紧张素Ⅱ刺激的MsC增殖，使C_0/G_1期细胞比例增加，$S+G_2/M$期细胞比值逐渐下降，且呈良效和时效依赖关系。体内实验中造模大鼠经复方积雪草治疗8周，MsC增殖，ECM沉积明显减少。朱晓玲等应用复方积雪草防治阿霉素诱导的肾小球硬化大鼠的实验研究初步证实，复方积雪草能减少24小时尿蛋白排出，降低血脂，提高肌酐清除率，抑制系膜细胞外基质增殖，下调肾内狼疮性肾炎FN、Ⅳ型胶原蛋白及TGF-β_1的表达，其对FN、Ⅳ型胶原蛋白的表达抑制较贝那普利强。因此，复方积雪草具有抗肾纤维化作用，可防治肾小球硬化。

3. 抗纤灵冲剂

何立群等研究认为，抗纤灵冲剂（由丹参、大黄、牛膝、桃仁等组成）具有如下作用：①具有抑制成纤维细胞增殖及其分泌FN、Ⅳ型胶原蛋白的作用。②具有较强的抗氧化作用，能抑制肾小球扩大，减少纤维组织增生，保护肾单位，改善肾功能，减轻急性肾缺血-再灌注所致的肾组织损伤。该方在延缓肾功能恶化、缓解肾小球纤维化方面有较好疗效。王怡则认为，该方改善肾纤维化、抑制肾小球硬化、延缓肾功能进展的药效学机制可能是通过改善肾血流动力学，调节脂质代谢紊乱、氧化抗氧化系统、细胞分子水平等而发挥作用的。

4. 生血肾灵

高志田等应用生血肾灵（由党参、丹参、制大黄、当归、黄芪、淫羊藿、巴戟天、鸡血藤、虫草菌丝等组成）治疗4/6肾大部切除诱导的慢性肾衰竭大鼠，结果显示，能减少肾小球内Ⅳ型胶原蛋白和FN聚集，减轻肾小球硬化和病理改变，抑制残余肾的硬化固缩，延缓残余肾功能衰竭的发展。其机制主要是通过活血化瘀改善肾内血液循环，抑制血小板聚集，防止微血栓形成，影响血脂代谢，减轻由高脂血症造成的肾脏损害，提高组织清除氧自由基的能力，减轻自由基对组织的损伤，影响某些介导肾脏损害和硬化的细胞因子的分泌合成。因此，生血肾灵痰瘀同治，可有效延缓肾小球硬化和肾衰竭的发展。

5. 其他

晏子友等发现，化瘀解毒汤对单侧输尿管结扎法诱导的肾间质纤维化大鼠的肾组织形态有明显的改善作用，可抑制TGF-βmRNA的表达，减少血浆血管紧张素Ⅱ生成，且FN，Ⅰ、Ⅱ、Ⅳ型胶原蛋白的面积均有显著降低。其可能通过抑制$TGF-\beta_1$分泌，从而抑制肾成纤维细胞分裂增殖，达到减少系膜细胞外基质合成、增加其降解、防止肾间质纤维化的效果。高峻钰等的研究显示，大黄䗪虫丸能降低肾组织TGF-βmRNA的含量，抑制慢性肾衰大鼠残留肾脏的纤维增生，改善局部血流，控制肾间质炎性细胞浸润，改善细胞免疫功能，减轻肾间质的继发病变。桂华珍等对慢肾康（由黄芪、大黄、丹参等组成）进行的实验结果显示，该药具有减少大鼠蛋白尿和改善肾小球纤维化的作用。其作用机制可能是通过减少尿蛋白等大分子物质进入肾小球系膜区，减轻对MsC的刺激并抑制基质分泌，从而使纤维化程度得到改善。同时，其活血化瘀成分通过改善肾脏的血流变性和血液循环而减轻肾小球病变。此外，肾衰冲剂、尿毒清冲剂、肾康注射液、肾纤康汤、活血养阴合剂等中药复方均有不同程度的减轻肾纤维化、改善肾功能的作用。

近年来，随着分子生物学研究的不断深入，对肾纤维化的产生机制有了更深层次的认识。针对抗肾纤维化的单味中药研究尤其是对冬虫夏草、大黄等少数中药及其提取物的研究较为深入，而针对抗肾纤维化的复方研究相对较少，且多处于动物模型研究阶段。然而动物的机体代谢在许多方面与人类有很大差异，尽管特定动物模型可以模拟某一器官的特定病变，但从中药治疗学角度仍不能完全代表人类疾病全身变化的实际情况，因而使复方中药在抗肾纤维化机制研究中的应用意义受到一定限制，难以体现中医辨证施治的精髓。我们认为，对复方中药的研究，最佳的研究途径还是通过临床。虽然过去中医药抗肾纤维化的临床研究多侧重临床症状及营养状态的改善，客观指标主要为尿素氮、血肌酐、血脂等，但近年来，随着肾活检技术在临床诊疗中的不断应用，肾脏病理指标将作为复方中药抗肾纤维化研究的一项指标而纳入临床研究（在具体研究设计方案中，可选取一至两种单味中药作为对照药物，进行严格的前瞻性随机对照临床研究）。尽管研究中会遇到诸多现实问题，如研究时间较长、研究对象中途是否失访、是否配合重复肾活检等因素，但仍不失为一个更有临床意义的方法。从孙海鸥等对Ⅴ型狼疮性肾炎的远期预后中看，该方法用于研究复方中药抗肾纤维化是可行的。

近年来，不少学者采用现代科学手段研究中药复方的有效成分或成分群。例如利用血清药理学方法开展中药复方研究取得了明显进展。如果将已通过临床证实在抗肾纤维化方面疗效显著的中药复方采用血清药理学方法，用含药血清进行体外药效学研究，不仅可从新的视角阐明中药复方制剂多靶点药理作用的本质，还有助于开发出具有抗肾纤维化的新型药物。

第二节　糖尿病肾病中医药研究

糖尿病肾病是糖尿病相关并发症之一，西医学将其分为五期，第Ⅰ期和第Ⅱ期没有明显临床症状，只是肾小球滤过率增加，尿白蛋白排泄率相对正常。从Ⅲ期开始，为微量白蛋白尿期，尿中肉眼可见大量泡沫，尿检有超额蛋白溢出，并可出现肾小球结构性病理改变。Ⅳ期、Ⅴ期时肾小球病变进一步恶化，除有大量蛋白尿外，还可见血肌酐、尿素氮增高，甚者伴有下肢水肿、严重高血压、低蛋白血症等，晚期可进入少尿、无尿的尿毒症期。中西医结合治疗糖尿病肾病可充分发挥各自优势，提高治疗效果。

一、糖尿病肾病中医临床研究进展

糖尿病肾病是糖尿病的主要微血管病变之一，是以肾小球硬化症为主要病理变化的严重并发症，常见于病史超过10年的患者，已成为糖尿病患者的主要死因之一。近年来，中医药对糖尿病肾病的研究取得了一定进展。

（一）病因病机

糖尿病肾病病机复杂，历代医家多重视肾虚，认为消渴日久，伤阴耗气，阴损及阳是其基本发展趋势。早在《素问·阴阳别论》就指出"二阳结谓之消"。《灵枢·本脏》云："脾脆善病消瘅。"《素问·奇病论》云："此人必数食甘美而多肥也。肥者令人内热，甘者令人中满，故其气上溢，转为消渴。"《逆调论》云："心移热于肺，传为鬲消。"隋·巢元方《诸病源候论》指出："房事过度，致令肾气虚耗，下焦生热，热则肾燥，燥则渴，肾虚又不能传致水液，故随饮小便。"唐·孙思邈在《备急千金要方·消渴篇》指出："凡积久饮酒，未有不成消渴……积年长夜，酣兴不解，遂使三焦猛热，五脏干燥。木石尤且焦枯，在人何能不渴？"又指出："凡人生放恣者众，盛壮之时，不自慎惜，快情纵欲，极意房中，渐至年长，肾气虚竭，百病滋生。"宋代《直指方》指出，渴证用药不效，"遂致引饮过多，两脚浮肿，此证不可以为里热，盖肾水不上升，心火不下降故也"，更强调心肾水火既济的重要。《简易方》从五脏气血受伤立论。李东垣《东垣十书》云："脾气不足则津液不能升，故口渴欲饮。"刘河间指出："此三消者，皆燥热之亢极者也。"张之和也认为，"虽五脏之部分不同，而病所过各异，其归燥热一也"。朱丹溪认为，"膈消者，舌上亦裂，大渴引饮者是也"。明·龚廷贤指出，"大抵三消，俱属内虚有热也"。张景岳指出，"水不能化，因气之虚"；"肾窍失司，显然虚家"。清·叶天士指出，"三消一证，虽有上、中、下之分，其实不越阴亏阳亢，津涸热淫而已"。又指出，"渴饮频饥，溲溺浑浊，此属肾消。阴精内耗，阳气上燔，舌碎绛赤，乃阴不上承，非客热宜此"。唐容川认为，"瘀血在里则口渴，所以然者，血与气本不相离，内有瘀血气不得通，不能载水上升，是以为渴，名曰血渴"。近代张锡纯指出，"消渴之证，多由于元气不升……所致"。可见，古代对此病的认识不只在肾，与脾、心、肺均有关，而血瘀、燥热是重要的发病因素。

近年来，众多学者通过临床实践对本病有了进一步认识。李小会等认为，本虚标实、肾虚络瘀是基本的病机特点。"虚"是指气阴两虚、阴损及阳、阴阳两虚；"实"是指在正虚的前提下，血瘀络阻、水饮湿浊等毒邪蕴蓄。吉学群等认为，肾虚血瘀为本病产生之根本，浊毒内蕴为病之标，提出补肾活血治其本、分利浊毒治其标的针刺疗法。钱秋海等认为，脾肾两虚是糖尿病肾病的重要病理基础，痰浊瘀血为病理产物，并影响疾病的发生发展，进而提出以健脾补肾、化痰活血、通腑泄浊为主的治疗大法。王志伏认为，气阴两虚为本病的病理基础，瘀血内阻为主要病理机制。叶传蕙认为，糖尿病肾病病位在肺、脾、肾，以肾为主，病理性质以燥热内生、水湿潴留、湿浊内蕴为标实，以气阴两虚、精气亏耗、阴阳两虚为本虚，总属本虚标实之证，临床多虚实互见。梁广生认为，瘀血是糖尿病肾病始终贯穿的病邪，浊毒是疾病早期潜藏之邪，瘀血和浊毒是本病迁延不愈或加重的症结所在。张永杰认为，脾肾为糖尿病肾病的病机之本，瘀痰为病理产物，脾虚为本，痰浊瘀血为标，此病乃本虚标实，提出从脾论治糖尿病肾病的新方法。高彦彬教授认为，消渴病肾病病位在肾，涉及五脏六腑。病性乃本虚标实，发病之初病在肝肾，气阴两虚，肾络瘀滞；病程迁延，阴损及阳，脾肾虚衰，肾络瘀阻；病变晚期肾络瘀结，肾体劳衰，肾用失司，浊毒内停，五脏受损，气血阴阳衰败。南征教授认为，本病的发生是疾病迁延，气阴两伤，阴损及阳，渐致血脉瘀阻，邪毒内生，损伤肾络而成，而毒损肾络为病机之核心。

总之，近代学者多从脾肾亏虚立论，并且认为血瘀、湿热、痰浊、浊毒是糖尿病肾病发病的重要因素。

（二）辨证论治

古人十分重视治肾，其中加味肾气丸为医家所习用。清代赵献可指出，"治消之法，无分上中下，先滋肾为急，惟六味、八味、加减八味，随证而服，降其心火，滋其肾水，则渴自止矣"。《备急千金要方》从滋阴清热、益气温阳考虑，创增损肾沥汤，而所创的骨填煎寓有阴中求阳之思路。《卫生宝鉴》中的参苏饮子、麦门冬饮子体现了益气养阴治法。《金匮》栝蒌瞿麦丸滋阴补肾与通阳清利两法并行，《直指方》平补丸、枸杞子丸，补肾培元与酸涩固精两法同行。可见古代对糖尿病肾病的治疗十分丰富。

近年对糖尿病肾病又有新的认识，张熙将其分为10型进行治疗。脾肾两虚型治以益气养阴，补益肺气；心脾两虚型治以益气养阴，补益心脾；脾肾气虚型治以健脾固肾；气阴两虚型治以补肾健脾，益气养阴；阴阳两虚型治以调补阴阳，益气养血；肝肾阴虚型治以补益肝肾，滋阴潜阳；脾阳不振型治以温补脾阳，利水消肿；肾阳虚亏型治以温补肾阳，利水消肿；阳虚水泛型治以温阳利水，逐毒降逆。周国英将本病分为早、中、晚三期进行论治。早期属气阴两虚证，治以健脾益气，养阴活血；中期属脾肾两虚、水瘀互结证，治以健脾补肾，活血利水。晚期又分为两型：1型阳虚血瘀，水湿泛滥，治以温补脾肾，活血化瘀，化湿降浊；2型脾肾亏虚，湿热内蕴，治以健脾益肾，活血化瘀，清热化湿。张琪将本病分为三个主型和三个兼证进行论治。气阴两虚型治以益气养阴为主；脾肾两虚型治以脾肾双补；脾肾虚衰型治以健脾补肾以固本，既补阴阳，又助气血。三个兼证为夹瘀血，则活血化瘀治之；夹湿浊，则温中散寒除湿，清热利湿；晚期常见湿浊瘀血壅结，则芳化湿浊，苦寒泄热。邵招弟将本病分为气阴两虚、肝肾阴虚、脾肾阳虚、阴阳俱虚四个主型进行论治。气阴两虚型治以益气养阴；肝肾阴虚型治以养阴清热，滋肝养肾；脾肾阳虚型治以补肾健脾，温阳化气；阴阳俱虚型治以滋阴温阳。夹瘀血，治以活血化瘀，用活血利水药；夹水湿，根据病证，对应施治；夹浊毒，治以降浊止逆。吕仁和分为三期进行论治。虚损期除陈气，解怒气，清热活血通络；虚劳期加强通经活络，行气活血，消癥化结，以保护损伤脏器；虚衰期采用中西医结合疗法，以提高生存质量，延长生命。

（三）专方施治

近来有学者通过临床实践认识到某一专方对糖尿病肾病治疗能发挥积极的作用，有利于改善临床症状，提高临床疗效。陈祖红采用丹芪保肾降糖汤［丹参、黄芪、太子参、芡实、桑螵蛸、金樱子、石决明（先煎）各30g，生大黄6g（后下），水蛭（研末冲服）3g，三棱莪、泽泻、肉苁蓉各12g］治疗糖尿病肾病，对照组用糖适平，结果治疗组24小时尿白蛋白定量（24h-Alb）、空腹血糖（FBG）、血清肌酐（Cr）及临床症状改善明显，与对照组比较有显著性差异（$P<0.05$）。李琳用补阳还五汤加减治疗早期糖尿病肾病，对照组口服降糖药或胰岛素，结果治疗组血液流变学各项指标较治疗前显著下降（$P<0.05$），尿微量白蛋白排泄率（UAER）、24小时尿蛋白量较治疗前明显下降（$P<0.01$，$P<0.05$），且治疗组疗效显著优于对照组。王秀芬等采用益气活血汤治疗早期糖尿病肾病，治疗组总有效率为85%，对照组总有效率为35%（$P<0.05$）。李成彦将50例糖尿病肾病患者随机分为治疗组和对照组，两组均按西医常规综合治疗，治疗组加用二参地黄汤。结果治疗组总有效率为84%，对照组总有效率为56%（$P<0.05$）。治疗后治疗组24小时尿蛋白定量、$β_2$微球蛋白下降明显，

与对照组相比，两组差异显著（$P<0.05$）。

（四）专法论治

有学者从某一主要病机立论，在临床上采用某一特定治法也取得了一定成效。张素梅等采用益气化瘀通络法治疗糖尿病肾病，与对照组比较，治疗组有效率为85.8%，对照组有效率为44.7%（$P<0.05$）。两组治疗前后TC、TG均有下降，但治疗组较对照组下降显著（$P<0.05$）。周硕果采用益气养阴活血法治疗早期糖尿病肾病，治疗组有效率为90%，对照组有效率为60%（$P<0.01$），且治疗前后空腹血糖、糖基化血红蛋白、尿白蛋白排泄率、尿β_2微球蛋白等指标的改善情况，治疗组均优于对照组。赵立新等采用排毒活血法治疗糖尿病肾病，治疗组总有效率为88%，对照组总有效率为60%（$P<0.01$），且治疗组24小时尿蛋白定量、血Cr、β_2-MG、TC、TG、FBG等的改善情况均优于对照组（$P<0.01$或$P<0.05$）。张彤等在常规治疗基础上加用益肾健脾活血法治疗糖尿病肾病，结果治疗组总有效率为78%，对照组总有效率为70%，治疗组在调节脂肪代谢方面，效果优于对照组（$P<0.05$）。

（五）中成药治疗

糖尿病肾病是慢性进展性疾病，许多学者采用中成药治疗，取得了良好效果。安跃进以"糖肾灵"胶囊（由当归、生地黄、川芎、丹参、郁金、黄芪、人参、桑白皮、知母、花粉等组成）对58例糖尿病肾病进行了分期、分型治疗。经3个月（3个疗程）的治疗，显效24例，有效29例，总有效率91%。王国华等用百令胶囊治疗30例糖尿病肾病后，TP、ALB明显升高（P均<0.05），ET及24小时尿蛋白定量明显下降（P均<0.05）。王雪威等对糖尿病肾病患者进行了分组观察，治疗组在常规饮食控制及运动疗法的基础上服用益肾解毒胶囊，对照组在常规饮食控制及运动疗法的基础上口服糖适平，结果益肾解毒胶囊对神疲乏力、腰膝酸软、口干口渴、五心烦热及水肿等症状有明显的改善作用，且可明显降低血肌酐、尿素氮及24小时尿蛋白定量，改善肾功能，治疗组效果均优于对照组（$P<0.05$）。李天虹等分组观察了130例糖尿病肾病患者，两组均应用诺和诺德公司生产的诺和灵30R胰岛素皮下注射治疗原发病，治疗组同时口服消渴益肾胶囊（由佳木斯市中医院制剂提供），每次6粒，1日两次，30天为1个疗程。对照组同时服用保肾康100mg，1日3次，30天1个疗程，两组共观察两个疗程。结果治疗后血液黏度均明显下降（$P<0.01$），全血高切及低切

红细胞聚指数治疗组与对照组比较,差异有显著性($P<0.01$)。侯卫国等对糖尿病肾病患者采用血府逐瘀胶囊(天津宏仁堂药业有限公司)治疗,每次5粒,每日3次。与对照组服用科素亚(杭州默沙东制药有限公司)每次100mg,每日1次进行比较。结果发现,血府逐瘀胶囊对血瘀症状、血浆黏稠度、血液流变学的改善效果明显优于西药对照组,总有效率为76.7%,高于对照组的56.7%($P<0.05$)。

(六)单味药提取物及注射液治疗

中医治疗糖尿病肾病并不局限于汤药、丸药,近年来,中医剂型的发展推动了单味药研究,很多学者采用单味药治疗糖尿病肾病取得了一定疗效。赵伟河等用银杏叶注射液治疗糖尿病肾病,结果患者的TG、CHO下降($P<0.05$),HDL升高($P<0.05$)或更低,Cr降低($P<0.05$),UAER明显减少($P<0.01$)。蒋忠华用葛根素注射液治疗了50例早期糖尿病肾病,结果治疗组的总有效率为45%,高于对照组的25%,且24小时尿蛋白排泄率明显减少,血流变学指标改善明显($P<0.01$)。王国华等用杏丁注射液治疗了50例糖尿病肾病,结果血浆内皮素和24小时尿蛋白明显下降(P均<0.05)。史伟等将糖尿病肾病患者分为两组,均给予基础治疗,治疗组在此基础上加用水蛭注射液治疗,结果总有效率为87.72%,高于对照组的70.9%($P<0.05$),临床症状改善情况优于对照组($P<0.01$),尿微量白蛋白、血肌酐、尿素氮得到明显改善($P<0.05$或$P<0.01$),总胆固醇、甘油三酯也有明显改善($P<0.01$),全血黏度(高切变黏度、低切变黏度)、血浆黏度、血沉明显降低($P<0.05$)。

二、糖尿病肾病中医治则治法研究进展

中医学并无糖尿病肾病的病名,根据其临床表现,可归为"消渴""水肿""关格"等范畴。本病的治疗,西医以控制血压、血糖,降低血脂等对症支持治疗为主,疗效欠佳。近年来,中医药治疗糖尿病肾病研究取得了一定进展,不同学者从不同角度总结了糖尿病肾病的治则治法。

(一)从虚论治

糖尿病属中医"消渴病"范畴,基本病机为阴津亏损、燥热偏盛,发展日久可见多脏腑虚损,如果累及肾脏,可导致糖尿病肾病的发生,故本病以虚为本。《灵枢·五变》云:"五脏皆柔弱者,善病消瘅。"糖尿病肾病病位在肺、

胃、肾，涉及气、血、阴、阳亏虚，以气阴两虚为主。余江毅认为，糖尿病肾病的病机以本虚为主。本虚则正气不足，易感受内外邪气，虚是导致糖尿病肾病肾小球硬化的始动因素。《糖尿病肾病中医防治指南》将糖尿病肾病分为气阴两虚、肝肾阴虚、气血两虚和脾肾阳虚四型。阮泽琼研究发现，肝肾阴虚和气虚血瘀型患者使用补阳还五汤治疗，可减少尿蛋白水平。阎晓萍从脾论治，利用脾肾之间生克制化的关系，以脾治肾，以脾代肾，以后天养先天，强调调补脾胃，以健运为要。

（二）从毒论治

"肾毒损络"是近几年提出的概念，"毒"主要是指运化失常，导致气血津液留滞，难以发挥其正常功能，聚而为毒，阻滞络脉。戴恩来率先将"毒损肾络"理论扩展至糖尿病肾病，提出糖尿病肾病之毒主要指内生之毒，包括水湿、湿热、痰湿、血瘀等。姬玉等主张糖尿病肾病治疗可采用清热解毒、祛瘀通络、祛湿泻浊等方法。

1. 热毒

《素问·阴阳别论》曰"二阳结谓之消"。《素问·奇病论》曰："病有口甘者……名曰消瘅，此肥美之所发也。此人必数食甘美而多肥也，肥者令人内热，甘者令人中满，故其气上溢，转为消渴。"高亚斌等据此并结合临床提出，内热为诱发糖尿病肾病的始动因素，并贯穿病程始终，进而提出"以热为本、以期为纲"的学术观点，认为早期伏热、中期郁热、晚期浊热，治疗上强调早期清热、中期透热、晚期化热。王珍等研究发现，内热证在糖尿病肾病的早、中、晚期普遍存在，而早期更具有重要地位。吕杰等从炎症机制研究发现，热邪为糖尿病肾病的重要病因，并贯穿始终。王暴魁认为糖尿病肾病的主要病机是"血热"，提出"消渴热"理论，治疗上以清热凉血为主。吕仁和在应用益气养阴药的基础上，注重清热活血之品的应用，清通并重。

2. 瘀毒

戴京璋等首次提出了"微型癥瘕"理论，认为本病是由于消渴病久治不愈，伤阴耗气，痰热郁瘀交阻，阻塞脉络，形成癥瘕。张宗礼认为，瘀血阻滞可出现在疾病的各个时期，活血化瘀之法应贯穿治疗的始终。邬嘉琛在分期辨证的同时，以补虚为主，泻实为辅，尤其重视活血化瘀法的运用，多用养血活血药、行气活血药及虫类药。临床研究表明，活血化瘀类中药可明显降低尿蛋白，改善患者临床症状，延缓糖尿病肾病的发生发展。

3. 湿毒

陈欢等从"湿热伤血"论治，提出以益气养阴兼活血化瘀为主，辅以清利湿热用于早期治疗。余承惠从湿论治，认为本病是因水湿内聚，变生浊毒，导致肾络损伤，治疗以通络祛湿为大法。

（三）从风论治

风邪可分为内风和外风，内风为主导，外风为诱导，内外常常合而为病。黄学民等最早提出"伏风致病"学说，采用疏风通络法治疗本病，疗效满意。张建平认为，风邪可直击肾脏，疾病早期可从风窜肾络论治，巧用虫类药，并自拟"搜风摄白汤"治疗，疗效显著。有研究发现，风邪与尿蛋白呈正相关，祛风通络法对肾功能具有一定的保护作用，可抑制细胞损伤。岳虹等发现，益气祛风通络方可降低尿蛋白和血糖，保护肾功能。

（四）从络论治

叶天士最早提出了"初病在经，久病入络"的观点，现代医家吴以岭是"络病证治"理论体系的构建者，提出其核心理论为"营卫承制调平"。曹式丽认为，治疗本病的根本在于保持络脉通畅，故常采取通络药物治疗，主要有辛通畅络法、化痰散瘀通络法、祛风通络法及补虚通络法。黄一珊等提出"肾络三态"分期辨证，早期为络胀，治以滋阴泄热；中期为络瘀，治以益气养阴，化痰逐瘀，解毒散结，通络开痹；晚期为络积，治以补肾化积，伍以化痰逐瘀、解毒散结、通络开痹之品。范增慧等从络脉学说探讨本病"肾虚络瘀""毒损肾络"的病机特点及发病规律，提出"活血通络、解毒益肾"为基本治法，应用通络益肾方治疗，取得满意效果。

（五）从三焦论治

《素问·灵兰秘典论》曰："三焦者，决渎之官，水道出焉。"三焦是人体水液运行的重要通道，三焦气化不利则水液运行不畅，留滞体内。张振忠认为，本病的基本病机为三焦气化功能失常，早期病位主要在上焦，治以温心阳，益肺气；临床期病位主要在中焦，治以温脾阳，益中气；肾功能失代偿期病位主要在下焦，治以温肾阳，益元气。金丽霞等认为，本病的病机乃三焦气机壅塞不通，临床用药应以通调三焦气机为原则，以开上、化中、导下为主要治法。郑涛等运用自拟方宣通三焦汤治疗终末期糖尿病肾病，结果能有效改善患者症状及各项临床指标，疗效显著。

（六）从玄府论治

"玄府"最早记载于《黄帝内经》，原指汗孔。刘完素在《素问玄机原病式》提出"微观玄府理论"，指出玄府是人体内普遍存在的比汗孔更细小的结构，是气血津液运行的通道，贵开忌阖，治疗上注重辛药开玄。张茂平提出"玄府"为络门，是肾脏组织结构的物质基础、升降出入的微观结构单位，治疗上主张辛温开玄通络。罗再琼等在治疗玄府病变中总结出通玄泻火、通玄润燥、通玄补虚、通玄达神四法。

（七）从体质论治

体质是人类在生长发育过程中所形成的与环境相适应的个性特征。中医理论认为，体质是疾病发生发展和转归的内在决定因素。赵进喜在《伤寒论》阴阳学说的指导下，认为糖尿病肾病的发生与体质有关。患者多为少阴或厥阴体质，在治疗及预防方面，主张少阴体质者尽早滋肾填精，厥阴体质者当疏肝理气。研究表明，糖尿病肾脏疾病1~2期患者以气虚质为主，3~4期以气虚质、阳虚质、阴虚质、血瘀质为主。谭艳云等在分析本病有关中医体质文献的基础上提出，本病的基本体质是气虚质。结合体质可预判病机演变的趋向性，做到尽早预防，延缓进程。

第三节 透析相关并发症中医药研究

终末期肾脏病（ESRD）是不可逆转的慢性渐进性疾病，是各种原发或继发肾脏疾病进展至终末的结局，需要透析治疗。血液透析是透析的一种方式，能够成功挽救诸多终末期肾病患者的生命。目前，随着血液透析技术的不断发展，终末期肾病患者的治疗已从维持生命发展到提高患者生存质量的高度。随着患者透析龄的增加，维持性血液透析（maintenance hemodialysis，MHD）患者可发生多种并发症，严重影响了患者的生活质量及生存时间。精神抑郁、皮肤瘙痒是维持性血液透析患者最常见且较难治的并发症。诸多学者对透析相关并发症进行了多方面研究，旨在为临床选择最优的个体化治疗方案提供科学依据。

一、维持性血液透析患者抑郁状况的研究进展

维持性血液透析是目前治疗终末期肾脏病较为成熟的肾脏替代治疗手段,因透析治疗具有长期性、持续性的特点,患者极易产生抑郁、焦虑等心理障碍。有报道显示,维持性血液透析患者的抑郁症状发生率国内为55.5%、国外为68.0%。有研究证实,透析患者的心理问题,如抑郁等可直接或间接影响患者的免疫功能、营养状态和治疗依从性,进而影响生存率和生活质量,提高死亡率。

(一)维持性血液透析患者产生抑郁状态的原因

1. 抑郁状态的病因

《黄帝内经》中有"肝藏魂""心藏神""脾藏意""肺藏魄""肾藏志"之说。因肾藏志,主人的意志、意向,故意志减退、兴趣丧失、注意力不集中等抑郁症状的病机与肾有着密切关系。慢性肾衰的病机为本虚标实,虚实夹杂,病位主要在肺、脾、肾,日久可累及五脏,导致肝失疏泄,脾失健运,心失所养,脏腑阴阳气血失调,终致抑郁的发生。

2. 抑郁状态的相关因素

唐冠英等研究发现,血液透析滤过(HDF)较血液透析(HD)能有效降低C-反应蛋白(CRP)、同型半胱氨酸(Hcy)、白细胞介素6(IL-6)、糖基化终末产物(AGEs)水平,使患者的抑郁症状得到缓解。查白认为,患者的年龄、透析时间、文化程度、在职情况、躯体状态等均与抑郁状态有关。陈东等认为,维持性血液透析患者易产生抑郁情绪与营养不良和性别等密切相关。另有学者认为,抑郁症状与患者的生活自理程度、社会支持、婚姻状况、透析膜以及血液透析过程中出现的角色强化等相关,并与患者的自我护理能力和性格相关。血液透析的长期性和持续性是抑郁发生的重要原因,长期透析会给患者带来很大的经济压力,不断反复的病情及并发症的发生等均会给患者造成巨大的心理负担,从而导致抑郁的发生。

3. 抑郁症状的影响

中医学认为,"喜伤心,忧伤肺,怒伤肝,思伤脾,恐伤肾",说明情志变化可损伤内脏。反之,内脏变化也可引起情志的变化,两者相互影响,使得脏腑功能进一步紊乱。西医学者认为,抑郁状态引发的持续精神心理刺激会导致严重的自主神经功能紊乱和神经衰弱,久而久之,会使机体免疫功能降低,内分泌失调,加重疾病发展,直接影响透析的质量和生活质量。王金玲等研究发

现，抑郁状态可严重影响患者的睡眠质量及生活质量，影响预后。陈秀君等认为，抑郁情绪可造成机体调节功能减弱，引起躯体功能性和器质性病变。

（二）维持性血液透析患者抑郁状态的治疗

1. 中医治疗

抑郁症属中医学"郁证"范畴，多因情志不舒、气机郁滞而致。中医治疗抑郁症以理气开郁、调畅气机、移情易性为原则，根据患者的具体情况辨证论治，采用理气、活血、化湿等法，配合针灸、情志疗法等，显著改善患者的抑郁症状。

朱刚等调查发现，血液透析患者的抑郁状态与虚证有关。病情严重的阴阳两虚证患者焦虑、抑郁程度更重，病情较轻的脾肾气虚、脾肾阳虚证患者焦虑、抑郁程度相对较轻，治疗应辨证论治，适当补益。谢娟等认为，可采用疏肝解郁、益气补血法治疗抑郁状态。他们采用逍遥解郁散，并辅以心理干预，舒缓患者的抑郁情绪，增强患者治疗的信心，提高患者的心理承受能力，使其保持良好的情绪和心理状态，提高了治疗依从性。朱东林等认为，采用中医辅助疗法，包括心理疗法、认知疗法、"以喜胜抑"、集体心理疗法、按摩疗法、针灸疗法等，并配合中药治疗，有助于患者重建心理认知结构，消减负性心理，缓解抑郁症状。伊磊亚等在常规护理的基础上加强情志护理，根据七情的特点及个体化的不同辨证施护，因人、因时制宜，有效改善了患者的抑郁状态，使患者心态平和，气机顺畅，气血调和，提高了治疗依从性，减少了并发症的发生，提高了生活质量。朱炜等研究发现，采用中医安神护理，即在常规护理的基础上加用足部熏洗、穴位按摩、安神贴敷眼罩等，有助于促进睡眠，减轻抑郁，提高患者的生活质量。

2. 西医治疗

（1）药物治疗。谢敏红等研究发现，文拉法辛联合心理干预，能明显改善维持性血液透析患者的抑郁情绪，提高治疗依从性，提高疗效，改善预后。徐俊等研究发现，帕罗西汀联合心理干预，能缓解维持性血液透析患者的抑郁症状，提高其生活质量。赵晶伟等研究发现，西酞普兰治疗维持性血液透析患者的抑郁状态安全有效，可有效改善患者的生活质量，提高依从性。

（2）心理干预。罗玲等研究发现，心理干预，主要方法为认知行为疗法中的以接受为基础的疗法和团体辅导等，可以明显降低患者的抑郁和焦虑程度，提高患者的治疗信心。王璋琳的研究发现，自我效能干预作为一种心理行为的干预方法，可以增强患者的应对能力和自信心，提高患者的自我效能，有效调动患者应对负性情绪的积极性，消除紧张心理，减轻焦虑情绪，积极面对现实，树立战胜疾病的信心，进而提高自我护理能力。

（3）运动、音乐。肖雪春等研究发现，适宜的有氧运动可以明显降低患者的Zung抑郁量表（SDS）和匹兹堡睡眠质量指数（PSQI）评分，改善患者的抑郁情况。高盼等研究证实，适当的音乐疗法可以改善患者的负性心理，缓解或减轻抑郁情绪，转移患者对血液透析的注意力，降低患者心率。

二、针灸治疗尿毒症性皮肤瘙痒的研究进展

尿毒症相关性皮肤瘙痒（uremic pruritus）又称慢性肾脏疾病相关性瘙痒，简称尿毒症性瘙痒症（UP），是终末期肾病患者常见的症状之一。国外多个研究中心统计得出，可能有36%～50%的尿毒症透析患者会伴随皮肤瘙痒症状，且该症状可导致病死率上升。国内文献报道，皮肤瘙痒在血液透析患者的发生率为60%～80%，其中10%为顽固性皮肤瘙痒。其严重影响了患者的生活质量。研究还显示，尿毒症性皮肤瘙痒是尿毒症患者死亡不可忽视的因素。瘙痒虽然不是导致患者死亡的直接原因，但它作为一个相关因素已经普遍被人们所重视。针灸治疗皮肤瘙痒有着独特的疗效。

（一）尿毒症性皮肤瘙痒的相关认识

中医学认为，尿毒症患者气血俱虚，营血亦亏。营血亏虚，血虚不能营养肌肤，肌肤失其濡养，则血虚生风而化燥，留于皮肤则可引起干燥、粗糙、脱屑、瘙痒。皮肤瘙痒与中医学的"痒风""风瘙痒"相类似。国家中医药管理局将"风瘙痒"定义为因湿蕴于肌肤，或血虚风燥所致。它是以阵发性皮肤剧痒，搔抓形成搔痕、血痂，皮肤干燥增厚为主要表现的皮肤疾病。历代中医对本病的认识很多。陈彤等认为，尿毒症性皮肤瘙痒属脾肾亏虚，不能运化水湿，湿毒内聚，不能从水道排出，脾肾阴阳衰惫，湿浊毒邪外溢肌肤，则见皮肤瘙痒或有霜样析出。黄智莉认为，脾肾两虚，肝木失于涵养，风从内生，风胜则痒。加之"久病必瘀"，瘀血阻滞，营卫难以畅达，肌肤失于濡煦；脾肾虚损，浊毒之邪壅滞三焦，外溢肌肤，导致皮肤瘙痒。杨栋等学者认为，瘙痒的病机无外乎血虚（燥）生风、湿浊内蕴、毒邪壅滞、肝胆郁（湿）热及营卫不和等。西医学认为，瘙痒的产生是因各种体内外物理、化学性有害刺激的作用，其通过感觉神经传导到神经节背根、脊索，再通过神经突触连接二级神经元，使轴突交叉至对侧，然

后通过脊髓丘脑束到达丘脑的板层核，最后到达大脑皮层躯体感觉区，引起痒觉。尿毒症性皮肤瘙痒的形成是一个极其复杂的过程，具体发病机制尚未明确，除瘙痒介质的作用外，可能的机制还包括免疫、炎症相关假说；周围神经病变；皮肤干燥，二价离子紊乱及继发性甲状旁腺功能亢进、透析相关免疫等。

（二）针刺治疗尿毒症性皮肤瘙痒的临床观察

1. 针刺 + 强化血液透析

周静等采用针刺止痒治疗，常取足阳明胃经合穴足三里及手阳明大肠经合穴曲池。对40例尿毒症患者采取低磷饮食，采用舒肤特酊外用剂、类固醇药膏、抗组胺药物、包醛氧淀粉或爱西特治疗1周；强化透析治疗（增加透析次数或利用高通透性膜透析）两周，1周3次。结果显示，40例患者全身或局部瘙痒、搔抓不停、烦躁、入睡困难等症状完全消除。张芬等将46例长期血液透析伴皮肤瘙痒的尿毒症患者随机分为针灸联合血液透析滤过（针灸+HDF）组、血液透析滤过（HDF）组和对照组，结果显示，与对照组比较，针灸+HDF和HDF组患者的皮肤瘙痒情况改善明显，改善缓解率分别为86.6%和66.7%，对照组的改善缓解率为18.8%。

2. 针刺耳穴 + 中药药浴

黄小琴等将104例尿毒症皮肤瘙痒患者随机分为常规组、药浴组和针刺加药浴组，分别给予治疗，两周为1个疗程，两个疗程后观察效果。结果药浴组和针刺加药浴组患者的瘙痒程度均减轻，且针刺加药浴组的效果明显优于药浴组和常规组（$P<0.01$）。

3. 针刺 + 中药外洗

陈彤等随机将90例尿毒症患者分为治疗组60例，对照组30例。两组均给予一般治疗及中药外洗。治疗组另予针灸，取穴足三里、三阴交、风市、阴陵泉、委中、脾俞、血海、曲池、合谷、太冲、太溪、肾俞、命门、八邪治疗，结果显示，治疗组总有效率为96.7%，对照组总有效率为80.0%。

4. 单纯针刺

Stellon对16例采用针刺疗法的神经性瘙痒患者进行了回顾性研究，结果显示，75%的患者治疗后瘙痒得到缓解。Che等将40例终末期肾衰竭皮肤瘙痒患者随机分为对照组和研究组，每组20例。研究组采用每周3次曲池针刺治疗1个月，对照组同样每周3次针刺治疗1个月，但针刺点为曲池外2cm处。结果研究组治疗后及治疗后3个月的瘙痒评分均明显下降，对照组则无明显改变。

(三)针灸治疗尿毒症性瘙痒症的可能机制

西医学研究表明,多种介质和受体在瘙痒的产生过程中起重要作用。参与瘙痒的递质种类庞杂,包括组胺、5-羟色胺(5-HT)、乙酰胆碱、缓激肽、P物质、前列腺素、白细胞介素、阿片肽等。组胺是尿毒症瘙痒的主要炎症介质,也是许多药物治疗的靶点之一。药物的作用主要是通过肥大细胞释放并作用于感觉神经末梢上分布的组胺受体。5-羟色胺在外周神经系统和中枢神经系统均可以诱导痒觉的产生,而针灸能减少组胺、5-HT、前列腺素等局部炎症介质的产生。孟宏等研究表明,针刺曲池、血海能显著减少右旋糖酐诱发的小鼠皮肤瘙痒持续时间,对病变部位异常增多的肥大细胞具有抑制作用,可通过抑制肥大细胞发挥止痒作用。何天峰等发现,针刺能显著抑制佐剂性关节炎大鼠滑膜组织肥大细胞的数量和脱颗粒率的上升,针刺可通过抑制肥大细胞功能起作用。研究证实,C-纤维是介导痒传导的主要纤维,针刺可兴奋C_4等类神经纤维,通过刺激C类纤维消耗神经递质,从而产生快速耐受性,起到止痒效果。

尿毒症性瘙痒症的发生与人体免疫功能失调有关,通常慢性肾脏病患者都有不同程度的免疫功能受损,由此可造成免疫功能失调、激活肥大细胞、诱发不同介质释放,引起瘙痒产生。针灸通过其免疫调节作用而达到止痒的目的。此外,尿毒症患者多存在钙磷代谢异常,甚至皮肤局部存在钙化斑形成及钙盐、磷盐析出,从而造成皮肤干燥和瘙痒。李端午等研究证实,针刺腧穴,除能调节神经机制,还可明显使大脑皮层细胞内钙离子浓度降低,为针灸机理体液研究提供了最直接而可靠的证据。

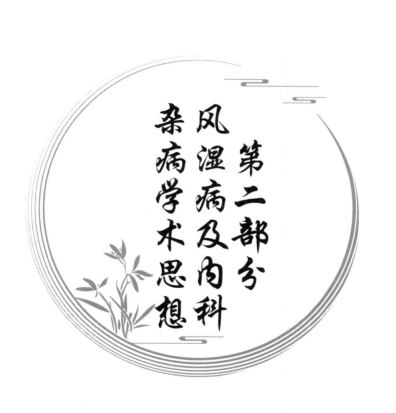

第二部分 风湿病及内科杂病学术思想

第五章 风湿病研究

傅晓骏在治疗风湿痹证方面，深受中医四大经典的启发和影响，以经典为源，百家为流，师古不泥，融汇古今，衷中参西，因地因人制宜，在实践中求索，在发现中创新，分别从五脏痹、外感、痰瘀论治痹证，自创通痹汤及其类方，临床应用甚广。

第一节 风湿病的理论研究

痹病有广义与狭义之分，又有外痹、内痹之别。广义之痹病是指机体正气不足，卫外不固，邪气乘虚而入，脏腑经络气血痹阻而引起的疾病，包括肺痹、心痹等脏腑痹及肉痹、筋痹等络痹。狭义之痹病是指肢体经络痹，以肌肉、筋骨、关节发生疼痛、麻木、重着、屈伸不利，甚至关节肿大灼热为主要临床表现的病证。傅晓骏辨治风湿病可归纳为"一原则六要点"。

一、一个原则

一个原则即辨证为主、辨病为辅的原则，辨证论治是基础。

中医治疗的精髓在于辨证论治，证变方变，药随证转。结合辨病治疗，傅晓骏认为邪气痹阻经络、气血运行不畅是痹病的基本病理。

二、六个治疗要点

1. 风湿相搏，发汗在先

《金匮要略》曰："风湿相搏，一身尽疼痛，法当汗出而解……若治风湿者，发其汗，但微微似欲汗出者，风湿俱去也。"祛风除湿法可贯穿于风湿病治疗的全过程，但不一定发表取汗。发表取汗法适用于风湿病初起，气候骤变，肿痛骤然加重。症状轻者可选羌活、独活、防风，重者非细辛、桂枝、麻黄莫属。

2. 红肿疼痛，首当清法

清法适用于风湿热痹处于急性活动期，常见关节红肿热痛，身热烦渴，或肿痛急剧加重，血沉、类风湿因子明显上升。只要无明显寒象，即可作热证处理，亦当清。清法有利于抑制病势，缓解病情。常用药有知母、石膏、牡丹皮、忍冬藤、赤芍、黄柏、黄芩、桑枝等。急性活动期既有发热烦渴、关节红肿等关节表现，又兼冷痛、畏寒喜温等寒象，治疗需温清并用，以减轻症状，控制病情。常用药有制附子、川乌、芍药、知母、黄柏、防风、威灵仙、忍冬藤等。

3. 痹从络治，活络剔络

经络是气血津液运行的通道，也是邪气侵袭人体的途径。络脉有广义与狭义之分，广义的络脉泛指人体整个经络系统，狭义的络脉是指由十五络分出的网络，全身细微气血津液运行的通道。类风湿关节炎（RA）以小关节病变为主，基本病理改变为滑膜炎、血管翳形成，并逐渐出现关节软骨和骨破坏，最终可导致关节畸形和功能丧失，病情迁延反复。这些病变特点均与络病相关，故叶天士有"久病入络""久痛入络"的说法。

（1）虫类剔络：叶天士云："败瘀凝痰，混处经络，须用虫类搜剔，以动物药使血无凝著，气可宣通。"吴鞠通云："以食血之虫，飞者走络中气血，走者走络中血分，可谓无微不入，无坚不破。"虫类药具有钻透剔邪、搜风通络、消肿定痛、祛湿化痰、止痉破血等功效，常用药有乌梢蛇、全蝎、蜈蚣、地龙、穿山甲、水蛭、僵蚕、鹿角片等。上述药物各具特性，宜辨证选用。动物药的应用要点：合理配伍，辨证选药，协同增效，切忌堆砌组方，审察利弊，减少毒副作用。

（2）化痰开络：风湿病分期与痰的关系可归结为早期痰湿，中期痰浊，晚期老痰顽痰。常用药有半夏、胆南星、白芥子、薏苡仁、苍术、白附子、竹茹、石菖蒲、干姜、僵蚕、地龙、全蝎等。在服药的同时，应保持饮食清淡，避免辛辣、油腻等刺激性食物，以免加重痰浊。

（3）化瘀通络：血络瘀阻，不通则痛，当化瘀通络。风湿病早期瘀滞、中期瘀结、晚期瘀积。痹证日久，气血运行不畅日甚，瘀血痰浊凝滞，肢体伸缩不利。常用药有桃仁、红花、川芎、当归、乳香、没药、莪术、三棱、威灵仙，以及地鳖虫、全蝎、水蛭、蕲蛇等虫类药，并应适当运动，以促进血液循环，帮助化解瘀血。

（4）藤类入络：藤类中药的特点之一是善于"走经"，即能够通达经络，起到祛风湿、通经络、止痹痛的作用，正如《本草便读》描述的"凡藤蔓之属，皆可通经入络，盖藤者缠绕蔓延，犹如网络，纵横交错，无所不至，其形如络"。常用药有海风藤、鸡血藤、忍冬藤、大血藤、络石藤、青风藤等。根据药性寒热，辨证使用。

（5）养血和络：《医学心悟》曰："散风为主，而以除寒祛湿佐之，大抵参以补血之剂，所谓治风先治血，血行风自灭也。"养血和络往往相辅相成。养血可以滋养受损组织，增强机体正气；和络则可以调和经络，使气血流通，促进痹证康复。因此，治疗痹证时应充分考虑养血和络的应用，以达到更好的治疗效果。常用药有当归、川芎、芍药、地黄、鸡血藤、鹿角、龟甲等。

4. 病情日久，扶正祛邪

痹病日久者，治疗不可一味除邪，顾护正气亦重要。傅晓骏在临床中体会到：久病正虚者，或在病情控制后的慢性缓解期，治血强于补肾。她常根据患者气血虚损的偏重分别予黄芪、白术、当归、白芍、川芎等补益气血之药，不仅能改善症状，还可延缓病情进展，改善患者的生活质量，对类风湿关节炎引起的贫血亦有较好疗效。

5. 毒药应用，中病即止

关节疼痛是风湿病最常见的症状，是临床首要解决的问题，故傅晓骏在辨证的基础上，常配以强效止痛药，以迅速缓解症状。除虫类药外，她常用川乌、草乌、附子、细辛、青风藤、白附子、胆南星等虽有较强毒副作用但止痛效佳的药物，如用制川乌、制草乌治疗关节剧痛，初用量宜小，逐渐加量，中病即止，间歇使用，配合赤芍、甘草行瘀和营，缓解毒性。

6. 以"通"为用，贯穿始终

傅晓骏针对风湿病的病因病机特点，治疗着眼一个"通"字，治疗大法为祛风除湿、剔络蠲痹。在此基础上，结合辨证，根据患者病程的不同阶段、具体证型及兼夹症状，灵活加减。但大法需贯穿治疗的始终，不宜频繁变动。这不仅是治疗的需要，亦有利于系统观察疗效。

第二节　从五脏痹论风湿

痹证按部位可分为五脏痹，是指五脏气血闭阻的一类疾病。近代将五脏痹概念进行了扩展，包括外痹和内痹。外痹即五体痹，包括皮痹、肌痹、筋痹、脉痹、骨痹。五体痹"以冬遇此者为骨痹，以春遇此者为筋痹，以夏遇此者为脉痹，以至阴遇此者为肌痹，以秋遇此者为皮痹"。内痹由脏腑功能失调引起，即肝痹、心痹、肺痹、肾痹、脾痹。五脏痹是痹证的严重阶段，一般继发于体痹之后，是体痹与脏腑痹的统一体。

傅晓骏认为，五脏痹是痹病日久不愈，由五体痹发展而使内脏受损所致；也可因气血亏虚，阴津亏损，或阳气不足，邪气乘虚而袭，积于胸腹所致。心痹主要表现为心悸、气喘、烦躁、易惊恐等。肝痹主要表现为头痛、夜寐多梦、渴饮、多尿、胁痛、足冷等。肺痹主要表现为恶寒、发热、咳嗽、气喘、胸闷、烦闷不安等。脾痹主要表现为四肢倦怠、胸闷、咳嗽、呕吐清涎等。肾痹主要表现为筋骨痿弱不能行走、腰背弯曲不能伸直，或关节肿胀、强直不能屈曲等。《素问·玉机真脏论》曰："今风寒客于人，使人毫毛毕直，皮肤闭而为热……弗治，肺即传而行之肝，病名曰肝痹。"可见，痹病的发生与季节及侵入部位密切相关。五脏痹是五体痹久病不去，内舍于其合之脏导致的，是五体痹的延伸。从五体痹到五脏痹是病邪逐渐入里、病情加重的表现。在一定条件下，五脏痹之间是可以相互传变的。

第三节　从外感论风湿

1. 风痹论治

风痹又称行痹，由风邪侵袭、阻痹气血所致。《素问·痹论》说："风寒湿三气杂至，合而为痹也。其风气胜者为行痹。"风痹是痹病中以感受风邪为主，侵犯肌肤、关节、经络，发生游走性酸楚、疼痛、麻木的证候。

风痹的发病多因正气不足，腠理空虚，卫外不固，感受风邪，风邪入络，气血痹阻，故见肌肉关节疼痛、游走不定。正如《诸病源候论·风痹候》所说："痹者，风寒湿三气杂至，合而为痹。其状：肌肉顽浓，或疼痛，由人体虚，腠理开，故受风邪也。"风痹一般症状较轻，多见关节疼痛、酸楚、麻木，或屈伸不利，初起时游走性疼痛，久则疼痛固定，呈发作性，遇风寒则疼痛加重，得温热则疼痛缓解。

傅晓骏认为，风痹以风邪偏盛，故治当从散，用祛风之法，佐以散寒除湿，方用河间之防风汤。但宜微汗不宜大汗，对卫气虚自汗出者，更宜轻清宣散，以免过汗伤阳；营卫不和者，加桂枝汤调和；往来寒热者，加小柴胡汤和解之。蠲痹汤亦可选用。如寒盛可加细辛、附片；湿盛可加防己、薏苡仁；有化热征象可去桂枝，加黄柏。在运用风药的同时，她十分推崇《妇人大全良方》"治风先治血，血行风自灭"，临床常配合养血之品，选用风药中之润剂，如大秦艽汤、防风汤之类加减变通，忌刚用柔，此乃治疗风痹之常法。

2. 寒痹论治

寒痹是阳气不足、感受寒邪所致，以肢体关节剧烈疼痛、固定不移、遇寒加剧为特点，又名痛痹。《医宗必读》云："治痛痹者，散寒为主，疏风燥湿仍不可缺，大抵参以补火之剂，非大辛大温，不能释其凝寒之害也。"

傅晓骏认为，寒邪致痹有外感寒邪和寒邪内生之分，但正气不足、外邪痹阻为寒痹的病机所在。寒邪内生治以温补脾肾、散寒止痛为主。临床常用乌头汤、当归四逆汤等化裁，或自创散寒通痹汤祛风散寒，通络止痛，并常配伍麻黄、细辛、芍药、甘草、羌活、独活等。麻黄、细辛相伍，既能驱散外寒，又能温通经络。羌活、独活祛风湿，止痹痛，善除一身疼痛。芍药配甘草，酸甘化阴，柔筋止痛。寒痹有实证、虚证之分，实证以散寒通痹为主，虚证以温阳通痹为主。

3. 湿痹论治

湿痹又称着痹，表现为关节疼痛部位不移，肢体重着酸楚，甚则麻木，正如《素问·痹论》所说："湿气胜者为着痹也。"湿为阴邪，重浊黏腻，易阻气机，且弥漫无形，外而肌肤，内而脏腑无所不至；既有内湿外湿之分，又可内外合邪为患。外湿入侵，困阻脾胃而生内湿，湿邪内蕴，脾胃虚弱，又易感受外湿，故湿痹除以肢体关节疼痛重浊、屈伸不利、肌肤麻木、手足沉重为主要特点外，多兼胸闷、脘痞、腹胀、纳呆、大便黏腻不爽、苔腻、脉濡缓等症。

傅晓骏认为，治疗湿痹当有内外之分。外湿盛者，治以祛风胜湿，散寒通络，方选羌活胜湿汤，或自创化湿通痹汤清热化湿，通络止痛。脾湿素盛又感外邪者，治以健脾化湿，祛风散寒，方选薏苡仁汤。方中薏苡仁、茯苓健脾化湿，为除湿痹之要药，但祛湿须分三焦，上焦湿蕴者，加藿苏梗、荷梗、炒杏仁；中焦湿阻者，加苍术、厚朴、半夏、生薏苡仁；下焦湿蕴者，加泽泻、猪苓、车前子、通草等。脾胃虚弱者，加太子参、白术、山药、白扁豆、茯苓等。治疗湿痹不能操之过急，贵在守方，因湿邪的特点为重浊黏滞，难以速去。

4. 热痹论治

热痹多发于下肢，表现为关节局部红肿热痛，有沉重感，且麻木痿软，兼见发热、口渴、烦闷不安、舌红、苔腻、脉濡数。《素问·痹论》云："其热者，阳气多，阴气少，病气胜，阳遭阴，故为痹热。"明示素体阳盛之人感受外邪，多从热化，而成热痹。

热痹有湿热与热毒之别。湿热痹多由暑湿浸淫，或素体湿热较盛，或寒湿不解，郁久化热，湿热交蒸，阻于筋脉关节而成。治以清热利湿，宣痹止痛。傅晓骏以白虎加桂枝汤为主。兼风者加秦艽、忍冬藤、防己；热势较重者加黄柏、生石膏、知母；寒热夹杂者，寒热并用，桂枝芍药知母汤加减。

5. 燥痹论治

燥痹乃感受燥邪，致气血津液损伤，或感邪化燥伤阴，引起肌肉、筋骨、关节失于濡养而致肢体疼痛、肌肤枯涩。《素问·痹论篇》云："痹或痛，或不仁，或寒，或热，或燥，或湿，其故何也？"对于燥邪致痹虽未展开论述，但意在其中。

傅晓骏认为，燥痹以阴血亏虚、津枯液燥、筋脉关节失濡为主要病机。治疗当滋阴润燥为主，养血活血、祛风通络为辅。正如《六因条辨》所说："燥邪一解，湿开热透，经络畅通，痹痛乃除也。"燥邪可分为内燥和外燥。外燥致痹多兼风热之邪，治当滋阴润燥，养血祛风。内燥血枯，可酌用活血润燥生津药，如当归、芍药、熟地黄、麦冬、鸡血藤等。临床需根据病位、病情、四季之别、体质差异等进行论治。在养阴润燥的同时，佐以辛通之品，使滋而不腻，养液而不滞，两者相合，相得益彰。

第四节　从痰瘀论治痹证

治疗痹证，人们往往只重视风、寒、湿、热诸邪，忽视了痰、瘀因素，导致疗效不佳，病情时作时止。傅晓骏通过多年实践认识到，在痰和瘀存在的情况下，必须加入祛痰、活血之品，如此方能提高疗效，缩短病程。痰与湿同出一源，但表现不同，湿未成痰时，关节多见漫肿，按之柔软。湿凝成痰者，按之较硬，关节局部可有痰核出现。瘀血内阻者，关节亦可肿硬，但局部皮肤晦暗或黧黑，并可出现舌质紫暗。临床上采用一般方法治疗，效果往往不佳，或反复发作，此时应考虑痰、瘀的存在，详审细辨，辨证施治，不可一味祛风散寒、清热除湿。

《医宗必读·痹论》云"治脏者，养正为先"。气血亏虚，无力祛邪，则邪气久居脉中，愈发耗伤正气。且"病久而不去者，内舍于其合也"。病久正气更伤，邪气深入中宫，侵袭脏腑，转为五脏之痹。此时宜固护脾胃，视各脏情况而治之。

傅晓骏认为，邪气痹阻经络，气血运行不畅是痹病的基本病机，治疗应以驱邪通络、缓急止痛为主，自拟通痹汤治疗。通痹汤由当归、桂枝、忍冬藤、羌活、独活、桑寄生、赤芍、鸡血藤、防风、防己、海风藤、薏苡仁、甘草等药组成。当归甘辛温，归肝、心、脾经，补血活血，调经止痛；桂枝性温，温通经脉，助阳化气；忍冬藤味甘性寒，清热解毒，疏风通络；羌活味辛，能散能行，善治上半身风寒湿痹；独活味淡性温，善治下半身风寒湿痹，二者均能祛风除湿，通络止痛；桑寄生祛风湿，强筋骨；赤芍味苦，性微寒，清热凉血，化瘀止痛；鸡血藤活血补血，舒筋活络；防风祛风除湿，止痛止痉；防己味辛苦，性寒，祛风除湿，清热利水消肿；海风藤祛风除湿，通络止痛；薏苡仁利湿健脾，舒筋除痹；甘草性平，味甘，补脾益气，缓急止痛，调和诸药。全方共奏祛邪通络止痛之功，为治疗痹病的基本方。在通痹汤的基础上，她又根据虚实及邪气偏盛化裁成通痹汤类方，如温阳通痹汤、散寒通痹汤、祛风通痹汤、清热化湿通痹汤、活血通痹汤、补肾通痹汤。

1. 温阳通痹汤

主治素体阳虚，寒自内生，经脉失养所致痹病。临床表现为肢体关节疼痛、遇寒加剧，腰膝酸软，畏寒肢冷，小便清长，夜尿频多，舌淡，苔白，脉沉无力，尺脉尤甚。治以温补脾肾，散寒止痛。可配伍菟丝子、制附子、细辛、熟地黄、蒺藜、盐杜仲等。附子为辛甘大热之品，补火助阳、散寒止痛之功强，与细辛配伍，既能外达皮毛除表寒，又能里至下元温痼冷；菟丝子、蒺藜、杜仲温肾散寒，平补阴阳，强筋健骨，扶正固本。

2. 散寒通痹汤

主治风寒邪气侵袭，留滞关节筋骨，气血痹阻所致痹病。临床表现为肢体关节疼痛较剧、部位固定、遇寒痛甚、得热缓解，恶风寒，舌淡，苔白，脉紧。治以祛风散寒，通络止痛。可配伍麻黄、细辛、芍药、甘草、羌活、独等。麻黄、细辛相伍，既能驱散外寒，又能温通经络；羌活、独活祛风湿痹痛，可除一身疼痛；芍药配甘草，酸甘化阴，柔筋止痛。

3. 祛风通痹汤

主治卫气不固，风邪留滞经脉，痹阻气血所致痹病。临床表现为恶风、头痛、发热等表证，肢体关节游走性疼痛，肌肉酸楚疼痛，舌淡红，苔薄白，脉浮或缓。治以祛风通络。可配伍荆芥、防风、羌活、独活、黄芪、炒薏苡仁等祛风解表之药。荆芥、防风温而不燥，为风药之润剂，长于发散风寒，无论风寒风热均可配伍使用；外感多因卫气不固，故用黄芪、炒薏苡仁等益气扶正。

4. 清热化湿通痹汤

主治风湿热邪壅滞经脉所致痹病。临床表现为关节局部红肿热痛、痛不可触、得冷则舒，皮下结节或红斑，常伴发热、汗出、口渴、小便黄、大便干等，舌红，苔黄腻，脉滑数。治以清热化湿，祛风通络，可配伍薏苡仁、知母、炒黄柏、茯苓等。薏苡仁、茯苓健脾化湿，为除湿痹之要药；知母、黄柏清利湿热。诸药合用，共奏清热化湿之功。

5. 活血通痹汤

主治痹病日久，气血运行不畅，日久瘀血痰浊凝滞，肢体伸缩不利。临床表现为肌肉、关节肿胀刺痛、固定不移、夜间尤甚，或肌肤、关节紫暗，皮肤按之硬结，面色黧黑，舌紫暗或有瘀斑，苔白腻，脉涩。治以活血化瘀，祛痰通络。可配伍赤芍、川芎、当归、鸡血藤、片姜黄等。如病程日久，浊瘀难祛，可加全蝎、蜈蚣、地龙等虫类药。虫类药多味辛、咸，辛能入络散结，咸能入血软坚，灵动迅速，非植物药所能比。因其性多峻猛，临床注意不宜久服，中病即止。

6. 补肾通痹汤

主治邪客筋骨、痹病日久所致肝肾不足、气血耗伤之证。症见腰膝疼痛酸软，肢体屈伸不利，或麻木不仁，头晕目眩，阳痿，遗精等。治以补益肝肾，益气养血。可配伍菟丝子、覆盆子、盐杜仲、熟地黄、五味子、桑寄生等。

研究表明，通痹汤方不仅能够有效改善类风湿关节炎患者的临床症状，减少关节晨僵时间，降低 VAS、DAS28 评分，还能降低 ESR、CRP、RF 水平，延缓病情进展。朱肖等观察了 60 例类风湿关节炎患者，对照组予西医治疗，观察组在此基础上加通痹汤方，结果观察组患者类风因子、血沉等均明显降低，晨僵时间大为缩短，进一步证实了通痹汤方的临床疗效。

病案举例：

方某，男，55 岁，2021 年 9 月 28 日初诊。

主诉：痛风性关节炎 20 余年，关节痛 10 余日。

现病史：患者 20 多年前因右足大指疼痛在当地医院就诊，诊断为痛风性关节炎，口服药物好转后出院。10 多天前，患者食猪蹄后关节痛发作，到医院住院治疗。现双手关节肿痛，指关节畸形。未述其他不适，无口干口苦，胃纳可，夜寐一般，二便调。舌暗红，苔黄糙，脉弦滑。

西医诊断：痛风性关节炎。

中医诊断：骨痹。

辨证：外邪阻络，肝肾不足。

治则：祛邪通络，胜湿止痛，补益肝肾。

方药：通痹汤合独活寄生汤加减。当归12g，桂枝15g，忍冬藤30g，防风6g，羌活12g，独活12g，川芎15g，甘草6g，防己9g，威灵仙15g，制僵蚕12g，制川乌6g（先煎），醋乳香10g，干姜5g，薏苡仁30g，蔓荆子10g。7剂，水煎，日1剂，早晚分服。

10月12日二诊：双手关节疼痛肿胀缓解，双下肢轻度浮肿，腰膝酸软，纳眠可，舌暗红，苔薄糙，脉弦缓。

处方：通痹汤合独活寄生汤加减。当归12g，桂枝15g，忍冬藤30g，防风6g，羌活12g，独活12g，川芎15g，甘草6g，防己9g，威灵仙15g，制僵蚕12g，蝉蜕6g，醋乳香10g，薏苡仁30g，菟丝子15g，烫狗脊15g，盐杜仲12g。7剂，水煎，日1剂，早晚分服。

该患者病程迁延日久，非短期可愈，宜慢补慢调，经过3个月的治疗，患者于门诊随诊，述症状明显好转。

【按语】

患者因饮食不当诱发关节疼痛，为外邪侵袭，阻滞经络。气血运行不畅，经络不通，则见关节疼痛。病程日久，肝肾不足，血脉瘀阻，津液凝聚，痰瘀互结，闭阻经络，深入骨骼，则见关节肿胀畸形。舌暗红、苔黄糙、脉弦滑均为外邪阻络、肝肾不足之象。

中医学认为，痹证是因人体肌表经络遭外邪后，气血运行不畅引起的肢体、关节、肌肉等处疼痛、酸楚、重着、麻木等一系列症状。轻者表现为肢体、关节等处有酸楚、疼痛之感，并随天气变化加剧；重者则疼痛、酸楚显著，关节肿大，反复发作，以至关节变形、丧失运动功能。若反复发作，迁延不愈，可累及脏腑，导致脏腑病变。该患者为中老年男性，患病日久，因饮食不当诱发本病，为外邪侵袭，阻滞经络，导致气血运行不畅，经络不通。加之久病体虚，肝肾不足，血脉瘀阻，津液凝聚，痰瘀互结，闭阻经络，深入骨骼，故用通痹汤合独活寄生汤加减。通痹汤祛邪通络止痛，独活寄生汤益肝肾，补气血，止痹痛。二诊双手关节疼痛肿胀缓解，但伴有双下肢轻度浮肿，腰膝酸软，故在原方基础上加减，加用菟丝子、烫狗脊、盐杜仲等药加强补益肝肾之功，治病求本，标本兼治。

第五节 雷诺现象论治

雷诺现象（raynaud phenomenon，RP）是因支配周围血管的交感神经功能紊乱引起的肢端小动脉痉挛性疾病，临床以肢体远端皮肤（好发于手指）出现对称性、阵发性、间歇性苍白、发绀、潮红颜色改变为特点。本病常因情绪激动或寒冷刺激等因素诱发。早期可表现为肢端凉冷、肿胀、麻木、疼痛或感觉异常，严重者可出现指（趾）端皮肤溃疡、萎缩、硬化或坏疽。一般将本病分为两种类型：①原发性雷诺现象，即雷诺病，指不能找到任何潜在疾病而症状和病情缓和者。②继发性雷诺现象，指伴发于全身其他系统性疾病的一组特征性证候群，症状比较严重，病程较长。目前二者统称为雷诺综合征。

傅晓骏认为，雷诺现象的病因不外乎正气亏虚、邪气侵袭、痰瘀气滞三个方面，简称"虚、邪、瘀"，三者相互影响，贯穿疾病的始终。素体虚弱、禀赋不足、正气亏虚、脾胃虚弱、劳逸失度、病后失养等是雷诺现象发生的内在因素和发病基础，在疾病的发生发展中起着决定性作用。在一定条件下，如季节气候异常、居住环境欠佳、起居调摄失当，机体感受风、寒、湿、热、燥之邪亦是雷诺现象发病的重要因素，有时甚至起主导作用。痰瘀气滞是本病发病的关键因素。正气亏虚，或病后失养，或感受外邪，或情志不遂等均可导致气血运行不畅。血脉经络痹阻不通则瘀，津液停聚不得输布，聚湿或炼液成痰，痰瘀互结，阻滞气机，壅遏邪气，痰瘀邪气相搏，脉络痹阻更甚，最终形成痰浊瘀血气滞，发为雷诺现象。虚、邪、瘀三者之间紧密联系，互为因果，形成恶性循环，即正气虚易感外邪，邪不祛则正不安；正气虚易致血瘀，瘀血不祛，新血不生，则虚更甚；瘀血阻滞则易留邪，邪滞经脉则瘀血难祛。另外，虚中的气血津液、营卫阴阳、脏腑经络等，邪中的风寒湿热燥等，瘀中的瘀血、痰浊、气滞等均相互联系、相互作用、相互转化，因虚致实，实中夹虚，虚中夹实，从而形成虚实兼夹之证、难治之候。总之，雷诺现象的病因不外乎"虚、邪、瘀"三类，其乃雷诺现象的基本病机。病性为本虚标实、虚实夹杂。病位在四末血脉，与心、肝、肺、脾、肾等脏腑相关。

傅晓骏辨治本病，提出其有虚实之分，初起多以实证为主，后期多见虚实夹杂，治疗在于扶正祛邪、标本兼治。扶正主要采用益气温阳、滋阴养血、健脾益胃、益肝补肾等方法，以增强体质，提高机体的抗病能力，使正气存内，邪无留处，达到祛邪的目的。祛邪主要采用祛风散寒、清热解毒、祛痰化湿、疏肝解郁等方法，以攻逐邪气，祛除病邪，达到邪去正安的目的。本病总的治疗原则为扶正祛邪，标本兼顾。重点需把握扶正与祛邪的尺度，分清主次，标本缓急，辨证施治。

对于本病傅晓骏主张分期论治，首分脏腑虚实，分清是因病致虚还是因虚致病；其次应审标本缓急，分清邪正虚实的轻重缓解，扶正与祛邪的先后，急则治标，缓则治本。在发作期，以标实为主，予祛邪活络、补虚泻实、扶正祛邪、通脉止痛之法，治以祛瘀涤痰、温阳散寒、疏肝理气、清热解毒；在缓解期，治病求本，予权衡阴阳、调平五脏、疏通经络、调和气血之法，治以健脾补肾、滋肾养肝、补益心脾、益气养阴。

傅晓骏还总结出3种治法，并将其贯穿疾病治疗始终。①风为百病之长，易与他邪相合，为外邪致病之先导。痰、湿、瘀三者质异而源一，风可胜湿。风药长于走表，能舒畅气机，鼓舞气血津液蒸腾于表，驱邪外出，配合补益之品可增效，故傅晓骏喜用风药贯穿治疗始终。②"肝为五脏之贼"，肝郁易乘脾，或克犯胃，或反侮肺，或下夺肾，或虚及心。同时风依于木，郁易化火，肝易化风，肝气不畅，气滞络瘀，聚液成痰，痰瘀胶结，易生痰湿，久易化热，热燥伤阴，病因兼夹，症状多变，病情复杂。心情抑郁、精神紧张、情绪波动、忧思恼怒、久病多郁、肝郁气结易生百病。故此傅晓骏临证多加疏肝理气养血之品。③六淫致瘀，七情致瘀，正虚致瘀，因瘀致痹，痹久致瘀，经络气血痹阻不通，瘀血不去，新血不生，虚实夹杂。故此傅晓骏将活血化瘀通络贯穿治疗始终，认为发作期宜活血通脉止痛兼祛邪，缓解期宜养血化瘀通络兼扶正。

傅晓骏在治疗本病的过程中，始终注意标本兼治、活血通络、顾护脾胃。

1. 标本兼治

傅晓骏在中医理论指导下辨证论治本病，将辨证与辨病结合，讲究治病求本，标本兼治，分期论治。她指出，发作期和缓解期各证可单独成一证型，亦能相互兼杂成更复杂的证型，且各证型间多混合互见，因此处方用药应灵活。本病病程较长，特别是中后期多表现为虚实夹杂之证。急性期多表现为感受外邪为主的证候，此时寒热瘀虚要明辨，扶正祛邪需细酌，"新邪宜急散，宿邪宜缓攻"，辨证需准确，治疗用药要有所侧重。她强调，同一患者在治疗过程中证候会有所变化，用药需随时调整。急则治标、缓则治本、标本同治、扶正祛邪为本病治疗大法。

2. 活血通络

雷诺现象是一种慢性疾病，活血化瘀通络需贯穿治疗始终。对于早期发病，病情较轻者，傅晓骏习以藤治之，常用鸡血藤、忍冬藤、海风藤、天仙藤、络石藤、钩藤、夜交藤等。虚证选鸡血藤，热证选忍冬藤，寒证选海风藤，瘀证选天仙藤。络石藤、钩藤、夜交藤不温不燥，药性平和，舒筋活络，无论寒热均可用。对于病变日久，病情较重，伏邪较深者，她常用搜风剔络、活血止痛之虫类药，如水蛭、土鳖虫、蜈蚣、乌梢蛇、地龙、僵蚕等。化瘀为主选水蛭、土鳖虫，祛风为主选蜈蚣、乌梢蛇、地龙、僵蚕，但需谨防破气耗血伤阴，并避免长期运用。治疗本病傅晓骏还灵活使用引经药和经验药，使药达病所，事半功倍。上肢痛者，加姜黄、桂枝、桑枝、羌活；下肢痛者，加牛膝、独活、防己、续断、桑寄生；肢体挛急，加芍药、甘草、木瓜、伸筋草、透骨草、威灵仙等。

3. 顾护脾胃

傅晓骏治疗本病多根据患者体质强弱、虚实轻重、病程长短、感邪轻重而妙用方药，随症加减。她提出，治疗过程中要时刻顾护脾胃，维护中气，"脾旺能胜湿，气足无顽麻"，脾胃健，气血旺，营卫调和，邪无所附。若脾胃受损，则药、食皆拒而不纳。在整个治疗过程中，她不忘顾护胃气，扶正而祛邪。疾病中后期常使用虫类药。她指出，虫类药多属温燥之品，易燥血伤津。加之有的情况下需西药如激素、免疫抑制剂等介入治疗，这样更易伤阴耗气，故一定要灵活配伍，注重益气滋阴养血。

病案举例：

秦某，女，38岁，2021年10月21日初诊。

主诉：双手指遇冷后发白、发紫两年余。

现病史：患者多于冬季发病，夏季缓解，碰冷水或情绪紧张后症状加重。曾在西医院住院检查风湿全套，均为阴性，诊断为雷诺综合征。予硝苯地平片、贝前列素那片口服，症状改善不明显。近年来发作较前频繁，发作时伴手指末端疼痛麻木，屈伸不利，胁肋胀痛，心烦不舒，四肢不温，遇冷或情志波动后诱发，夜寐不安，大便两日一行，小便正常，胃纳一般。舌暗胖有瘀斑，脉沉。

西医诊断：雷诺综合征。

中医诊断：脉痹。

辨证：脾肾阳虚，肝郁气滞。

治则：疏肝理气，补益脾肾。

方药：柴桂龙牡汤合金匮肾气丸加减。柴胡9g，黄芩12g，制半夏10g，桂枝15g，炒桑枝30g，白芍15g，煅龙骨30g，生地黄15g，当归15g，山药15g，山茱萸15g，川芎15g，牡丹皮9g，制川乌6g（先煎），鸡血藤30g，夜交藤30g，络石藤15g。14剂，日1剂，水煎，早晚温服。

11月6日二诊：药后手指末端疼痛麻木感明显缓解。效不更方，继服14剂。服法同前。

【按语】

方中柴胡、黄芩理肝气，清郁火，和枢机；煅龙骨潜镇安神，引阳入阴，收敛浮游之相火；牡丹皮清热凉血，和血消瘀；四物汤补血而不滞血，活血而不伤血；山茱萸补肝肾，山药补脾阴；制川乌温经散寒止痛；鸡血藤养血活血舒筋；半夏、夜交藤交通阴阳；络石藤祛风活络；桂枝、炒桑枝引药入上肢，疏通经脉。诸药合用，共奏疏肝理气、补益脾肾、平调寒热、阴阳并补、活血通络之功。

雷诺现象属中医学"脉痹""血痹""寒痹"范畴。病因病机为"虚、邪、瘀"。病性为本虚标实、虚实夹杂。病位在四末血脉，与心、肝、肺、脾、肾等脏腑相关。傅晓骏认为，本病的治疗原则为扶正祛邪，标本兼治；综合缓急，分期论治，无论急性期还是缓解期，均应重视活血化瘀通络这一主线。

第六节　狐惑病论治

傅晓骏认为，狐惑病病因可归为湿热瘀浊、腐败生虫，虫毒游移、循肝经为患，肝热脾湿、胶结难解，表邪不泻、闭郁为患，湿热久郁、心肾受累，病位在心、肝、脾、肾。初期若患者正气未虚，则以清热利湿解毒为主；后期注重益气养阴，扶正化毒。若阴虚征象明显，以六味地黄汤为基础，加燥湿解毒药，并多用外洗方促疾病向愈。

狐惑病以口腔、前后二阴溃疡，并伴眼疾及全身症状为主要特征，常伴有不同程度的神情恍惚、卧起不安症状，且有惑乱狐疑、出入无迹之性，故名为"狐惑病"。本病西医学称"白塞病"，属自身免疫系统疾病，以细小血管炎为病理基础，以反复发作的口腔、眼结膜、前后二阴溃疡和皮肤损害为突出表现，可累及关节、胃肠道、心血管、泌尿、神经等系统。

狐惑病病因复杂，目前尚无统一定论。《金匮要略》记载为伤寒之后，余热不去，湿热瘀毒内结所致。现代医家对此认识不一，有人认为狐惑病是因湿热病邪内蕴，郁阻气分，弥漫三焦，流注清窍所致。也有人将本病病因归为湿热瘀浊、腐败生虫，虫毒游移、循肝经为患，肝热脾湿、胶结难解，表邪不泻、闭郁为患，湿热久郁、心肾受累等5种，病位在心、肝、脾、肾。

傅晓骏熟读经典，十分认同《诸病源候论·伤寒病诸候》之狐惑"皆湿毒之气所为也"、《金匮释义》之"狐惑病者，亦是湿热蕴毒之病"，认为湿热毒邪是狐惑病发病的主要原因，但与先天禀赋不足、后天脾胃失养关系密切。

患者平素体虚，不能抵御湿热毒邪侵袭，或脾运失常，津液内停，酿生内湿，遇脏腑内热，或阴虚火盛，或郁久化热，湿从热化，湿热内结。湿热毒邪积聚于皮肤腠理，侵袭脏腑，脾胃受损，湿热熏蒸，则口舌生疮、溃烂不愈。肝开窍于目，经脉环绕阴器，上循咽喉，湿热毒邪累及肝脏，则循经腐蚀上下，见口眼部症状、外阴溃疡、双目红赤等。本虚责之于肝肾阴虚、脾虚气弱，标实责之于湿热毒邪、血脉瘀滞。总而言之，狐惑病的病机在于湿热阴虚气弱。

清·魏念庭提出："狐惑者，阴虚血热之病也。"狐惑病反复迁延不愈，日久耗伤阴津。肝肾阴亏，虚火内扰，气阴两伤，虚阳上亢，湿热毒邪致口舌破溃，疮疡益重。狐惑病的证型不同，病机亦不同。治疗时应正确辨证，分期而治，注意扶正，依势而为。疾病初期若正气未虚，则以清热利湿解毒为主。后期毒邪内伏，加之前期药物削伐正气，故应注重益气养阴，扶正化毒。

傅晓骏临证时，每每详问病史，根据发病部位、起病情况及临床表现，仔细辨证。初诊时，若患者已服用过西药，症状好转，处于疾病后期，因西药激素等免疫抑制剂的应用，阴虚征象明显，傅晓骏会以六味地黄汤为基础，加入燥湿解毒药，治病求本，攻补兼施，扶正祛邪。需要注意的是，病变早期不可一味清泄热毒，宜加益气护阴之品，扶正托毒达邪，以促进病愈，防止复发。

傅晓骏强调，狐惑病病情复杂，走势不一，临证时不应拘泥单一治疗，除中药内服外，她常加外治法，如用外洗方清热燥湿，解毒疗疮。正如李东垣所谓"脾为中土，灌溉四旁"。傅晓骏常言，脾胃为后天之本，气血生化之源，临证处方应时刻注意顾护脾胃，故她在方中常加茯苓、薏苡仁、陈皮等健脾之品。同时"急则治其标，缓则治其本"也是傅晓骏临证时把握的原则，在整个治疗过程中，她多嘱患者调节情绪，规律作息，均衡饮食，避免和减少外界刺激，尤其是紫外线刺激，以治病求本。

病案举例：

罗某，男，31岁，2017年11月22日初诊。

主诉：患狐惑病1年余。

现病史：经西医治疗后病情好转（具体用药不详）。近来又出现外阴溃疡、红肿瘙痒，左膝瘙痒，口腔红肿、无溃疡，偶有头痛，小便多泡沫，大便干，寐差，纳可。舌红，苔薄，脉滑细数。血压125/89mmHg。

西医诊断：白塞病。

中医诊断：狐惑病。

辨证：肝肾阴虚兼湿热毒邪。

治则：滋阴降火，燥湿解毒。

处方：炒山药15g，茯苓30g，牡丹皮6g，山茱萸15g，泽泻10g，生地黄15g，炒黄柏10g，知母10g，荆芥9g，炒苍术10g，白花蛇舌草15g，桂枝9g，薏苡仁30g，防风9g，黄芪30g，白鲜皮15g，甘草9g。7剂，日1剂，水煎，早晚温服。

11月29日二诊：药后口疮好转，仍外阴溃疡，眠浅易醒，夜间醒4~5次，偶尔头痛，大便可，小便有泡沫，血压126/74mmHg。舌红，苔薄，脉滑细数。上方去知母，加忍冬藤30g。7剂，日1剂，水煎，早晚分服。另开外洗方7剂。

处方：苦参30g，关黄柏15g，桂枝15g，芒硝12g（冲），羌活15g，萆薢15g，荆芥15g，贯众15g，炒苍术15g。

12月6日三诊：口服及中药外洗后，外阴、口腔溃疡较前好转，现仍头痛，夜寐好转。大便干硬，小便泡沫，血压126/74mmHg。舌红，苔薄，脉滑细数。

原方去忍冬藤30g，加牛膝15g，淫羊藿15g，活血祛瘀，补肝肾，强筋骨。服法同前。

12月18日四诊：中耳炎复发，时有口苦，口腔及外阴溃疡好转，心烦易怒，夜寐较差，头痛好转，纳可，大便干硬好转，血压108/84mmHg。舌红，苔薄，脉弦。

处方：柴胡15g，炒黄芩15g，焦栀子6g，车前草30g，通草6g，蒺藜15g，生地黄15g，泽泻10g，当归9g，薏苡仁30g，川芎15g，白鲜皮15g，防风9g，白花蛇舌草15g，首乌藤30g。7剂，服法同前。

外洗方：苦参30g，关黄柏15g，桂枝15g，芒硝12g（冲），羌活15g，佩兰15g，萆薢15g，荆芥15g，贯众15g，炒苍术15g，蒺藜15g，薏苡仁30g。7剂，水煎，外洗。

中耳炎复发,肝胆火盛明显,故选龙胆泻肝汤加减,清肝泻火;另加白花蛇舌草、白鲜皮等药清热解毒,祛风燥湿。

后随访,病情基本缓解。

【按语】患者狐惑病1年余,处于慢性迁延期。日久不愈,反复发作,耗伤阴津,肝肾阴虚,虚火上扰,与体内留恋不去的湿热毒邪互结,致外阴溃疡、红肿瘙痒,左膝瘙痒,口腔红肿;阴虚故大便干;心神失养则寐差。舌红、苔薄、脉滑细数均为肝肾阴虚之象。此病属虚实夹杂证,应攻补兼施,扶正祛邪。方中山茱萸、生地黄、山药滋阴补肾,填精益髓;泽泻、茯苓利湿化浊;苍术、黄芩、知母清热燥湿;炒苍术、薏苡仁健脾祛湿;黄芪补气升阳兼利水;白花蛇舌草清热解毒,消肿散结;白鲜皮清热燥湿,祛风解毒;甘草调和诸药。并嘱患者忌食生冷辛辣、油腻食物,戒烟酒。诸药合用,共奏滋阴降火、清热解毒、祛风燥湿之功。

第六章 内科杂病研究

傅晓骏在"治未病"方面遵循中庸之道,其学术思想可用一个字概括,即"和"。她强调"治未病"及膏方调治时不偏不倚,以"和"为贵,以药的偏性纠正病之偏性,用药平和。特别是她将"治未病"理念贯穿于慢性肾功能衰竭三级预防之中,以提高患者的生存质量,降低死亡率。

第一节 膏方治疗慢性肾脏病

膏方是以中医理论为指导,以辨证论治为基础,运用中药、滋补品或药食两用之品等,依法熬制而成的膏类方剂。膏方根据药物的作用不同,可分为滋补药、对症药、健脾药和辅料四部分;根照药物的性质可分为饮片、胶类和糖类三部分;根据膏方中是否含有动物胶或胎盘、鹿鞭等动物药,可分为素膏和荤膏;根据制作过程中是否加入蜂蜜,将分为清膏和蜜膏。

傅晓骏在临床中认识膏方、运用膏方、研究膏方,特别是在肾脏病患者使用膏方方面积累了不少经验。她认为,好的膏方可以用一个"和"字概括。"和"即"平衡",是达到人体生理或病理的动态平衡,为机体自愈创造最适合的内环境。

一、膏方治疗慢性肾脏病的学术思想

傅晓骏使用膏方治疗慢性肾脏病的学术思想包括平衡阴阳、调和气血、扶正祛邪、培补五脏四个方面。

1. 平衡阴阳

《素问·通天论》云:"阴平阳秘,精神乃治,阴阳离决,精气乃绝。"傅晓骏认为,疾病的发生发展均为各种致病因素的影响,可导致阴阳失调,使机体形成阴阳偏衰或偏盛的状态。因此利用药物之偏性纠正人体之偏性,补其偏

衰，抑其偏盛，纠正阴阳的不平衡是开具膏方的主要原则。如阴虚所致的虚热证，用滋阴药补阴；阳虚引起的虚寒证，以温阳药补阳；阴阳两虚者，当阴阳双补。对于阳邪过盛所致的实热证，用寒凉药清热；对于阴盛所致的寒实证，则用温热药祛寒。

2. 调和气血

气血既是阴阳的主要物质基础，又是人体生命活动最基本的物质基础。《素问·调经论》谓："人之所有者，血与气耳。""血气未并，五脏安定。"若"气血不和"则"百病乃变化而生"，表明气血不和是导致阴阳失调的重要原因。膏方可以调节气血，使周身气血流通，生化有源，达到气血充沛、精力旺盛、健康长寿的目的。

3. 扶正祛邪

《黄帝内经》云"正气存内，邪不可干"；"邪之所凑，其气必虚"。可见正气虚损是人体发病、衰老的重要因素。膏方能补气养血，提高机体免疫力，扶助体内"正气"，改善内环境，减少疾病的发生。但膏方并非单纯补剂，还包含救偏却病之义。膏方的"补"应理解为"删有余、补不足"，寓"固本清源"为一体。膏方作为一种剂型，与其他剂型一样，需遵循辨证论治法度，兼顾祛邪治病。

4. 培补五脏

人体是一个有机的整体，脏与脏、脏与腑、腑与腑之间在生理上相互协调、相互促进，在病理上相互影响。当某一脏腑发生病变时，往往会影响其他脏腑，甚至同时发生病变。膏方属大方、复方，不仅能调补某一脏腑，还能综合调理各个脏腑，使脏与脏、脏与腑、腑与腑之间的关系逐渐趋向平衡，最终达到治愈疾病的目的。

二、开具膏方把握的四项原则

傅晓骏开具膏方崇尚"和"字。"和"是中国传统文化中颇具特征性的哲学思想，无论是《黄帝内经》还是历代医家的学术思想和理论都渗透着"和"的理念。膏方与汤剂一样，均充分体现了"和"的理念。膏方是对人体进行整体和全面的调整，面对阴阳气血、邪正虚实、升降出入、五脏失调等各种状况并存的复杂情况，处方时须兼顾各方，需多法并用，组方用药必须协调和谐，不可偏颇，要体现相互补充、互相制约的原则，即治病求本、扶助正气，协调阴阳、平衡脏腑，通补兼备、调畅气血。同时要调养与治病相结合（"治未病"、康复、治疗、扶正、祛邪）、整体与局部相结合、共性与个性相结合，这样方可达到阴平阳秘、气血顺畅、脏腑调和的目的。傅晓骏在处方上注重把握四项原则，即因时制宜、调补脾肾、膏方不唯补、用药平和。

1. 因时制宜

肾气与冬气相通应，肾所藏之精气有抵御外邪使人免生疾病的作用，肾病患者冬令（因时）进补尤为关键。

2. 调补脾肾

《素问·阴阳应象大论》云："形不足者，温之以气；精不足者，补之以味。"服用膏方者多为老年患者、大病之后者、久病体虚者和疾病向愈者。此类患者常脾虚难运，必须在服用膏方前给予健运脾胃的开路方，为膏滋药的消化吸收创造条件。例如，胸闷、纳呆、苔腻者先予陈皮、川朴、枳壳、神曲等药，以理气化湿健胃。如无上述症状，也可先试探性调补，观察服药反应，为开膏滋方提供依据。一般开路方以1~2周为宜。

3. 膏方不唯补

膏方不仅是滋补强壮的药品，更是治疗慢性疾患的最佳剂型。开具膏方前，需了解患者阴阳气血之偏性，用药物之偏纠正机体之偏。首当辨证论治，切莫迎合病家喜补重贵的心理，一味投以野山参、鹿茸之类。

4. 用药平和

傅晓骏强调，慢性肾脏病多阴阳气血失衡，因此只可缓图，不得骤取，用药必须平和。尤其是老年患者，更应如此。在膏方中，她较少使用桂、附等辛温大热之品，亦较少用人参、鹿茸等峻补之药，而是多以平补为主，用太子参、怀山药、白扁豆之属，甘平而不温燥。偏阳虚者，多用黄芪、党参等温补之品，甘温而不过热；偏阴虚者，多用地黄、首乌等清补之类，甘凉而不滋腻。补益药中常常配伍理气化湿、醒脾助运之品，如佛手、枳壳、砂仁、陈皮等，使补而不滞，以消助补，防止碍胃。她所开具的膏方，药物通常数十味，配伍精当而不显庞杂。同时配不同的辅料以矫味，如阳虚者辅以红糖，阴虚者辅以冰糖，脾虚者辅以饴糖，大便秘结者辅以蜂蜜，糖尿病患者则改用木糖醇。

第二节 "治未病"理念用于慢性肾脏病三级预防

肾脏疾病是一种常见病，其发展多呈慢性过程。病情一旦发展至慢性肾功能衰竭，治疗起来就十分棘手。目前，慢性肾脏病已成为世界公认的危害人体健康的主要疾病。如何延缓慢性肾衰的进展、降低尿毒症的发生、降低终末期肾病及肾脏替代治疗导致的各种并发症、提高患者的生活质量及生存率是慢性肾功能衰竭的治疗目标。傅晓骏临床经验丰富，独辟蹊径，特色鲜明，在慢性肾衰保守治疗方面，遵循三级预防及一体化治疗，将"治未病"思想贯穿于慢性肾脏病三级预防之中。

一、傅晓骏慢性肾脏病三级预防思想

傅晓骏提出，慢性肾脏病的一级预防以补益肾气为主，要积极控制原发病，防止慢性肾衰的发生。二级预防是在健脾补肾的同时，兼顾活血化瘀，清热除湿，采取有效措施，减少病情进展的因素，防止和延缓尿毒症的发生。对将进入尿毒症期的患者要进行三级预防，重用通腑泄浊法，积极用药控制并发症，提高患者的生存质量，降低死亡率。只要抓住三级预防的各个环节，采取积极而充分的治疗措施，就能控制慢性肾脏病的发展，延缓进入终末期肾衰。

二、慢性肾衰患者体质调养措施

中医学认为，体质不同往往会导致机体对某种致病因子易感，即古人所谓的"同气相求"。有研究者通过大量文献发现，慢性肾衰患者存在气虚质、阳虚质、瘀血质、痰湿质和阴虚质的不同。为此，傅晓骏针对不同体质的患者，采取相应的养生保健措施，积极改善患者的特殊体质，增强其抵抗力，预防疾病的发生发展。

气虚体质的调养措施：多吃大枣、桂圆、蜂蜜、黄豆、香菇等益气健脾食物，进行柔缓运动，如散步、打太极拳等，平时多按摩足三里穴；自汗、感冒者可服玉屏风散预防。

血瘀体质的调养措施：多食山楂、醋、海带、紫菜、萝卜、胡萝卜等具有活血散结行气、疏肝解郁作用的食物，少食肥猪肉，保持充足的睡眠，必要时可服桂枝茯苓丸、血府逐瘀丸等。

阳虚体质的调养措施：多吃葱、姜、蒜、辣椒、韭菜等甘温益气之品，少食黄瓜、藕、梨、西瓜等生冷寒凉之品。常按摩足三里、气海、涌泉等穴，或灸足三里、关元等穴，必要时可服金匮肾气丸等。

阴虚体质的调养措施：多吃绿豆、冬瓜、芝麻、百合等甘凉滋润之品，避免熬夜、剧烈运动，锻炼时要控制出汗量，及时补水，必要时可服六味地黄丸等。

痰湿体质的调养措施：多食冬瓜、萝卜、海藻、海带等清淡之品，少食肥肉及甜、黏、油腻之品，运动可选择散步、慢跑、游泳、打太极拳等，避免受寒淋雨，必要时可服参苓白术散等。

第三节　脾胃病论治

脾胃病是中医临床常见病，其相关症状不仅出现在单纯的消化系统疾病中，也是诸多内科杂病的伴随表现。中医学认为，脾胃者，中土也。土生万物而法天则地，故脾胃为百病之始。脾居中焦而灌四傍，善调脾胃者，方可治五脏六腑之疾。因此，脾胃病的辨治对于临床各科均具有重要意义。中医脾胃病主要包括痞满、胃痛、呃逆、呕吐、噎膈、腹痛、泄泻、便秘等，西医学的急慢性胃炎、功能性消化不良、反流性食管炎、消化性溃疡、肠易激综合征、溃疡性结肠炎等消化系统疾病或其他系统疾病所引发的消化系统症状均可从中医脾胃病入手论治。

李东垣是中医脾胃学说的创始人。"外感法仲景，内伤效东垣"是对李氏学术成就的高度评价。李东垣以《内经》理论为根基，在张仲景伤寒的基础上，发挥内伤学说，完备了中医临床外感与内伤证治体系。

傅晓骏致力于脾胃病的临床治疗和理论研究，倡导"中央健，四旁如"的原则，意为中央脾胃健运，四旁之脏有所充养。脾胃居于中焦，如同在中央，形成了一个阴阳互助、燥湿相济、升降相因的气化结构。脾为后天之本，气血生化之源，主运化水谷精微。"中央健"，机体气血调和，清浊分流，其他脏腑、肌肉、关节有所充养，则邪不入侵，百疾不生。她推崇东垣学说，十分重视《脾胃论》的学习和继承。她喜用东垣之方，但又灵活变通，扩展其用，如外感多用经方，杂病多用时方。她用经方的特点有三：一是擅用经方，即把握规律，明晰法度，汤证契合，用药精准，得心应手；二是活用经方，即透彻方理，融会贯通，活学活用，灵巧变通，运用自如；三是创制新方，"师古而不泥古"，以效验方。她还效仿叶天士，用轻剂调拨气机之经验，组方五花芍草汤治疗阴虚型胃痛，在临床上每获良效。在此方基础上，她化裁出理气养阴益胃汤、通络养阴益胃汤、调气养阴益胃汤、化湿养阴益胃汤等。

1. 理气养阴益胃汤

主治胃阴亏耗兼中焦气滞之证。若肝气犯胃，见胃脘胀痛，痛连两胁，嗳气，喜长叹息，脉弦，可配伍柴胡、香附、郁金、川芎疏肝解郁；若饮食内停，见胃脘疼痛，胀满拒按，嗳腐吞酸，或呕吐不消化食物，大便不爽，舌苔厚腻，脉滑，可配伍山楂、神曲、麦芽、鸡内金等消食导滞。

2. 通络养阴益胃汤

主治慢性胃病之阴虚夹瘀证。临床表现为胃脘刺痛，痛处固定，入夜尤甚，舌质紫暗或有瘀斑，脉涩；或胃镜下见胃黏膜粗糙不平、颗粒样增生、溃疡出血、息肉等，可配伍赤芍、丹参、牡丹皮、川芎、莪术等活血化瘀。

3. 调气养阴益胃汤

主治脾胃气阴两虚之证。症见神疲乏力，气短懒言，胃脘痞满，食欲不振，口燥咽干，小便短少，大便干结，舌红少苔或有裂纹，脉细无力，可配伍太子参、黄芪、山药、麦冬、玉竹、石斛等益气养阴。

4. 化湿养阴益胃汤

主治阴虚夹湿之证。临床表现为胃脘隐痛，饥不欲食，口中黏腻，大便不畅，舌红而干，苔白腻。治疗上先从化湿入手，湿祛后重在养阴，可选用三仁汤化湿浊，继而用生地黄、麦冬、沙参、当归滋阴养血。

病案举例：

戴某，男，56岁，2020年4月7日初诊。

主诉：腹胀两天。

现病史：两天前食花生米后腹胀明显，平素食后易腹胀，食用不易消化食物后尤甚。偶尔胃脘部隐痛，干活后感劳累，夜寐安，夜尿3~4次，大便无殊、后干，无口苦。舌红少津，苔薄黄糙。

西医诊断：慢性胃炎。

中医诊断：痞满。

辨证：胃阴亏虚，胃失濡养，和降失司，运化失常。

治则：养阴益胃，行气消痞。

方药：养阴益胃汤化裁。太子参15g，梅花6g，炒蒺藜15g，预知子15g，佛手10g，玫瑰花6g，炒枳壳15g，生麦芽15g，炒鸡内金9g，甘草15g，海螵蛸15g。7剂，水煎，日1剂，早晚温服。

4月15日二诊：药后腹胀好转明显，遂自行原方继续服用1周。药后腹胀瘥，仍尿频，伴双下肢浮肿、按之凹陷，夜尿每日2~3次，大便每日1~2次，舌红少津，脉弦滑。

处方：太子参15g，梅花6g，预知子15g，佛手10g，玫瑰花6g，炒枳壳15g，生麦芽15g，炒鸡内金9g，甘草3g，生白术15g，炒白芍15g，芡实15g。7剂，水煎，日1剂，早晚温服。

之后患者未来诊，电话随访，患者述药后胃脘胀满未发，尿频及双下肢浮肿好转。

【按语】痞满病名首见于《伤寒论》，张仲景明确指出："满而不痛者，此为痞。"明代张景岳将痞满分为虚实两端："凡有邪有滞而痞者，实痞也；无邪无滞而痞者，虚痞也。有胀有痛而满者，实满也；无胀无痛而满者，虚满也。实痞实满者，可消可散；虚痞虚满者，非大加温补不可。"该患者平素脾胃弱，又因饮食不节，食积内停，阻滞中焦气机而发为痞满。胃阴亏虚，胃失濡养，和降失司，运化失常，故平素食后易腹用不易消化食物后尤甚。胃阴不足，虚热扰动，则胃脘部隐痛。脾胃运化功能减退，气血生化无源，精血津液难以充养，故干活后感劳累。年老肾气亏虚，固摄无力，则夜尿频多。津液难以上承，则口干明显。舌红少津、苔薄黄糙乃胃阴亏虚的表现。

治疗以养阴益胃汤为基础方，滋阴和胃，消痞止痛，同时鸡内金消食导滞，理气宽中。因患者年过五旬，肾脏虚弱，故尿频、夜尿增多，遂加桑螵蛸固精缩尿。复诊时痞满症状消失，反出现双下肢浮肿，遂予补益脾肾、利水消肿治疗。

傅晓骏认为，临床上一定要注重辨虚实。虚痞多因脾胃气虚或胃阴不足所致，症见饥饱均满、食少纳呆、大便溏薄等。实痞多因外邪所犯、食滞内停、痰湿中阻所致，症见痞满能食，伴便秘、口中异味、舌苔厚腻等。治疗上虚证重在健脾益气或养阴益胃，实证可予消食导滞、化痰除湿、清热祛湿等法，虚实夹杂宜消补并用。

第四节　头痛病论治

头居人身之首，外有眼、耳、口、鼻诸窍，内藏脑髓，手足三阳经与督脉皆上会于此，故头为诸阳之会；五脏六腑之清气通过其相连经脉上注于头，故头又为清阳之府。

头痛的病因可归为外感与内伤，病机总属不通与不荣两方面。由外邪引起的头痛，主要为风、寒、湿、热、火等邪气客于经络，上泛头目所致。对于内伤头痛，《黄帝内经》主要描述了下虚上实、气上不下、肠胃功能紊乱、肝气上逆等病因病机，与肝、心、脾、肺、肾均密切相关，并第一次提出外伤也是引发头痛的重要因素之一。外伤瘀血，不通则痛。《灵枢·厥病》云"不可取于腧者，有所击堕，恶血在内"。对于因虚而致头痛者描述不多，《素问·平人气象论》云："欲知寸口太过与不及，寸口之脉中手短者曰头痛……"短则气虚，不及于上，气虚则血不达于器，失于充养发为头痛。

傅晓骏勤求古训，师古不泥，总结《内经》重"通"思想，认为无论是有形之邪抑或无形之邪导致的不通，还是气血阴阳不足导致的不荣均有不通的一面，所不同的是虚实程度，提出治疗上应以通法为基础，创制了清振汤，并衍化出多张类方，用于治疗各种原因引起的头痛效果明显。

"振"字取于《伤寒论》"振振欲擗地"，"振"通"震"，为震荡之意；"清"为清除之意。本方主治头痛，故名"清振汤"。组成为炒苍术10g，决明子15g，石菖蒲10g，川芎15g，全蝎粉3g。方中炒苍术燥性较生苍术弱，辛香醒脾力较强，具有燥湿健脾、祛风散寒、明目功效；决明子清肝明目，润肠通便，用于目赤涩痛，羞明多泪，头痛眩晕，目暗不明，热结便秘；石菖蒲化湿和胃，开窍豁痰，醒神益智，多用于胸腹胀闷，湿滞气塞或疼痛等症；川芎为血中之气药，辛温，入肝经，善于通达升散，上行颠顶头目，中开郁结，旁达肌腠，下调经水，具有活血行气、祛风止痛散寒等功效；全蝎息风镇痉，攻毒散结，通络止痛，可搜风通络，增强活血祛瘀之效，对于顽固性偏正头痛具有较好的效果。全方共奏祛风燥湿、通络醒神之效，为治疗各种原因所致头痛头晕之基本方。在清振汤的基础上，傅晓骏根据辨证论治加减用药，形成了清振汤类方，清热清振汤、益气清振汤、祛风清振汤、化痰清振汤、理气清振汤、通络清振汤、健脾清振汤、补血清振汤和胜湿清振汤。

1. 清热清振汤

主治风热郁闭，上扰头目，临床表现为头胀剧痛，甚则如裂，痛处固定，如锥如刺，面红目赤，渴喜冷饮，便秘溲黄，舌红或有瘀斑，苔黄，脉浮数或弦滑数。治以祛风清热通窍，方用清热清振汤。可配伍蝉蜕、僵蚕、蔓荆子、薄荷、藁本等。僵蚕、蝉蜕同用，取升降散之意。

2. 益气清振汤

主治气虚不荣证，临床表现为反复发作性头痛，隐痛为主，伴无力、眩晕，过劳后症状加重。治以益气升清，方用益气清振汤。可配伍炒白术、黄芪、陈皮等益气药。气能生血，血能载气。益气升清，浊阴自降，清窍充养。

3. 祛风清振汤

主治风邪外袭证，临床可伴汗出怕风，疼痛不定，舌白腻，脉浮。治以祛风散邪通窍，方用祛风清振汤。可配伍祛风药，如荆芥、防风、羌活、独活等。高颠之上，唯风可到。风药具有轻清升散的性质，易直达病所，功善疏散风邪。荆芥性温，入血分，祛风散寒之力强；防风轻扬升散，祛风作用较强，可深入肌肉筋骨，且能胜湿止痛。两药相须，可治诸身之风，并有散寒化湿之效。

4. 化痰清振汤

主治风痰阻络、清阳不升，临床可见头痛昏蒙，胸脘满闷，呕恶痰涎，苔白腻，脉弦滑。治以除痰化浊通窍，方用化痰清振汤。可用半夏天麻白术汤加减。如痰湿化热，上扰清窍用加味温胆汤。

5. 理气清振汤

主治肝郁气滞证，临床表现为受情绪波动而出现头胀痛，喜叹息，胸闷，胸胁胀痛，失眠多梦，口干口苦，舌红苔薄，脉弦。治以疏肝理气清振，方用理气清振汤。气为血之帅，气行则血行，气郁则血阻，气血不通而生头痛。故在活血的同时，应重视调节气机运行，使其恢复正常功能。可配伍柴胡、郁金、川芎、陈皮、香附、玫瑰花等疏肝理气、调畅气机之药。

6. 通络清振汤

主治风寒湿邪阻滞经络，气血津液运行输布障碍，经气郁结，气血凝滞，营卫不得宣通，以致不通则痛。表现为头痛连及项背，项背强几几，周身不适感。治以舒筋活络通窍，方用通络清振汤。此类证型患者可使用大剂量葛根。葛根其性升散轻扬，可解外邪郁阻、经气不利、筋脉失养所致的头项背强痛。

7. 健脾清振汤

主治脾虚湿浊上蒙，临床上常伴有头目昏沉，脘痞纳呆，大便溏薄，神疲乏力，舌淡胖，苔薄白，脉细弱等。治以健脾胜湿通窍，方用健脾清振汤。可加入焦山楂、陈皮、煨葛根、木香、厚朴花之属，中央健则能四旁如。焦山楂消食和胃；陈皮理气健脾；煨葛根健脾升阳止泻；木香行气止痛，和胃健脾，助消化；厚朴花气味芳香，功似厚朴而力缓，具有清香宣化、和缓养正之性，用于脾胃湿阴气滞、胸脘痞闷胀满、纳谷欠佳效果明显。

8. 补血清振汤

主治气血不足、头部失养，表现为头痛隐隐，时时昏晕，心悸失眠，面色少华，神疲乏力，遇劳加重，舌质淡，苔薄白，脉细弱。治以益气补血通窍，方用补血清振汤。肝主藏血，肝肾同源，肾为肝之母，益精填髓即能生血，可配伍沙苑子、白蒺藜以温补肝肾，补益精血。

9. 胜湿清振汤

主治湿邪阻络证，表现为头痛如裹，兼见胸脘满闷，呕恶痰多，发作无时，苔白腻，脉滑或濡滑。治以祛湿通络开窍，方用胜湿清振汤。可加羌活、独活。羌活善祛上部风湿，独活善祛下部风湿，两药合用，能散一身上下之风湿，通窍止痛。

病案举例：

王某，女，45岁，2023年12月8日初诊。

主诉：头胀痛10天余。

现病史：患者10天前无明显诱因出现头部胀痛，以前额部为主，伴头晕、目胀、心悸，时有恶心干呕，胃纳欠佳，夜寐不安，眠浅易醒，尿中多沫，大便无殊，畏寒，双下肢按之轻度凹陷。舌淡，苔薄，脉细。

西医诊断：偏头痛。

中医诊断：头痛。

辨证：痰浊上蒙。

治则：燥湿健脾，祛风止痛。

方药：清振汤加减。川芎、炒黄芩、炒蒺藜各15g，石菖蒲、杭白菊、炒苍术、蔓荆子各10g，决明子、煅龙骨（先煎）、茯神、茯苓、薏苡仁、玉米须各30g，柴胡、桂枝各9g，生姜3g（自备）。7剂。水煎，日1剂，早晚温服。

12月16日二诊：药后头胀痛较前好转，胃纳及夜寐较前好转，时畏寒，时畏热，双下肢浮肿基本消退。舌淡红，苔薄，脉细滑。拟六味地黄丸合清振汤加减。

处方：生地黄、炒山药、泽泻、山茱萸、川芎各15g，牡丹皮、桂枝各6g，茯苓、薏苡根、桑寄生、决明子、煅龙骨（先煎）、煅牡蛎（先煎）各30g，石菖蒲、炒僵蚕各10g。7剂，水煎，日1剂，早晚温服。

12月24日三诊：药后诸症好转，予上方巩固。

【按语】患者素体脾肾亏虚，水湿不运，痰浊内生，外风引动，上蒙清窍，则见眩晕；风痰阻滞脑络，气血不通，则见头目胀痛；痰湿中阻，胃失和降，遂见恶心、纳差；风痰扰心，心失所主，故夜寐不安，眠浅易醒；脾肾亏虚，肾失封藏，精微下泄，则见尿中多沫；阳气虚弱，水湿不化，则见畏寒、双下肢浮肿等。一诊投以清振汤化痰祛风，清上止痛，加煅龙骨、茯神重镇安神；

茯苓、薏仁根、玉米须健脾化湿，利水消肿；柴胡合黄芩退热除烦；桂枝温阳化气；炒蒺藜、蔓荆子助决明子、菊花平肝明目；少量生姜降逆止呕，温化寒饮。二诊头晕头痛缓解，治病必求于本，标证初减，故复投补肝肾之阴的六味地黄丸加减，以治其本，合用桂枝甘草龙骨牡蛎汤温补心阳，安神定悸。标本兼顾，随症加减，则药到病除。

第五节　桂枝汤类方的应用

桂枝汤类方一般是指以桂枝汤原方为主体，根据阴阳失调之别，增减药物。据相关学者统计，《伤寒论》中桂枝汤类方有26首，《金匮要略》中桂枝汤类方有10首。其中桂枝加桂汤是桂枝汤原方加桂枝二两而成，较桂枝汤温阳作用更强，可温通阳气，平冲降逆，用于治疗阳虚、冲气上逆之奔豚。桂枝加附子汤即桂枝汤原方加附子一枚，是桂枝汤证误服麻黄汤后出现漏汗，用桂枝汤调和营卫，解肌祛风，并加辛温大热、能补少阴元阳的附子，加强扶阳温经固表之效。桂枝加芍药汤即桂枝汤原方倍用芍药而成，病以腹胀满、时腹痛、腹肌挛急脘腹为特点，方中芍药由三两变为六两，功用由益阴和营变为和脾通络化瘀，重用芍药缓急止痛、活血和络。桂枝加芍药生姜各一两人参三两新加汤为产后气血不足，再外感风寒而设，病在恶寒、身疼痛表证基础上有脉沉迟等气血不足之象，正如《伤寒论》第50条所言"假令尺中迟不可发汗，何以知然？以荣气不足，血少故也"，故处方中在桂枝汤基础上加人参三两以大补元气，芍药以益阴和血，生姜温胃安中。当归四逆汤亦为在桂枝汤基础上增加养血散寒之药而成，此方虽去生姜，但当厥阴寒邪较重时，亦可加生姜，如《伤寒论》第352条所言："若其人内有久寒者，宜当归四逆加吴茱萸生姜汤。"傅晓骏应用桂枝汤类方治疗各类疾病取得了满意疗效。

一、桂枝汤类方在风湿痹病中的应用

《金匮要略·痉湿暍病脉证治》言："伤寒八九日，风湿相搏，身体疼烦，不能自转侧，不呕不渴，脉浮虚而涩者，桂枝附子汤主之。"桂枝附子汤证属风重于湿之证，湿邪痹着肌表，阻滞营卫，气血不利。金代医家成无己在《注解伤寒论》中言桂枝附子汤："不呕不渴，里无邪也；脉得浮虚而涩，身有疼烦，知风湿但在经也。与桂枝附子汤，以散表中风湿。"桂枝附子汤为桂枝

加附子去芍药而成，旨在去芍药酸收之性，将邪气发散于表，实表阳而走四肢。方中桂枝四两为君，走表祛风，与附子相配，温阳祛湿。

《伤寒论·辨太阳病脉证并治》言："太阳病，项背强几几，反汗出恶风者，桂枝加葛根汤主之。"桂枝加葛根汤证为风寒束于表而致经气运行不利，由桂枝汤加葛根而成。方中葛根生津，以助经行，内调营卫阴阳的同时又能外散在表之风寒。"

《金匮要略·中风历节病脉证并治》言："诸肢节疼痛，身体魁羸，脚肿如脱，头眩短气，温温欲吐，桂枝芍药知母汤主之。"其组成为桂枝汤去大枣，加白术、防风、知母、附子，主证为风湿侵袭入体，郁遏日久，化热伤阴。方中防风佐桂枝，祛除皮至筋骨间风邪；白术补气健脾，燥湿利水；麻黄得白术，虽发汗不至多汗，起"微微似欲出汗，风湿俱去也"之效；麻黄发汗，祛风湿，利水，以散在表之风湿；附子温阳祛寒，麻黄开腠理；知母佐芍药清热养阴，化热消肿；桂枝发汗解表，温经通脉，平冲降逆，一则助麻黄、防风散外邪，二则平冲降逆以治水气上冲，三则合白术、甘草补脾益气，温化水湿，除中焦水湿，法取苓桂术甘汤、桂枝甘草汤之义。全方苦辛合用，寒热兼施，为滋阴和阳之用。临床被广泛用于类风湿关节炎、痛风性关节炎、膝骨关节炎、银屑病关节炎、腰椎间盘突出症等多种风湿痹病。

《金匮要略·血痹虚劳病脉证并治》言："血痹阴阳俱微，寸口关上微，尺中小紧，外证身体不仁，如风痹状，黄芪桂枝五物汤主之。"黄芪桂枝五物汤证属营卫气血俱不足之血痹重症。此时营卫气血俱不足，无以濡养肌肤，且风寒之邪侵袭，血行不畅，肌肤不仁。黄芪桂枝五物汤为桂枝汤去甘草，倍生姜，加黄芪而成。方中黄芪为君，与桂枝相配祛风固表，可使血中之风邪逸出，温经以养血，和营以助通痹；倍生姜加强桂枝温散之效；芍药养血和营而通血痹，与桂枝合用，调营卫而和表里；大枣甘温益气；去掉不利于血痹病、甘缓易使壅滞之甘草。诸药合用，治疗营卫气血不足，血虚寒凝之证。

二、桂枝汤类方在虚劳病中的运用

仲景设建中之法，温健中脏，治其虚乏，方有小建中汤、大建中汤、黄芪建中汤。傅晓骏认为小建中汤治疗虚劳里急，气血不足之证，偏于阴虚者；黄芪建中汤补虚之力更强，偏于脾胃气虚者；大建中汤治疗阴寒内盛，侧重于温阳散寒。

《金匮要略·血痹虚劳病脉证并治》云："虚劳里急、悸、衄、腹中痛、梦失精、四肢酸疼、手足烦热、咽干口燥，小建中汤主之。"小建中汤主要用于治疗腹痛、心悸、烦躁、黄疸、虚劳、妇人杂病腹痛等病证，后世将"虚劳里急、悸、衄、腹中痛、梦失精、四肢酸疼、手足烦热、咽干口燥"称为"建中八证"。方中重用饴糖，甘温补脾，《名医别录》谓其能补虚乏；配甘草缓急止痛，补益脾胃；倍芍药以养阴和营，其味酸，酸性收也，养血敛阴，缓急止痛；桂枝、生姜温中散寒，以桂枝汤为基础方，具有解表之效，治疗里虚外感之证；大枣补中益气，缓和药性。诸药合用，共奏益气生血、调和阴阳之功，重在甘温，温补中焦，建立中气，以复太阴之职，兼用辛散、酸敛阴柔，甘与辛、酸并用，滋阴和阳。吴谦《医宗金鉴》言："倍芍药加胶饴调建中州……盖其意重在中虚……中虚建立，营卫自和，津液可生。"

《金匮要略·血痹虚劳病脉证并治》中记载："虚劳里急，诸不足，黄芪建中汤主之。"此方承接小建中汤，又加黄芪一两半，推知所属之证当在小建中汤证基础上愈甚，即在小建中汤证之营阴外泄太过之营卫、气血、阴阳失和的基础上，进一步的卫气外泄太过。《神农本草经》记载："黄芪，味甘，微温。主痈疽久败疮，排脓止痛，大风癞疾，五痔鼠瘘，补虚，小儿百病。"方中加入黄芪，较之小建中汤，增强其补气缓急之力，以恢复阴阳正常的生态平衡，使诸虚自除。

《金匮要略·血痹虚劳病脉证并治》又曰："虚劳腰痛，少腹拘急，小便不利者，八味肾气丸主之。"此因久病导致肾阴阳俱虚。腰者，肾之府也，故而腰痛，膀胱失于肾阳温煦，气化不利，水停于内则少腹拘急，小便不利。全方由干地黄八两，山药、山茱萸各四两，泽泻、牡丹皮、茯苓各三两，桂枝、炮附子各一两组成。附子与桂枝辛热与辛温相合，补肾阳之虚，助气化来复；地黄、山茱萸、山药三药合用，其中干地黄八两侧重于补肾阴兼以补脾，以后天培补先天，山茱萸、山药用量次之，补益五脏且侧重于补肾。方中阳热药量少而轻，滋阴药量多而重，取"少火生气"之意。茯苓、泽泻利水渗湿，牡丹皮活血化瘀，三药等量，共奏利水、活血、祛瘀之效，以助肾气。柯韵伯言："此肾气丸纳桂、附于滋阴剂中十倍之一，意不在补火，而在微微生火，即生肾气也。"傅晓骏常用金匮肾气丸治疗女性复发性尿路感染之肾阳不足证，并加鹿角片、淫羊藿、巴戟天等补肾温阳之品，以温肾助孕。

三、桂枝汤类方在皮肤病中的运用

禀赋不足，气血虚弱，卫气失固，或虚邪贼风侵袭，或膏粱厚味，化热动风等均可导致风团瘾疹等皮肤疾病，应用桂枝汤及其类方加减，可解肌祛风，调和营卫，通行血脉。

《金匮要略·血痹虚劳病脉证并治》曰："夫失精家，少腹弦急，阴头寒，目眩，发落，脉极虚芤迟，为清谷，亡血失精。脉得诸芤动微紧，男子失精，女子梦交，桂枝加龙骨牡蛎汤主之。"本方由桂枝汤加龙骨、牡蛎而成。方中桂枝、生姜、大枣辛润甘补，辛甘化阳；芍药、甘草、大枣酸甘化阴；龙骨、牡蛎重镇安神，平肝潜阳，且有收敛固涩之功，而牡蛎咸寒，尚能补肾益阴，潜敛相火。全方扶助正气，平调升降，协调寒热，兼能固精，是调和阴阳的难得之方。傅晓骏认为，桂枝加龙骨牡蛎汤的辨证要点为少腹弦急，阴头寒冷潮湿，目眩，脱发，脉极虚芤迟或芤动或微紧，男子遗精，女子梦交。若偏阳虚，可加炮附子、黄芪；偏阴虚，可加当归、紫草；风盛作痒者，可加防风、徐长卿。

《金匮要略·黄疸病脉证并治第十五》云："诸病黄家，但利其小便，假令脉浮，当以汗解之，宜桂枝加黄芪汤主之。"桂枝加黄芪汤本为仲景治疗黄汗之方，其功效为调和营卫，通阳除湿，傅晓骏认为，部分皮肤病的病机符合营卫失调，如果兼有湿邪时，应用此方可获佳效。桂枝汤解表透邪，调和营卫，舒展阳气，加黄芪益卫以行表湿。桂枝加黄芪汤适用于表虚夹湿、内热不重之证。傅晓骏临床常用此方治疗荨麻疹、慢性湿疹、银屑病等营卫不和证。兼风邪者，加蝉蜕；兼血瘀，加皂角刺、当归、桃仁；寒湿偏重，加附子、干姜、白术；痒甚，加地肤子、白鲜皮。

桂枝汤类方临床应用甚广，具有解肌发汗、调和营卫作用的桂枝麻黄各半汤、桂枝加厚朴杏子汤常用于外感咳嗽、发热等症；具有护卫温阳功用的桂枝加附子汤、桂枝去芍药汤，用于治疗胸痹、漏汗等病效如桴鼓；具有镇心安神作用的桂枝甘草龙骨牡蛎汤、桂枝去芍药加蜀漆牡蛎龙骨救逆汤，临床可治疗心阳虚、心神不敛之惊狂症；具有通阳利水功用的桂枝去桂加茯苓白术汤和茯苓桂枝甘草大枣汤可用于治疗癃闭、水逆等症。

傅晓骏认为，桂枝汤以调和营卫为法，延伸出了温阳、利水、调和气血等作用，不仅可用于多种疾病的治疗，对于改善患者症状及预后均具有较好效果。

第六节 温病论治

傅晓骏认为，温病是以发热为主症，是具有温热性质的一类疾病。发热可见于温病的各个阶段，但不同阶段，发热的性质和表现有所不同，故应以中医温病为切入点，针对不同病证和患者体质，灵活调整方剂组成和药物剂量。在治疗温病时，傅晓骏常遵循杂病多用时方、外感宜选经方、热证借鉴温病的理念辨证施治，每获良效。在温病的治疗中，傅晓骏强调正邪关系是关键。正气是人体的抗病能力，邪气是致病因素。正气充足，邪气难以入侵；正气虚弱，邪气则易乘虚而入。因此，治疗温病既要祛除邪气，又要顾护正气，使二者达到平衡。

一、运用湿去热孤理论治疗不明原因发热

傅晓骏认为，不明原因发热是以脾胃为病变重心，病机为湿热郁结，她学习叶天士的湿去热狐理论，对发热进行辨证论治，认为疾病初期宜清宜解，后期当固护阴液。常选用集治湿三法为一方的藿朴夏苓汤。

不明原因发热是发热持续 3 周以上，口腔测温至少 3 次＞38.3℃（或至少 3 次体温 1 天内波动＞1.2℃），经过至少 1 周在门诊或住院的系统检查仍不能确诊的一组疾病。其并非单一病理因素导致，病因复杂，常虚实夹杂、寒热错杂、多因素相互作用。

"湿去热孤"出自叶天士《温热论》。湿热之邪侵袭人体，因湿为阴邪，热为阳邪，湿热互结，两者难解难分，致疾病缠绵难愈。湿热主要以脾胃为病变重心，且脾"喜燥恶湿"，湿邪为病常常导致脾的功能失调。而脾胃为中焦，为人体之中枢，脾胃湿热之邪又可通过中焦弥漫全身，导致上、中、下三焦的一系列病变。吴鞠通在《温病条辨》中对湿温进行了专门论述，认为湿温发热为湿热郁阻气机，气停则湿聚，气郁则化热，湿与热结，如油入面，常发热而难止。湿温可郁于上、中、下三焦，郁于上焦则肺失宣肃，湿邪蕴争肌表，可见咳嗽、痰白、发热、身痛；郁于中焦，阻碍脾胃气机，运化失司，可见痞满、呕恶、大便溏泄；郁于下焦，则膀胱气化不通，可见口渴不欲饮、便下不爽。治疗湿热之病当以分解湿热为宜，可选渗利之品通阳化湿，使湿去热孤，热势自愈。

不明原因发热患者因病程长，就诊过程复杂，常已多处就医。加之抗生素等寒凉之品的影响，属久病、坏病、逆病。傅晓骏治疗此病常选用蒿芩清胆汤、达原饮、藿朴夏苓汤合大柴胡汤燥湿清热，分消表里之湿热，宣通三焦之气机，使药效直达膜原，以驱邪外出。

达原饮出自《温疫论》，治疗温疫初起、邪伏膜原所致的温病，有开达膜原、辟秽降浊的作用。藿朴夏苓汤治疗温邪夹湿、邪滞三焦、尚在气分、未传营分之湿热证。叶天士《温热论》云："再论气病，有不传血分，而邪留三焦，亦如伤寒中少阳病也，彼则和解表里之半，此则分消上下之势。"当病势已去或接近治愈，湿去热孤时为温病后期，余热未清而阴液已伤，热退后患者常显现出阴液耗伤之象。此时，傅晓骏认为应重视固护阴液，避免使用辛燥之品，如橘皮。若邪在卫分、气分，她常用清解法，药用金银花、栀子、天花粉、石斛、知母、淡竹叶等清热养阴生津。若热入营血，她常用养阴透热之法，药用犀角、玄参、生地黄、麦冬等，并配合安宫牛黄丸、紫雪丹使用。若痰热搏结在胸脘，她常用旋覆花、石菖蒲、瓜蒌、竹沥、竹茹、川贝母、枇杷叶、半夏、黄连等清热化痰。夹暑常用益气清暑养阴之品，药如西洋参、麦冬、石斛、竹叶、黄连、知母、荷秆、粳米、甘草、西瓜翠衣等。若余邪未尽，出现肺胃阴伤症状时，"热渴汗泄而脉虚者，宜甘药以养肺胃之津"，用沙参、甘草、麦冬、天花粉、玉竹等养阴清热。在温病后期，她更重视阴液的固护，清热利湿之余兼顾保阴滋阴。

病案举例：

王某，女，22岁，2023年8月25日初诊。

主诉：反复发热1月余。

现病史：患者1个月前去南方旅游，回来后开始不明原因发热。体温38.5℃左右。实验室检查：血常规、尿常规、疟原虫等均无异常，曾服西药抗感染、抗病毒等药治疗，效不显。体温每天午后及夜间升高。症见面色萎黄，自述身体困重，胃脘部胀满，口淡口苦，不思饮食。舌淡，苔黄腻，脉濡数。

西医诊断：发热待查。

中医诊断：温病。

辨证：湿温湿热并重。

治则：宣通气机，清热利湿。

方药：藿朴夏苓汤合达原饮加减。青蒿30g，酒黄芩15g，广藿香9g，豆蔻9g（后下），苦杏仁10g，茯苓30g，姜厚朴9g，姜半夏9g，炒薏苡仁30g，陈皮

15g，泽泻15g，六一粉10g（包煎），石菖蒲10g，淡豆豉10g，草果仁12g，知母10g，炒枳实30g。7剂，每2～3小时一服，待体温退后不复升后1日两服。

9月1日二诊：体温降至37.5℃，头重、身困症状减轻，食欲有所增加，体力有所恢复。上方加滑石15g，再进3剂。药后体温基本正常，诸症消失。

【按语】本案发病时值南方梅雨季节，暑湿夹杂，气候炎热，热蒸湿动，故湿热易侵犯人体。正如《素问·热论》所云："先夏至日者为病温，后夏至日者为病暑。"患者旅游较为疲劳，抵抗力下降，故外湿侵入机体，在内郁而不散，久则化热，出现湿热内阻诸症。治以芳香化湿，苦温燥湿，淡渗利湿。方中青蒿配伍黄芩，既可内清少阳湿热，又可透邪外出；陈皮配枳实，健脾宽中，燥湿化痰，意在三焦分治，佐以顺气，气顺则一身之津液随气而顺；石菖蒲配姜厚朴，化中焦之湿热；滑石淡渗利湿，使湿热之邪从小便而去；草果仁配厚朴，二药均为气味辛烈之药，可直达膜原，驱邪外出。诸药合用，共奏开上、畅中、渗下之功。

二、新型冠状病毒感染（以下简称新冠病毒感染）论治

（一）新冠病毒感染发作期

病案举例：

洪某，男，51岁，2022年4月6日初诊。

主诉：畏寒发热1天。

现病史：1天前出现畏寒发热，体温38.3℃，头痛背疼，全身酸痛，鼻塞咽痒，咳嗽痰少色白。舌淡，苔薄白，脉浮。

西医诊断：新冠病毒感染肺炎。

中医诊断：疫病。

辨证：寒湿疫。

治则：疏风散寒，化湿宣肺。

方药：银翘散合麻杏石甘汤合羌活胜湿汤加减。麻黄9g，桂枝10g，桔梗6g，炒黄芩15g，前胡10g，荆芥6g，防风6g，蜜紫菀15g，五味子6g，细辛3g，羌活10g，藿香6g，赤芍15g，柴胡20g，生姜6g，杏仁10g，生甘草6g。3剂，日1剂，水煎，早晚温服。

服1剂后，畏寒发热症减，体温正常。服用3剂后，体温趋于正常，诸症改善。

【按语】新冠病毒感染属中医学"疫病""疫毒"范畴。傅晓骏认为,新冠病毒感染开放时正处冬令寒冷之季,加之地域为江南寒湿之地,乃"疫疠之气"与寒湿之邪合而为病。治疗时需注意寒热之分,注重化湿解毒,并注意固护脾胃。切不可一方到底,发作期辨证论治,或祛风散寒、化湿解毒,或祛风清热、化湿解毒。

(二)新冠病毒感染恢复期

傅晓骏十分注重新冠病毒感染恢复期的治疗。她认为,疫病从口鼻而入,直趋中道。肺胃同病,湿困表里。恢复期治疗的关键在于:一要清解余毒;二要益气养阴;三要运脾健胃。

1. 阳康后咳嗽

若咳嗽频作,痰少质黏,可选杏苏散、止嗽散;咽干鼻燥,干咳少痰,痰黄质黏,口干咽痛,可选桑杏汤、沙参麦冬汤。

病案举例:

韩某,男,38岁,2022年7月2日初诊。

主诉:新冠转阴1周。

现病史:1周前新冠病毒感染抗原转阴,仍咽痒咳嗽,咳吐痰黏,色黄难咳,伴口干咽干,鼻塞。舌红,苔薄,脉滑细。

西医诊断:新冠病毒感染恢复期。

中医诊断:疫病。

辨证:温燥犯肺。

治则:清宣温燥,润肺止咳。

方药:桑杏汤加减。桑叶10g,杏仁10g,浙贝母15g,北沙参15g,焦栀子6g,桔梗6g,芦根30g,淡豆豉10g,五味子9g,细辛3g,前胡10g,白前10g,川芎15g,紫苏叶9g。7剂,日1剂,水煎,早晚温服。

咳嗽是打扫战场、修复气道、身体康复的过程,所以不用过于担心,多饮水、加湿空气可让这一过程更加顺利。

食疗方:梨汤。雪梨1个,罗汉果半个,乌梅2颗(乌梅可用山楂3粒代替,罗汉果可用冰糖10g代替)。

制作方法:雪梨切块,入锅加水,放入罗汉果、乌梅煎煮。取汁温饮。

功效:养阴利咽生津。适用于咳嗽,口干咽燥。如果咳吐黄痰,可加3g川贝粉;如果痰多色白,可加一些花椒。

2. 阳康后不寐

阳康后浊毒扰心，神不守舍，心神不能正常调节寤寐，导致失眠，并常常伴焦虑等精神症状。治疗可选养心安神的归脾汤、桂枝加龙骨牡蛎汤、温胆汤。

病案举例：

徐某，男，45岁，2022年6月3日初诊。

主诉：新冠病毒感染抗原转阴后5天。

现病史：5天前新冠病毒感染抗原转阴，夜寐多梦，眠浅易醒，醒后不易入睡，心慌心悸，口苦，口淡无味，脘腹作胀，食欲不振。舌淡红胖，苔薄，脉滑细。

西医诊断：新冠病毒感染恢复期。

中医诊断：疫病。

辨证：心脾两虚兼胆郁痰扰。

治则：健脾益气，养心化痰。

方药：归脾汤合温胆汤加减。黄芪20g，炒白术15g，炒党参15g，当归10g，甘草6g，茯神30g，制远志9g，木香9g，酸枣仁10g，茯苓30g，姜半夏9g。7剂。日1剂，水煎，早晚温服。

（三）新冠病毒感染后遗症——头痛

傅晓骏认为，新冠病毒感染痊愈后，虽然体内邪气已祛，正气逐渐恢复，但尚显不足。外感风寒湿邪疫毒，风邪易兼夹他邪致病，侵袭阳位，瘀滞脑络，则头痛日久缠绵。治拟清利头目，方选川芎茶调散、羌活胜湿汤。

病案举例：

陈某，女，2022年8月2日初诊。

主诉：新冠病毒感染抗原转阴后3天。

现病史：3天前新冠病毒感染抗原转阴，现咽痒干咳，鼻塞流涕，头目眩晕，头痛以颠顶为主，腰骶及臀部时有疼痛。舌红，苔薄，脉弦细。

西医诊断：新冠病毒感染后遗症。

中医诊断：疫病。

辨证：风邪袭肺。

治则：疏风止痛。

方药：川芎茶调散加减。川芎15g，白芷9g，羌活9g，细辛3g，防风6g，薄荷6g（后下），荆芥9g，甘草6g，炒白术15g，石菖蒲9g，炒苍术9g，独活9g。7剂，日1剂，水煎，早晚温服。

（四）新冠病毒感染后中医康复治疗

中医学认为，肺主皮毛，肺气有固摄体表气血津液的作用。傅晓骏认为，感染新冠病毒后，即使转阴了，但肺气仍虚，不能固摄津液，从而出现气短乏力、出汗等症，治疗可选参苓白术散、补中益气汤。

病案举例：

龚某，男，65岁，2022年8月5日初诊。

主诉：新冠10天。

现病史：10天前患新冠病毒感染，现抗原转阴，自觉神疲乏力，倦怠嗜睡，夜间潮热盗汗，手足不温，夜寐多梦。舌红胖，苔薄，脉滑细。

西医诊断：新冠病毒感染后遗症。

中医诊断：疫病。

辨证：脾肺气虚。

治则：健脾益肺。

方药：参苓白术散加减。炒党参15g，炒白术15g，茯苓30g，甘草6g，白扁豆9g，炒山药30g，甘草6g，糯稻根20g，淮小麦30g，浮小麦30g，薏苡仁30g。7剂，日1剂，水煎，早晚温服。

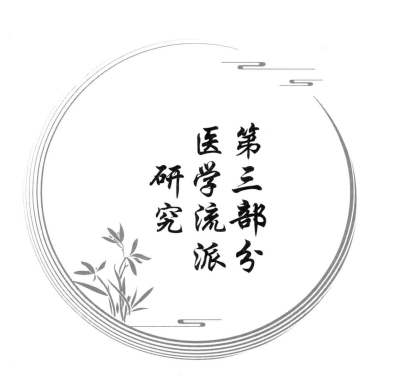

第三部分
医学流派研究

第一节 婺州医学

一、浙江金华婺州医学发展浅述

金华，古称婺州，因其"地处金星与婺女两星争华之处"而得名。明代金华府下辖金华、兰溪、东阳、义乌、永康、武义、浦江、汤溪，故又有"八婺"之称。金华历史悠久，文化积淀深厚，唐代骆宾王、明代李渔、近代黄宾虹、现代艾青、当代施光南等都是金华古今史上的代表人物。同时金华的中医药文化源远流长，在中医药的发展历程中作出了许多重要贡献。

据史料记载，早在东汉就有名医赵炳救死扶伤、施术抗疫。磐安白术在唐代已有栽培，形似青蛙而称蛙术，因疗效显著被列为珍品。唐宋时期，各类专科开始显现，并出现了相应的中医世家，如宋东阳人汤民望，祖孙数代精于小儿医；宋金华人郭玘，世业医，尤精女科。金元时期，义乌人朱丹溪守正出新，倡"阳有余阴不足论"，成为金元四大家滋阴派的代表，他所开创的丹溪之学与宣和局方之争成为与"儒之门户分于宋"相提并论的"医之门户发于金元"的重要标志，且为历代医家发扬光大，使婺州医学达到了一个高潮。丹溪学说对元代之后的中国医学造成了深远影响，明清时代各个医学流派之源或多或少都可溯及丹溪。清朝末年，"西学东渐"，以陈无咎、张山雷为代表的一批八婺医家，衷中参西，重视教育，兴办中医专门学校，培养了不少学有造诣的中医人才。在此基础上，以许锡珍、吴心禅等一批近现代医家为代表，在传承中医传统经典的基础上，汇通现代学说，形成了八婺医派。需要说明的是，八婺医派具有广义的汇通思想，旨在推动中医传统经典与现代多学科知识的融会贯通。如陈无咎提出以科学哲学的高度来认识中国医学，通过中西汇通，新旧并重，传承精华，洞悉事物本源，创新中医学术，并能"恍然悟中国医学在世界学术上之位置"。又如许锡珍既拜丹溪学派十八代传人郭季樵为师，系统学习中医传统经典，传承中医传统医疗技艺，又受八婺医派汇通思想影响，极力反对门户之见，提倡博采群芳，积极学习现代各学科知识，不断丰富自己。正是这种融汇百家的特色思想，促进了八婺医派的快速发展，使其成为婺州医学的又一个高峰。中华人民共和国成立后，尤其改革开放以来，金华中医药事业更是得到了快速发展。

金华地域中医药文化是金华优秀传统文化中的精华部分，是金华八婺医学本质与特色的精神文明和物质文明的总和，它充分反映了金华历代医家在长期实践中形成的中医药学内在的价值观念、思维方式和外在的行为规范，并为后世留下了丰富的中医药遗址和器物。中华人民共和国成立以来，虽然金华地区对中医药文化进行了一些整理工作，但内容较为散在，主要为金华中医院名家及部分较为有名的家传名家的学术资料。为做好中医药传承工作，自2011年开始，傅晓骏团队对八婺（婺州）医学开展了系统的挖掘整理工作。先对金华八婺地区的中医药发展现状进行了调查摸底（2012年金华市科协重点课题《金华八婺医学溯源调研及现代意义研究》），初步对金华地区的地域中医药文化资源进行了调研。同时对金华市中医学术流派传承情况进行了调研，其间以八婺医学和金华中医药文化概念内涵的确立为标志，对金华地域中医药文化的源流进行探索，对金华中医药文化的内涵与外延进行梳理，对金华中医药文化传承情况进行调研。调查发现，金华地域中医药文化具有"历史悠久，源远流长；名医辈出，世家纷呈；医籍名著，学术鲜明；经世致用，代有创新"的特点，在省内外中医药界影响深远。同时也发现金华各县市有不少名中医，但大都没有系统整理形成其独特的学术和流派。八婺大地现存的身怀绝技、享誉当地的名医，或已仙逝或已步入老年行列，其传承情况令人担忧。例如，金华塘雅黄氏伤科是浙江省骨伤科三大流派之一，但一直传承发展不佳，其学术精华、成熟的医疗技术和用药经验将面临失传的危险。

"八婺医学"摸底调研所发现的中医药文化传承现状引起了当地政府的高度重视，2013年11月，金华市卫生局与金华市财政局、金华市人事社保局共同启动了金华市中医药专家学术经验继承工作。

2014年4月6日由金华市卫生局、科技局联合发文并于2014年4月15日召开了金华市中医药文化传承与创新工作协调会，各市、县（市、区）卫生局、科技局、文化局分管领导及中医药分会会长、中医院分管领导及相关人员共同参加，讨论并筹备开展婺州医学学术流派挖掘与整理工作，金华市科技局还将《婺州医学学术流派挖掘与整理》列为市科技重点项目，予以经费支持。

2015年，由金华市卫生局牵头，成立了金华市中医药文化研究所。研究所成立后，马上着手八婺医学的整理研究，致力于挖掘、传承与创新八婺中医药文化和各学术流派的整理工作。主要开展的工作包括以下几方面：①挖掘、整理、研究八婺中医药文化。②开展婺州名中医学术经验等传承和创新研究，挖掘整理流派历代文史资料。③建立中医学术流派技术评价标准，培育国家级及省级中医学术流派传承工作室。④提炼八婺流派诊疗技术运用于临床。⑤开发中医药文化等商用价值。⑥探究常见病、疑难病的病因病机及民间秘方等的开发和临床应用。

2016年4月，金华市中医药文化研究所与浙江省中医药研究院文献信息研究所签订了合作协议，双方今后将进一步加强中医药文化合作交流，共同致力于省内中医药文化的传承、传播与推广，共同开发和挖掘浙江中医药文化、婺州医学文化、朱丹溪医学文化、张山雷医学文化等宝贵中医文化资源。

此期以研究院所成立、学术队伍壮大为标志，以政府重视引领、相关职能机构推进实施的模式为特色，加快了中医药文化挖掘与整理的进程。

2017年7月1日，适逢《中医药法》实施之日，由浙江省中医药学会主办的第六届"之江中医药论坛"在杭州市浙江科技馆隆重召开。会上，首届全国名中医、浙江省中医药学会副会长范永升教授发布了浙江省中医药行业期盼已久的信息，即"浙派中医"是浙江中医学术流派的统一称谓。为了更好地向国内外宣传"浙派中医"，弘扬"浙派中医"，浙江省中医药学会启动了"浙派中医"巡讲活动。随之而来的是各地掀起了整理和弘扬中医药文化的浪潮。在这种良好的态势下，金华"八婺医学"整理工作得到了快速发展。

为了促进"浙派中医"的中医药文化整理与推广，我们加快了八婺医学的整理工作，对八婺医学的起源与发展、早期八婺医学文化、八婺医学区域特色、丹溪学派医学文化、八婺中西汇通学派等进行了研究。在2017年8月12日金华站的"浙派中医"巡讲过程中，我们对八婺中医药文化概况进行了介绍，并举行了《婺州名老中医医案集》首发式。该书以八婺医学学术流派传承研究过程中收集的中医药文献资料为基础，对其中资料详实、疗效可信的医案进行了整理，精选了51位金华八婺地区的名老中医临床验案，按内科、外伤科、针灸、妇科、男科、儿科、眼科、五官科的顺序，以每位医家为单位，遴选其精华医案，并加按语评析，比较全面地反映了婺州中医名家的学术思想、临床经验与用药思辨，对深度挖掘八婺医家中医经验、继承与发展中医临床诊疗技术与方法等具有重要意义。

在前期统筹推进的过程中，我们以金华市中医药文化研究所为依托，以傅晓骏团队为主导，在各县市整理小组的协作下，对婺州医学学术流派进行了抢救性挖掘与整理，启动了《金华八婺医学溯源调研及现代意义研究》《婺州医学学术流派挖掘与整理》《丹溪医学流派的当代文献研究及学派数据库的建立》《金华地区中医药服务能力现状调研》《八婺中医药文化整理研究》等多个项目，对八婺医学的源起与发展进行了梳理，对八婺医学早期中医药文化中的禁咒术相关内容进行了梳理，对八婺医学的古代医家进行了梳理，对八婺医学的近现代医家进行了梳理，对王孟英与八婺医学的渊源进行了整理，对丹溪学派进行了梳理，对八婺中西汇通学派进行了梳理，对八婺医学的中医古籍进行了梳理，对八婺医学口述历史材料进行了收集，对八婺医学各种中医药宝贵资源进行了收集，获得大量各个时期医学流派的文献资料，中华人民共和国成立以来金华市国家级、省级名中医的学术思想、医案等，以及中医药文化古迹、器物的资料图片等，整理出版了《金华中医药文化志》，并对学术流派中的丹溪学派和八婺汇通学派进行了重点梳理。另外，我们还与浙江中医药研究院文献研究所合作建立了丹溪医学中医药文化数据库：包括丹溪医学现代文献汇编数据（收集了丹溪医学论文文献数据共3079条）和丹溪医学经典名方数据库（收集了丹溪经典名方244首）。同时，我们以市政府为主导，在市区婺州古城建成集宣传、体验、就医三位一体的婺州中医药文化馆，面向社会征集中医药文化老物件，拟建设婺州古城中医药特色街区。我们还举办了以"聚八婺英才，绘岐黄新篇"为主题的金华市首届中医药文化节，启动了《金华药用植物志》和《金华名老中医录》等的编写工作。

随着整理队伍的不断壮大，各县市在中医药文化整理方面也取得了多样化的成果，兰溪市连续举办了4届张山雷中医药文化节，义乌市成立了丹溪医学研究所，并组织了"一带一路"沿线国家在义外商体验中医药文化活动，磐安县举行了首届中医药嘉年华活动。

2018年11月17日上午，第十五届世界中医药大会暨"一带一路"中医药文化周在意大利罗马开幕，来自36个国家和地区的1000多名代表出席了此次活动。在"浙派中医"的专场报告中，傅晓骏代表八婺医学整理团队对源远流长的八婺医学做了简要介绍，重点讲述了丹溪学派在国内外的传播与影响，提高了八婺医学的国际知名度。

二、浙江金华婺州医学的源流

婺州医学是在浙江省金华地区形成的具有自身区域特色的中医药学，所处区域为江南巫文化的发祥地。婺州医学经历了先秦时期的巫祝流行，有两汉时期禁咒术的代表人物赵炳，有魏晋时期葛洪传播道教的诸多遗迹，有金元明时期丹溪学说的发展与传播，有清代王孟英温病思想的影响与流行，有清末民初中医教育的兴起。

就发展源流而言，金华八婺医学萌发于上山文化，孕育于古越文化，并受草药文化、巫祝文化的影响，初始治疗，以禁咒、砭石、针刺、民间草药为主。秦汉以后，道教医学兴起。金华以黄大仙为代表的仙道文化丰富了八婺医学的内涵。唐宋时期，经济文化重心南移，中原先进文化传入，八婺医学名家随之兴起，中医世家涌现。其专科齐全，世代相传，形成了众多"家族链""师徒链"，至今生生不息。其得益于儒家思想的奠基，尤其是元明时期深受理学的浸润。中医药学与中国传统文化相互汲取与融合，地域特色明显。金元时期，丹溪学派异军突起，其养阴学说要旨远绍《内经》大法，近纳河间火热理论，对当时医界及后世医学产生了广泛影响，极大地推动了中医学的发展。明清时期，传承创新丹溪学说，对气、血、痰、郁、火诸等病的治疗多有发挥，被后世奉为圭臬，形成了"外感法仲景、内伤法东垣、热病用河间、杂病用丹溪"的特色。

三、浙江金华婺州医学的源起

浙江金华古称婺州，因时辖金华、兰溪、东阳、义乌、永康、武义、浦江、汤溪8个县，故称"八婺"。婺州医学是指在金华地区形成的具有区域特色的中医药学，是当地民众在防治疾病的长期实践中积累的宝贵经验与伟大创造，是婺州传统文化的重要组成部分。婺州医学由中医药传统文化结合婺州地区人文地理环境、气候条件、生活习惯、人群体质、疾病谱系，并吸收融合外来医药而逐渐形成。

（一）古越文化的孵育

2001年在婺州地区浦江县发现的上山文化遗址，距今约1万年，是中国长江下游及东南沿海地区迄今发现年代最早的新石器时代遗址，为古越文化的发祥地。人们以稻米为食物，从出土的大口盆、平底盆等陶器推测，当时的饮食卫生已摆脱了原始的形态。古越人断发文身、凿齿椎髻、箕踞而坐、善野音、重巫鬼等特征鲜明，与中原文化迥然有别。

婺州医学来源于古越文化，在商周时期长于祝由、禁咒之学。《后汉书》中所载"越方"亦多是禁术、禁咒之法。古越的中草药文化起源很早，黄帝时期就有药学家桐君采药，商周时期，江南的橘皮已被作为药材，"食其皮汁，已愤厥之疾"。《越绝书》载："乌伤县常山，故所采药也，高且神。"金华山为道家三十六洞天之一，道家炼丹与中草药结合的丹药文化源远流长，南朝刘孝标

《山栖志》云："金华山，古马鞍山也。蕴灵藏圣，列名仙谍。左元放称此山云：可免洪水五兵，可合神丹九转。"

此期最具代表性的为祝由、禁咒之学。禁咒术在金华地区经历了屡次演变转型，由地区性的少数民族巫术，被纳入医学及道教体系，并广泛传播。隋唐以后，被纳入官方正统医术，达到顶峰。此后经过一系列演变，逐渐衰退。金元时期儒医代表人物朱丹溪养阴学说的兴起，除对中医学的发展产生重大影响外，也基本终结了禁咒术的流行。

1. 先秦时期的巫祝流行

浙江金华地区是长江中下游地区稻作农业的最早起源地之一，也是古越人的发祥地。在上山遗址，研究人员发现了1万年前的稻壳。那时，人们以稻米为食物，在此基础上，古越地区形成了独具特色的文化与信仰。《史记·封禅书》云："越人勇之乃言'越人俗鬼，而其祠皆见鬼，数有效。昔东瓯王敬鬼，寿百六十岁。后世怠慢，故衰耗'。"《论衡·言毒》云："南越之人，祝禁则效。"由此可见，先秦时期巫文化在江南地区长期占主导地位，而禁咒术是主要巫术之一。

这个时期，江南巫医的代表人物是巫咸。《世本·作篇》云："巫咸作医。"《吕氏春秋·勿躬》云："咸以祝延人之疾，愈人之祸者，生于江南，含烈气也。"巫咸既是筮占卜的创始者，又是上古名医。此时巫文化盛行，巫医并未分离，治疗中巫术、药物、物理等手段常结合使用。巫术施行者常为部落首领，往往身兼多职，并擅长药物治疗。

同样，北方地区发现的殷商时期甲骨文多为占卜问疑的记录，其中有不少关于疾病、生死的卜辞。可见北方当时医疗领域也同样有浓厚的鬼神观念，巫师或卜问致病之由，或施法祛病，参与医疗的全过程。战国后期逐渐出现了医巫分离的趋势，如《史记·扁鹊仓公列传》中扁鹊就说："人之所病，病疾多；而医之所病，病道少。故病有六不治：骄恣不论于理，一不治也；轻身重财，二不治也；衣食不能适，三不治也；阴阳并，脏气不定，四不治也；形羸不能服药，五不治也；信巫不信医，六不治也。"

2. 两汉时期的巫医分离

《风俗通义·怪神篇》记载："武帝时迷于鬼神，尤信越巫，董仲舒数以为言。武帝欲验其道，令巫诅仲舒；仲舒朝服南面，诵咏经论，不能伤害，而巫者忽死。"由此可知，当时在江南地区，禁咒仍是治疗的主要手段之一，并在北方产生一定影响。马王堆西汉古墓出土的《五十二病方》反映了2300年前楚越地区的医学概貌，共涉及病名100多个，治疗方剂280余首。其中禁咒的内容分载于14种疾病中，有些疾病多达11个禁咒方，由此可见禁咒使用的普遍性。随着巫文化的衰弱，禁咒术逐渐与巫脱离，而与其他文化结合并演变转型。这在《五十二病方》中亦得到体现。如病方381："祝曰：'帝有五兵，尔亡。不亡，泻刀为装'。即唾之，男子七，女子二七。"其中五、七、二七明显带有术数的痕迹。可见当时巫术已与阴阳五行思想结合，向方术演变。

此期间出现了婺州医学代表人物婺州东阳道士赵炳。《后汉书·方术列传》记载，其能以禁咒法治病，又通内科，擅长用越人方药治病，医术高超。他死后，人们尊其为"白鹤大帝"，并在各地建庙，以资怀念。其医术明确被归入方术类，禁咒术成为方士医学的一部分。

3. 魏晋时期的道教融合

魏晋南北朝是中国历史上政权更迭最频繁的时期。长期战乱在一定程度上造成了人口的迁徙和文化的传播与交融。此时道教的传播对方术转变造成重大影响，在此方面对婺州及江南地区影响最大的医家当属葛洪。葛洪对"越方"进行了总结梳理，将吴越的禁咒之法视为行气法的一种，通过气一元论取代了巫术中的超自然力量，将禁咒术完全纳入道教和医学体系，并被后世称为气禁。由于葛洪的整理和高度评价，使得这种源出越族的气禁术得以广泛流传。据方志记载，葛洪曾在金华、兰溪、义乌、永康、汤溪等处炼丹。另外，葛洪推崇金华黄大仙修炼成仙的传说，将其收入所撰的《神仙传》，使其在南方地区广为传播，形成广泛影响。

4. 隋唐时期为官方采纳

伴随道教的兴盛，隋唐时期，作为国家医学教育及医疗机构的太医署专门设立了"禁咒博士"一职，《大唐六典》卷十四"太医署令"条："咒禁博士一人，从九品下。隋太医有咒禁博士一人，皇朝因之。又置咒禁师，咒禁工以佐之，教咒生也。咒禁博士掌教咒禁生，以咒禁祓除邪魅之为厉者。有道禁，出于山居方术之士。有禁咒，出于释氏。"可见禁咒术已被纳入官方正统医术。

唐代孙思邈在《千金翼方》中对禁咒法术进行了整理，汇编成《禁经》两卷，认为禁咒术虽然在道理上难以解释，但按法施行却能起到意想不到的效果。为防止这些术法遗落，便将其整理编辑成册。禁咒术虽被官方承认，但随着医学的发展，使用逐渐局限，多为救急之用。理论上因"体是神秘""不近人情"，而被主流医学排斥，传承上也出现了"而其文零迭，不成卷轴，纵今有者，不过三章两章"的情况，渐渐呈现衰落趋势。

5. 宋代以后日渐衰落

宋代统治者对医学尤为重视，文人知医通医成为风尚。人们不以知医行医为下贱可耻，认为医为仁术、儒者之能事。由此自宋代以降，儒家文化对医学产生了深远影响，"儒医"正式形成并成为医学主流。养阴学派开山鼻祖、婺州医学的集大成者朱丹溪在《格致余论·虚病痰病有似邪祟论》通过一则妇人痰病的分析认为，禁咒之术为"小术"只能治小病，对于病势深重者应采用主流的"正大之法"来治疗。此后其弟子虞抟在《医学正传》中进一步指出，禁咒术即《内经》所说的祝由科移精变气之术，"可治小病，或男女入神庙惊惑成病，或山林溪谷充斥恶气"等以精神神志症状为主，可借禁咒以解惑安神的病证。现今却为巫师神婆所利用，成为骗取钱财的手段。可见随着儒医的发展，道医、方术等被逐渐边缘化，禁咒术更是日趋衰落，成为民间治疗疾病的辅助手段。

远古时期巫医不分，禁咒术作为巫术的一种，在为民众肉体和精神治疗中曾经扮演过重要角色。江南吴越地区自古善于禁咒，此种情形更为显著。两汉时期，随着巫文化的衰落，受方士文化影响，江南禁咒术逐渐演变为方术的一种，被称为"越方"之一。六朝时期，经葛洪整理，其纳入道教和医学体系而广为传播，并被后世称为气禁。隋唐时期，随着道教的兴盛，禁咒术被纳入官方正统医术，达到顶峰。此后，由于医学的进步及宋代以后"儒医"的兴起，禁咒逐渐被边缘化而衰落。禁咒术反映了江南地区古代的历史文化与信仰，也反映了当时劳动人民与疾病做斗争的努力。而其中所反映的文化信仰与人体精神和心理的相互影响值得进一步深入研究。

（二）吴越楚文化的滋润

古时的越国、吴国、楚国都处于江南地区，争霸过程中互有胜负，纷争的同时伴随着文化的交流与渗透。金华地处越境，难免会受到吴越文化和楚文化的影响。越王勾践在吴受辱返国后，鼓励人们生育，政府派专门的妇科医生守护生产。越军伐吴时，越王也下令：凡士兵有病不能随军作战的，须给予医治疗养。这在医学史上是一个很大的进步。马王堆出土的脉书，属于南方区域脉学理论，与燕齐（扁鹊仓公脉学遗文）、秦蜀（绵阳木人模型脉说）有别。王家葵等研究后发现，书中对经脉、砭法、灸法有不少记载。其中经脉的记载不及《内经》系统完整，治疗上详于灸法和砭法的应用。说明当时南方长江流域对人体经脉及外科治疗在实践的基础上已有较深认识，并形成了相应理论。《素问·异法方宜论》云:"南方者……其病挛痹,其治宜微针。故九针者,亦从南方来。"由此可见,当时南方医学的针灸技术在前人的基础上又取得了进一步的发展。

随着稻作农业文明的发展,具有养生保健作用的产物酒随之产生。金华酿酒可以追溯到商周时期,春秋时期已出现以糯米白蓼曲酿造的"白醪酒"。宋代则出现了加用红曲酿造的寿生酒。红曲既是曲又是药,吴瑞《日用本草》云:"红曲酿酒,破血行药势。"明代高濂《遵生八笺》记载,东阳酒曲配方中,中药成分达十余种。结合明代顾起元《客座赘语》所载:"京都士大夫所用,唯金华酒。"可见当时金华酒的养生文化影响极广。

吴越楚养生文化与金华地理环境相结合,促成了金华八婺药学文化的发展。金华地处金衢盆地,山地丘陵众多,药材资源丰富。金华境内大盘山脉是雁荡山、括苍山、会稽山和仙霞岭的发脉处,海拔1000米以上山峰达63座,同时也是钱塘江、瓯江、灵江和曹娥江四大水系的主要发源地。现在大盘山是全国唯一以中药材种质资源为保护对象的国家级自然保护区。据浙江大盘山自然保护区药用植物调查显示,保护区共有植物1644种,其中药用植物1074种,珍稀濒危药用植物53种,浙江道地药材17味。这里是著名"浙八味"中五味道地中药材(白术、延胡索、贝母、白芍、元参)的主产地。金华市域内江河分属钱塘江、瓯江、曹娥江、椒江四大水系,集水面积在100km^2以上的江溪有40多条。兰溪江位于钱塘江上游,因地处衢、婺、兰、新安、富春、钱塘等"六水之腰",为大自然之精气神所聚的"丹田"所在地,故被称作"丹溪""丹药溪"。传丹溪之水受金华"炼丹名山"天地精华之孕育,为昔日炼丹家炼丹所需的必备之水。为便于采集丹溪之水作炼丹之用,在丹(兰)溪江这条"文化河"的上下游,婺州金华山、缙云仙都山等地有中国医药始祖黄帝的炼丹处、黄大仙的修仙地、葛洪的炼丹处、陶弘景的采药处,等等。

(三)仙道文化的传播

秦汉以后,受仙道文化影响,凡方士之流医道相兼,十分重视修炼方术。同时随着丹药文化的兴起,道教文化在中国传统医学以及药学方面积累了丰富的经验。道教的兴起对八婺医药文化的发展产生重大影响。黄大仙、叶法善为其代表人物。

黄大仙(黄初平)是道家服饵派的代表,黄大仙信仰自东晋一直延续至今,影响范围大,文化积淀深厚,是金华八婺地区最具代表性的地域文化。时至今日，仍流传着大量有关黄大仙修炼成仙、惩恶扬善、治病救人、扶危济困的传说，并有二仙井、二仙桥、赤松亭等遗迹。关于黄大仙，《神仙传·黄初平》记载："黄初平者，丹溪人也。年十五，家使牧羊，有道士见其良谨，便将至金华山石室中，四十余年，不复念家。其兄初起，行山寻索初平，历年不得。后见市中有一道士，初起召问之曰：'吾有弟名平，因令牧羊，失之四十余年，莫知死生所在，愿道君为占之。'道士曰：'金华山中有一牧羊儿，姓黄，字初平，是卿弟非疑。'初起闻之，即随道士去，求弟遂得，相见悲喜。语毕，问初平羊何在，曰：'近在山东耳。'初起往视之，不见，但见白石而还，谓初平曰：'山东无羊也。'初平曰：'羊在耳，兄但自不见之。'初平与初起俱往看之。初平乃叱曰：'羊起。'于是白石皆变为羊数万头。初起曰：'弟独得仙道如此，吾可学乎？'初平曰：'唯好道，便可得之耳。'初起便弃妻子留住，就初平学。共服松脂、茯苓，至五百岁，能坐在立亡，行于日中无影，而有童子之色。后乃俱还乡里，亲族死终略尽，乃复还去。初平改字为赤松子，初起改字为鲁班。其后服此药得仙者数十人。"后来文献中称二人为"二皇君"，尊黄初平为赤松黄大仙，历史上供奉二仙人的庙宇也多以"赤松"相称。这也反映了当时人们对长生不死、法术超群的神仙的无比向往。经葛洪整理后，黄大仙传说在南方地区广为流传，此后又在香港、东南亚、欧美华人圈引起了广泛影响。尤其是100多年前"出走"金华，传入广州、香港后，迅速被当地人接受和信奉，并逐渐向东南亚、欧美华人圈扩散。其中影响最大的有中国香港、澳门、台湾，以及美国、加拿大、法国、澳大利亚、新加坡、马来西亚和泰国等。这些地区，建有30多个影响广泛、有众多信众的黄大仙文化中心及道观庙宇。黄大仙的宫庙在香港十分兴旺，它不仅是一个各地信众顶礼膜拜的圣地和旅游之著名景点，而且是中国大陆文化在香港的重要标志。

婺州医学与道教文化相关的还有一个代表人物是叶法善。叶法善为唐代著名道士，精于医，炼丹采药，为民治病驱邪，善于养生，"常理气自强，故临老益壮"，享年105岁。据浙江省人物志记载，叶法善（616—720年），字道元，别字太素，世称叶真人，松阳人。自幼随父母从松阳县卯山迁至括苍县白马山（今属武义县柳城镇）。从曾祖起三代为道士，自少习研道教精义和占卜炼丹之术。

叶法善原住在括苍县卯山（今松阳县古市），后迁移到括苍县白马山（今武义县柳城畲族镇）石室居住。他自幼聪慧，勤奋好学，博览群书。在道学世家家庭的影响之下，他特别喜学道家学说，对《周易》《老子》《庄子》和《河洛图纬》反复诵读。他12岁时父死，13岁开始云游国内各名山大川，寻师学道，学会了"辟谷、导引、胎息、炼丹"等功法和治病驱邪的诸多医术，于是决心行道积德、普度众生。叶法善法术高超，能够剖腹涤肠，勿药自复；或刳肠割膜，投符有加；或聚合毒味，服之自若；或征召鬼物，使之立至。他医技高明，手到病除，药至即愈。患者赞不绝口，百姓啧啧称奇，以为"神医"。所到之处，求医者络绎不绝。唐高宗李治闻叶法善道法高强，想向他求教养生长寿术，便召他入京。他离去之时，被治者依依不舍，送了一程又一程。人们在感激之余拿出钱财酬谢他，他不是婉言谢绝就是用于施舍贫困之人。叶法善在儒、道、佛诸家兼容并存的唐代初期盛世，在接受仙人"立功济人佐国"的开导后，努力践行道教的教义要旨，利用学得的阴阳、卜辞、符架与医术，积极为老百姓治病驱邪，因此上至皇帝，下至普通百姓均对其高度赞誉。

叶法善往来括苍各邑，多有灵迹，活跃于盛唐朝野之间，出身于道士世家，精通医道养生之术，一生行医积德，济度众生，每每所到之处，无不深受百姓及达官的爱戴和尊崇。后入京师，曾先后随侍五位唐朝君主，护国为民，匡国辅主，献计献策，被唐玄宗（李隆基）封为"帝师"。

（四）儒家理学思想的浸润

随着宋代儒学的发展分化，医学也随之出现了相应的发展变化。《四库全书总目提要》所言"儒之门户分于宋，医之门户分于金元"正是对宋代以后儒学与医学各自学派纷呈、百花齐放的高度概括。而儒家理学思想的发展与当时医学发展有着密不可分的关系。"儒之门户分于宋"，宋代儒学流派形成最典型的门户分化是程颐、朱熹的理学和陆九渊、王守仁的心学，他们都宣称自己学说体现了三王文武孔孟所传之道。他们摒弃宋代以前儒者注疏六经一家一师之法，常借经典阐发己意。自元代将朱熹注释的《四书五经》作为科举内容，程朱理学成为显学。金华朱学被称为朱学嫡传，从黄干、何基、王柏至金履祥，朱学在金华香火不断，而金履祥则是明代开国文臣之首宋濂之师柳贯与著名医家朱丹溪之师许谦共同的老师。

儒家思想的文化传承对婺州医学产生了深远影响，造就了闻名于世的丹溪学派。朱丹溪青少年时期钻研儒家经典。35岁师从北山四先生之一的许谦，深受宋元理学影响，常援引理学学说解说医理。从此理学渗入医学，并影响到明代的很多医家。格物致知是朱熹理学对事物的认识论，也是其核心思想之一。何谓格物？便是"要就这形而下之器穷得那形而上之道理而已"。何谓致知？

即是"推及吾之知识欲其所知无不尽也"。也就是通过观察形而下的万事万物，来推导认识形而上的事物发展规律。许谦对此继承发挥，"格物之理，所推知我心知。用力之久，一旦豁然贯通"。"事虽万殊，理只是一，晓理只在此事如此，便晓理之在彼事亦如此。到此须有融会贯通，脱然无碍"。强调用心对万物推理归纳。朱丹溪抱着"医为吾儒格物致知之一事"的目的研究医学，注重通过医学研究推进"心知"，提高自身的"认知"水平。这是一种注重实践，从具体的"物"中去寻求规律，去体味"知"和"道"，与现代科学实践相近的认知方法。这使他有着比一般医家更深刻的理论思维，能掌握更锐利的理论武器，因此也就有他人所不能及的理论成就。

理学不泥旧学，阐发新义的治学风尚也对医学发展产生巨大影响，金元四大家极具开创性的学术争鸣便是鲜明标志。四大家均不泥古训经典，创立医学新说。刘河间阐发了运气学说，革新了伤寒学说，主六气化火，以寒凉立法；张子和虽崇尚经典，但阐发新义，创汗、吐、下攻邪之论；李东垣发明内伤病辨证，阐发脾胃学说；受理学影响最大的朱丹溪虽以医闻名，然丹溪及亲戚多人师从大理学家许谦，丹溪的相火论和治学方法均得益于理学。这种不泥旧学、阐发新义的辨疑思想，使朱丹溪在读《局方》自然会产生"古方新证，安能相值"的疑问，从而有《局方发挥》问世，对后世医学产生深远影响。《四库全书总目提要》将它作为"医之门户分于金元"的重要标志，并言《局方》"盛行于宋元之间，至震亨《局方发挥》出，而医学始一变也"。这"一变"是通过论辩质疑的学术论战，清扫了已成为医学发展障碍的局方之学，促进了医学领域的百家争鸣。

戴良《丹溪翁传》载："罗成之自金陵来见，自为精仲景学。翁曰：'仲景之书收拾于残篇断简之余，然其间或文有不备，或意犹未尽，或编次之脱落，或义例之乖舛，吾每观之，不能无疑'，因略摘疑义数条以示，罗尚未悟。又遇治一疾，翁明虚发热而用益阴补血之剂疗人，不三日而愈。罗乃叹曰：'以某之所见，未免作伤寒治。今翁治此，犹以芎归之性辛温而非阴虚者所宜服，又况汗下之误乎？'"对此，丹溪弟子王履有进一步发挥，其《医经溯洄集》颇多独创的见解。可以说，朱丹溪开明清《伤寒论》研究中"错简"一派之先河，并将理学思想运用于医学理论阐述，如相火论开篇即引述周敦颐《太极图·易说》的宇宙生成论。他将其提炼为"太极动而生阳，静而生阴。阳动而变，阴静而合，而生水、火、木、金、土，各一其性"。并认为"惟火有二：曰君火，人火也；曰相火，天火也……天人所以恒于动，皆相火之为也"。太极动而生阳，静而生阴，虽有动有静，但整体过程是动，因而"天主生物故恒于动，人有此生，亦恒于动"。"天非此火不能生物，人非此火，不能有生。"又如气一元论是在"格物致知"的基础上，继承刘、张、李诸家学说，"又复参以太极之理，《易》《礼记》《通书》《正蒙》之义，贯穿《内经》之言以寻其指归"而形成的。

四、浙江金华婺州医学的发展

自17世纪初以来，科学成为显学，并从欧洲逐渐遍布全球，伴随"西学东渐"，传统文化饱受冲击，中医亦日受排挤非议。这种特殊环境，导致中医界在奋力抗争的同时深刻反思，力求寻找一条中医的现代化发展道路。这极大地促进了金华八婺医学的发展演变，促成了八婺汇通学派的形成与发展。

清朝末期，"西医东渐"，中国的知识分子从刚开始被西医精湛的手术吸引，到后来全盘西化、试图全面"废除中医"，中医与西医不可避免地发生了正面碰撞。针对当时西医的冲击，张山雷主张"融洽中西"，认为"中西两说，俱有至理，止可合参，而必不可废者矣"。陈无咎提出"西医是侧重生理解剖的，中医是偏在心理哲学方面的"。"不主于一家也，中善于西则执中，西善于中则从西"。主张对中西医进行比较，分其优劣而有取舍。同时张山雷和陈无咎都是中医教育先驱，他们的中西汇通思想通过兰溪中医专科学校和上海中医专科学校在江南地区产生了深远影响，八婺后世医家如张兆智、许锡珍、黄乃聪、吴心禅、翁文教、方寿徵等多位均受其影响，并成为近代以来八婺医家的中坚力量。他们提倡中西汇通，运用西方科学、哲学、生理、解剖知识与中医经典相印证，采用西方教学与传统师承相结合的模式开展中医教育、著书立说，并促成了八婺汇通学派的形成与发展。他们重视中医教育，注重中医人才传统文化底蕴的培养，重视理论与实践结合，使婺州医学发展达到了一个新的高潮。

第二节　丹溪学派

魏晋南朝时期，由于战乱，晋朝宗室南迁，使越文化得到了很好的发展，在文学、艺术等方面出现了许多新气象，某些方面甚至走在了全国的前沿。这种文化交融同样促进了婺州医学的发展，八婺各科名医不断涌现，伴随着中医的传承演变，中医世家随之出现。据刘时觉《浙江医人考》统计，婺州（金华府、兰溪、义乌、东阳、浦江、永康、武义）有案可查的医家共有370多人，名医辈出，世家林立。这些医家遍布八婺大地，扎根乡野民间，为百姓施医布药，故深受百姓爱戴。他们多为史志所记载，因医术精湛，被聘太医院，任医官者亦不少，仅明代就有御医、太医院院判、吏目等医官19人。其中以浦江的戴思恭最为著名，深得明太祖朱元璋、建文帝朱允炆、永乐帝朱棣三朝皇帝的信任。在八婺医学发展过程中，不少医家又形成了众多师徒链和家族链。有确切资料可查者多达20余家，且特色纷呈，其传承多在四代以上，甚至不少历经数朝而不衰。尤需指出的是，这些医学世家中有近1/3、120余人与丹溪学派有密切关系，这种现象在我国医学史上实属罕见。

一、丹溪学派的形成与传播

一代宗师朱丹溪是我国医学史上著名的金元四大家之一，为"丹溪学派"的创始者。他所开创的丹溪之学与宣和局方之争成为与"儒之门户分于宋"相提并论的"医之门户发于金元"的重要标志，且为历代医家发扬光大至今。他博采众长，融汇《内经》等多家经典于一炉，创造性提出"相火论""阳常有余，阴常不足"等学说。丹溪学说极大地影响了元代之后的中国医学，明清时代各个医学流派之源都可溯及丹溪，其学说风行神州大地。出现这种现象的原因，除丹溪学说本身的学术价值外，一个重要原因是丹溪学派根基扎实、底蕴深厚，既有入室弟子传承，又有再传、三传乃至四传、五传者，更有许多医家私淑发扬。自元以来，崇尚丹溪之学并投其门下者众多，考其流传脉络，丹溪学派的嫡传弟子以戴思恭、赵震道、赵良仁、王履、刘纯等为代表，另有虞天民、王纶、汪机、徐彦纯等亦接受其学术思想。这些弟子通过师徒授受，学派流传，其嫡传弟子及私淑弟子对丹溪学说多有发明补阙和融会贯通。他们前赴后继地探索、研究、发挥、介绍、传播丹溪学说，且弟子中名医辈出，形成了一支宝塔形的强大的丹溪学说传承梯队，使丹溪学说辐射范围广，影响久远。他们继承了朱丹溪的医学思想与临证经验，宗其学术之旨，又不拘门户之见，促进了丹溪学说的传播与发展，将其学说传至江苏、安徽、陕西等地，甚至远传海外，尤为日本医学家所推崇。

（一）丹溪学派传承的特点

1. 自身底蕴深厚，家学熏陶弥久

朱丹溪生长于诗书之家，祖辈均为当地望族。曾祖朱杓"从徐侨上承晦庵之绪，精究理学，著《太极演说》《经世补遗》等书"。其对道与体、知与行、常与变等哲学问题有自己的看法。从曾祖朱锷亦深究理学，兼通医学。从祖朱叔麟，为仕而兼通医学，乡里以疾告，必亲自治药，又自视烹之，又自视饮之。曰："药虽善矣，烹之不如法，勿验也；饮之不以其时，亦勿验也。疾者之望疗，如望拯溺，故吾不敢以任人。"谢世时，朱丹溪33岁，耳濡目染，可谓一脉相承。其先祖将理学融入医学，用理学说明医学，这对朱丹溪学术思想的形成产生了深刻影响。

朱丹溪母亲戚氏，出身显赫，家学渊源。黄宗羲《宋元学案》有"戚氏家学"专条。朱丹溪15岁时父亲病故，家道中落，母亲教子恩严相济。朱丹溪学医始于壮年，因母病而起。母家妻族的理学传统和家学渊源对朱丹溪影响甚大，父母及两家家风学风的熏陶，造就了朱丹溪渊博的学术底蕴，为日后进取打下了扎实基础。

2. 大师教诲，指点理学，医学俱精

朱丹溪成名前先后拜了两位老师，一位是理学大师许谦，另一位是医学大师罗知悌。两位大师的精心传授，使朱丹溪成为理学、医学俱备的人才。

3. 友朋博学，高识往来多鸿儒

朱丹溪学识的积累与养成得益于他交往的一批高朋贵友。他结识的朋友无不博学多识。其中，最著名的有宋濂、戴良、胡翰、叶仪、郑太和、葛乾孙、楼友贤和项昕八君子。

宋濂曾被朱元璋聘为"五经"教授，主持修撰《元史》，后又为朱元璋太子老师，受到太子和皇后的敬重，其声名还远播国外。宋濂和朱丹溪及其家族一直保持着非同寻常的友谊，他曾先后为朱丹溪的祖父、父亲和姑姑写传记，为朱丹溪的母亲写墓志铭。

戴良精通经史百家之学，曾跟随柳贯、黄溍、吴莱等大家学习经史之学。

胡翰是丹溪同门好友兼姻亲。《赤岸朱氏宗谱》收有胡翰所撰《忆丹溪先生哀辞》，其辞真挚溢于言表。

叶仪曾师从许谦学习，与丹溪有同门之谊。叶仪精研学问，深得许谦理学之奥秘。曾在元惠宗至正十八年（1358年）和宋濂、胡翰、戴良等人一同受到朱元璋召见，会食于中书省。

郑太和被元部使余阙褒为"浙东第一家"，朱丹溪与之交往极为密切。《格致余论》《局方发挥》记载有丹溪为其治病的两则医案。

葛乾孙为江南传播刘守真、张浩古之学的先行者之一，著有《十药神书》《医学启蒙》，时医术与朱丹溪不相上下。二人关系密切，常相互切磋医术。《都公谭纂》与《异林艺术》载有多起两人会诊相商之事。

楼友贤于丹溪常有酬唱往来，晚年更是聚首研讨《黄帝内经》。其子楼英师事丹溪，与戴原礼既是姻亲又是同门。

项昕博学多才，以医名，兼善辞章音律工画，深受丹溪医学观点影响。朱丹溪"独疑古方不可治今病论"引起项氏极大兴趣，遂常与丹溪探讨。项氏还与葛可久讲论"刘李之学"，所作《脾胃后论》可补东垣之未备。

4. 弟子队伍，一传二传再传

朱丹溪从罗知悌学成归来，已近不惑之年。他一心一意在家乡行医济世，课徒著书，并热心地方公益。在尚泥于《局方》的当时医界，他崭新的观点和高超的医术很快就被大家折服，甚至外省"学者咸声随影附，翁教之孜孜忘倦"。入门弟子既有子侄宗戚，更多外姓医家；既有入室弟子，也有私淑其学者，其二传、三传乃至四传、五传者，国内外向往丹溪之学者不可胜数。

嫡传弟子有次子朱玉汝、侄子朱嗣汜、孙子朱文永、孙婿冯彦章、族人朱思贞、朱勔、朱锟等，外姓医家有赵氏的赵道震、赵良仁、赵良本，戴氏的戴士垚、戴思恭、戴思温、戴思乐，以及楼英、王履、徐彦纯、刘叔渊、张翼、虞诚斋、楼厘、贾思诚、程常、王顺等，再传弟子有刘纯、赵友亨、赵友同、李肃、夏建中、朱文梏、袁宝、王彦昭、楼宗起、王宾、王观、刘毓等。丹溪弟子在传承中不断发扬光大，还逐渐形成了自己的医学世家，最著名的有赵氏、戴氏、楼氏三大家。私淑丹溪之学者大致可分为两类：一类通过整理丹溪著作，经编纂修订而取得成就，或传播丹溪学术形成广泛影响，如程充、杨楚玉、卢和、方广、高子正等；另一类乃私淑丹溪之学，在丹溪学说的基础上融入个人见解，形成新的学术思想，并对后世医学产生影响，如虞抟、王纶、汪机等。

5. 影响广泛深远，传承延绵不绝

丹溪学术传播广泛，受其影响者遍布全国各地。因门下弟子迁徙传播和出游讲学，使丹溪学说得到进一步传播。如刘纯迁居陕西，使丹溪之学在陕西得以传播，陕西王天荫、王经由此而得丹溪之学。同时因丹溪弟子在各地行医、著述、交流，使丹溪学说在各地形成特色版本。如《丹溪心法》就有陕本、徽本、闽本和蜀本等数种。在传播过程中，丹溪学说对不少医学流派产生影响，促进了中医学术发展，如对新安医家的影响巨大。新安医家吸收了丹溪学说的精华，并在理论与实践上有所发展，进而形成了颇具特色的新安学派。

此外，丹溪学说也在国外得到传播。丹溪学术遍及日本，指导日本汉方医学达三百年之久。这期间，日本出现了以研究丹溪医学为目的的"丹溪学社"。

在丹溪学派发展的过程中，传承连绵不绝，形成了众多的师徒链、家族链，涌现出一代又一代的医学名家，他们与后世的医学学派有着千丝万缕的联系。如八婺汇通学派代表人物陈无咎就以发扬丹溪学术、弘扬中华医学为己任，自任"丹溪医科学社二十代总教"，并积极投身中医教育，培养了大批中医人才。明清以后，丹溪学说有机地融入整个中医学术之中，使广大医家成为丹溪医派的传人。

（二）丹溪学派流传情况

1. 浙江地区的主要代表人物

明代为丹溪学派的快速发展期，朱丹溪除将医学传于其子朱玉汝、侄朱嗣汜外，还广收门徒，陆续有赵良本、赵良仁、戴思恭等师而从之。另外也有许多医家秉承丹溪之说，并将其发扬光大。其中浙江地区代表性的有戴思恭、虞天民、王纶、赵良仁等医家。浙江浦江的戴思恭为朱丹溪的得意门生，其在洪武年间曾任御医。戴思恭著有《证治要诀》《推求师意》《丹溪医按》等。他格外强调"火"，认为各脏腑都有"火"。他对朱丹溪治疗郁病的理念加以发展，有较多的辨证论治经验。他倡导滋阴降火，反对滥用温补辛燥药物。戴思恭是丹溪学派的中坚力量，其弟子及再传弟子、私淑弟子，如赵道震、赵良本、赵良仁、戴原直、程常、楼英、王履、徐彦纯、贾思诚等也使丹溪学说得到进一步发展。

2. 江苏地区的流传

浦江名医戴思恭赴吴（江苏地区）行医，直接促进了吴门医学的产生和发展。江苏人王宾在戴思恭的指点下学习了《内经》等典籍，又在机缘巧合之下得到戴珍藏的朱丹溪《彦修医案》十卷，由此丹溪学说得以"江苏本土化"。王宾无子，故将其学说传于弟子盛寅，盛寅学习后医术精进，又将其学说传于其弟盛宏，子盛侯，侄盛伦，孙盛恺、盛旷，一门俱以医术闻名。另外苏州人葛应雷、葛可久父子吸取刘完素、张元素的学术精华，吴门医派由此而发端。江苏昆山的王履，早年更是亲自师从朱丹溪，著《医经溯洄集》。他继承了朱丹溪辨证论治的思维方法，明确了关于温病、伤寒的区别，突破了"法不离伤寒、方必遵仲景"的传统思维，使得温病学从伤寒体系中脱离出来，奠定了吴门医派温病学的理论基础。温病学家吴鞠通赞其"始能脱却伤寒，辨证温病"。

3. 安徽地区的流传

安徽与浙江地理气候、疾病谱类似，两地医家学术交流较密切。新安医学受金元四大家医学学术思想，尤其是丹溪学说影响颇深。金华的赵道震曾师从朱丹溪，后来迁居至安徽定远县，促进了丹溪学说在安徽地区的传播。休宁人程充十分推崇丹溪学说，他以丹溪原旨修订《丹溪心法》。方广对丹溪之学钻研极深，其撰有《丹溪心法附余》，以病证、治法分类，于原文后附药方，使法不离方，方不离法。这两部书对丹溪学说在安徽传播起了很大的作用。新安医学的固本培元派创始者是私淑于朱丹溪的汪机，汪机的学术思想通过黄古潭再传于孙一奎，使固本培元理论更加完善。此派主张培补脾肾、顾护元气，涵盖了江民莹、江应宿、江少徵等众多新安医家。汪机提出"新感温病"说，认为冬伤于寒至春而发，为伏邪温病；而感邪则发，随感随发，为新感温病，两者的治疗思路大相径庭，但皆重视养阴存液。其旁参补土派学说，创立"营卫论"之学说，主张以甘温顾护脾胃，气为阳，血为阴，脾胃旺则气血可调，阴阳可平。孙一奎进一步提出了"三焦辨证"及"命门学说"，极大地丰富了新安医学的理论体系。新安医家融汇金元医学思想于一炉，与丹溪学说一脉相承。

4. 陕西地区的传播

通过王履、刘纯等人，丹溪学说传播到了陕西。王履是江苏昆山市人，为朱丹溪的受业弟子，撰有《医经溯洄集》。他对《内经》"亢则害，承乃制"理论、"四气发病"学说、《难经》之阴阳虚实补泻理论以及《伤寒论》的立法原则都进行了详细阐发，丰富和发展了中医理论。明洪武年间，王履于长安任良医正，掌管医药卫生，在一定程度上传播了丹溪学说。

吴陵（今江苏海门）人刘纯的父亲刘叔渊，曾跟随朱丹溪学医，刘纯则从小就跟父亲学医，继承家学，后又跟冯庭干、许宗鲁、邱克容学习。冯庭干将徐用诚（朱丹溪弟子）的《医学折衷》一书交给他学习。刘纯在《医学折衷》的基础上加以补充、修订，写成《玉机微义》。此外，刘纯还著有《医经小学》《杂病治例》《伤寒治例》《伤寒秘要》《寿亲养老补遗》等。据《陕西通志》记载，刘纯于洪武中居于咸阳，从事医疗活动。他传播的丹溪学说对陕西明代的医学发展产生了深远影响。受其影响最大的是王经父子。明代著名戏曲家王九思有一篇《明故秦府良医正西林王君墓表》中记载了王经父子的事迹。《墓表》称王经"尝著脾、胃、气、血及伤寒诸论，大要与慈溪王汝言（即王纶，私淑于丹溪）略同。其高有独阐古人之秘者，盖数十篇"。这乃王经继承、传播丹溪学说的证据。

5. 江西地区的传播

江西的李象精研易学，后大病，得丹溪学派名医卢毅庵诊治后病愈，遂拜其为师，潜心研究医学，有《医略正误概论》刊行，促进了丹溪学说在江西地区的发展。李健斋为明代江西南丰人，才华横溢，但他不慕荣利，致力研究医学，博览群书，医学理论渊博，临床经验丰富，行医于江西、福建两省各地，疗效卓著，得到了病家的高度赞誉。其晚年以刘纯的《医学小经》为蓝本，补充各家学说，分类编撰，撰成《医学入门》刊行，医文并茂地将医理寄托于诗词歌赋中，极大地方便了初学。《医学入门》的杂病部分，即参考了丹溪的杂病治疗方法。江西抚州的黄宫绣亦儒医，学识渊博，精通医药，为力纠时弊，著《本草求真》。他十分重视前人的经验，对丹溪等医家的学说加以批判地继承，如丹溪、东垣等咸谓黄柏为滋阴之品，而他认为黄柏的苦寒损人气，减人食，遏绝生机，这也是对丹溪滋阴理论的完善，促进了丹溪学说在江西地域的传播与发展。

6. 海外的传播

丹溪学说不仅在国内影响深远，在国外，如日本、朝鲜亦得到传播。明朝初年，日本僧侣月湖拜虞天民为师，学习丹溪学说，并著有《全九集类证辨异》《大德济阴方》等。其弟子田代三喜随同来华学医，造诣颇深。田代三喜回国后大力倡导李、朱学说，并著有《捷术大成印可集》《直指篇》《医案口诀》《福药势剪》等。曲直赖道三拜田代三喜为师，亦曾来华学习丹溪学派理论，并且创设"启迪院"传授医学。他尤其推崇丹溪学说，并收集大量医书，汇编成《启迪集》八卷，作为该地医学教科书。后来以田代三喜为首，逐渐形成了日本医学"后世派"学派，而曲直赖道三则成为"后世派"学派的核心医学家。曲直赖玄溯是曲直赖道三的养子，在日本医学发展史上有极高的地位，被尊称为"二代道三"。他们很好地承袭了丹溪学说的独到之处，在一定程度上发展了丹溪学说，并"随方土而异"进行临床实践，使之更趋日本化。

在金礼蒙等编写的《医方类聚》中辑录了《格致余论》和《局方发挥》；许浚编写的《东医宝鉴》中也载录了部分丹溪著述。这说明，丹溪学说对于朝鲜传统医学的形成和发展有一定的促进作用。

二、地域环境对丹溪学派形成的影响

中医历来重视地理环境对人体的影响，早在《黄帝内经》就提出地域对人体体质、发病、治疗等的影响。如《素问·异法方宜论》云："黄帝问曰：医之治病也，一病而治各不同，皆愈何也？岐伯对曰：地势使然也。"又云："东方之域，天地之所始生也，鱼盐之地，海滨傍水，其民食鱼而嗜咸……"又如《素问·五常政大论》云："西北之气散而寒之，东南之气收而温之。"这些理论是丹溪学派及后世医家区域因素认识的发端，并常在论说中被引以为据。

朱丹溪师承罗知悌，罗氏学宗刘完素，旁通张从正、李东垣之说。刘完素阐发《素问》经旨认为："东南方阳也，阳气降于下，故地下而热也。西北方阴也，阴气盛于上，故地高而寒也。"张从正则对《素问》中地域对人体发病的影响进行了阐释与发挥，认为："东方濒海卤斥，而为痈疡；西方陵居华食，而多颇肿赘瘿；南方瘴雾卑湿，而多痹疝；北方乳食，而多脏寒满病；中州食杂，而多九疸、食痨、中满、留饮、吐酸、腹胀之病。盖中州之地，土之象也，故脾胃之病最多。其食味、居处、情性、寿夭、兼四方而有之。其用药也，亦杂诸方而疗之。"李东垣在《医学发明·脚气总论》中阐述了自身观点，认为："北方之疾，自内而致者也。南方地下水寒，其清湿之气中于人，必自足始。北方之人，常食湩乳，又饮之无节。"罗氏在此三家的基础上，融会贯通，又有发展。所以《格致余论》序言中说："又四年，而得罗太无讳知悌者为之师。因见河间（刘完素）、戴人（张子和）、东垣（李杲）海藏诸书，始悟湿热相火为病甚多。又知医之为书，非《素问》无以立论，非《本草》无以立方。有方无论，无以识病，有论无方，何以模仿。"其学术渊源可见一斑。

1. 地域因素与疾病发病

丹溪学派重视地域因素对致病因素和病证的影响，并对相关病证进行了临床总结。如《丹溪心法·中风》指出："按《内经》以下，皆谓外中风邪，然地有南北之殊，不可一途而论，惟刘守真作将息失宜，水不制火极是。由今言之，西北二方，亦有真为风所中者，但极少尔。东南之人，多是湿土生痰，痰生热，热生风也。"此后丹溪弟子多有阐述，如王履认为类中风，河间主乎火，东垣主乎气，彦修主乎湿，三者不可偏废。再传弟子刘纯则以亲身经历对丹溪中风说进行肯定："余尝居凉州，即汉之武威郡也。其地高阜，四时多风少雨，土艺粟麦，引泉灌溉，天气常寒。人之气实腠密，每见中风或暴死者有之，盖折风燥烈之甚也。时洪武乙亥秋八月，大风起自西北，时甘州城外，路死者数人。余亦始悟经谓西北之折风伤人，至病暴死之旨不诬，丹溪之有所本也。"这些丹溪学派中风理论引发了中风病因学说的探讨，对后世中风证治产生了影响。

此外，丹溪学派通过临床实践，还就地域因素对伤寒、伤风、中湿等多种病证的影响进行过总结。如《丹溪心法》论伤寒伤风："凡证与伤寒相类者极多，皆杂证也，其详出《内经》热论。自长沙以下诸家推明，甚至千世之下，能得其粹者，东垣也。其曰内伤极多，外伤间而有之，此发前人之所未发。后人徇俗，不能真切，雷同指为外伤，极谬。其或可者，盖亦因其不敢放肆，而多用和解及平和之药散之耳。若粗率者，则必杀人。初有感冒等轻证，不可便认作伤寒妄治。西北二方,极寒肃杀之地,故外感甚多;东南二方温和之地,外伤极少。杂病亦有六经所见之证,故世俗混而难别。"又如《丹溪心法》戴原礼论中湿:"湿之为病,有自外入者,有自内出者,必审其方土之病源。东南地下,多阴雨地湿,凡受必从外入,多自下起,是以重腿脚气者多,治当汗散,久者宜疏通渗泄;西北地高,人多食生冷湿面,或饮酒后寒气怫郁,湿不能越,作腹皮胀疼,甚则水鼓胀满,或周身浮肿如泥按之不起,此皆自内而出者也,审其元气多少,而通利其二便,责其根在内者也。"这些理论完善了中医对各种疾病的认识,丰富了中医病因病机理论。

2. 地域因素与治疗用药

丹溪学派在临床实践中注重地域差异对遣方用药的影响,积累了不少特色用药理论。如《金匮钩玄》云:"伤寒,必须身犯寒气,口食寒物者,从补中益气汤中加发散药。属内伤者,十居八九。其法邪之所凑,其气必虚,只用补中益气汤中,从所见之证,出入加减。气虚热甚者,少用附子,以行参芪之剂。如果气虚者,方可用此法。以上伤寒治法,可用于南方,不宜北。"认为南方伤于寒气多见内伤发热,与北方受肃杀之气不同,用药亦多有差异。又如王纶《明医杂著》云:"瘫痪痿软之病,此是无血及兼痰火湿热耳。古人云不可作风治,而用风药,谓小续命汤、西州续命汤、排风汤等药,如羌活、防风、麻黄、桂枝、乌头、细辛等剂,皆发散风邪、开通腠理之药,若误用之,阴血愈燥也。愚按前症江南之人所致者,多属阴虚气虚、湿热相火。其瘫痪痿软,多属手足阳明等经阴虚湿热,治者审之。"认为江南瘫痪痿软之病多见阴虚湿热,不宜用小续命汤等发散风邪药。再如《格致余论·脾约丸论》云:"既曰约,脾弱不能运也;脾弱则土亏矣,必脾气之散,脾血之耗也。原其所由,久病大下大汗之后,阴血枯槁,内火燔灼,热伤元气,又伤于脾,而成此证……今以大黄为君,枳实、浓朴为臣,虽有芍药之养血,麻仁、杏仁之温润,为之佐使,用之热甚而气实者,无有不安。愚恐西北二方,地气高浓,人禀壮实者可用。若用于东南之人,与热虽盛而血气不实者,虽得暂通,将见脾愈弱而肠愈燥矣。"认为在南方应谨慎使用脾约丸。

3. 地域因素与养阴理论

《素问·阴阳应象大论》云:"天不足西北,故西北方阴也,而人右耳目不如左明也。地不满东南,故东南方阳也,而人左手足不如右强也……"朱丹溪结合临床观察,提出"西北之人阳气易于降,东南之人阴火易于升",并根据太极之理,认为"盖与太极动而生阳,五性感动之说有合;其言阴道虚,则又与《礼记》之养阴意同",提出"阳有余阴不足""相火论"等学说。其立论以"东南之人阴火易于升""东南之人,多是湿土生痰,痰生热""六气之中,湿热为病,十居八九""阴虚火动、阴阳两虚、湿热自盛"等为重点。这与朱丹溪所在金华地区东南之域,地土卑湿,气候温热,热迫湿蒸,湿热为病甚多的地域性临床特点是密不可分的。

三、丹溪学说特色理论举隅

丹溪学说由朱丹溪创立,后经众多医家阐发,逐渐形成了"滋阴学说"、气血痰郁"四伤"学说、"治未病"等一系列学说体系。其中阳有余阴不足论、相火论、气血痰郁"四伤"学说等均为后世医家所熟知。丹溪学说特色鲜明,强调保存阴气对人体健康的重要意义,故后世称之为滋阴派。朱丹溪擅长治疗气、血、痰、郁、湿、火等杂病,故后人有"杂病宗丹溪"之说。此外,朱丹溪博采众长,提出"攻击宜详审,正气须保护"的观点,使"治未病"思想更趋完善。这里就朱丹溪"治未病"思想中对《内经》"三虚"理论的发挥做一介绍。

"人以天地之气生,四时之法成。"中医学认为,人与天地相应,是自然界的产物。《内经》"三虚"理论指出,"乘年之衰""逢月之空""失时之和"是导致疾病发生的重要时间因素。朱丹溪据此认为,顺应四时应避"一年之虚""一月之虚""一日之虚"。

1. "三虚"理论的由来

"三虚"的概念最早见于《内经》,多篇均有提及。《灵枢·岁露论》云:"黄帝曰:愿闻三虚。少师曰:乘年之衰,逢月之空,失时之和,因为贼风所伤,是谓三虚。"根据《内经》相关理论,"乘年之衰"指岁气不及、司天在泉之气失守、生命流年气运不足以及一年的冬至日和夏至日。"逢月之空"指下弦月到次月上弦月(农历二十九到次月农历初七)。"失时之和"指一年四季气候失常和违背四时规律的作息方式。同时认为,"三虚"是疾病发生的重要因素,此时人体处于虚弱状态,受虚邪贼风侵袭则易发病,甚至暴疾。

2. 乘年之衰与一年之虚

朱丹溪认为,天地四时、五行更迭与人体五脏六腑衰旺相应,并依据运气学说进行推论:"四月属巳,五月属午,为火大旺……六月属未,为土大旺……古人于夏必独宿而淡味,兢兢业业于爱护也。保养金水二脏,正嫌火土之旺尔……十月属亥,十一月属子,正火气潜伏闭藏,以养其本然之真,而为来春发生升动之本。若于此时恣嗜欲以戕贼，至春升之际，下无根本，阳气轻浮，必有温热之病。夫夏月火土之旺，冬月火气之伏，此论一年之虚耳。"认为一年内四、五、六月，十、十一月为"一年之虚"，需"独宿而淡味"，需节欲养性，防止相火妄动，保养阴精。其立论所指夏月的"火土之旺"、冬月的"火气之伏"，是对《内经》"乘年之衰"中夏至日和冬至日的扩展。四、五、六月为春末夏初，东南地区临床多见湿热相火为患，常有"患头痛脚软，食少体热，仲景谓春夏剧秋冬瘥，而脉弦大者，正世俗所谓注夏病。"（《阳有余阴不足论》）可见临床实践是丹溪一年之虚理论形成的重要因素。

3. 逢月之空与一月之虚

《阳有余阴不足论》云："若上弦前下弦后，月廓月空亦为一月之虚。"这与《内经》理论是一脉相承的。《灵枢·岁露论》云："至其月廓空，则海水东盛，人气血虚，其卫气去，形独居，肌肉减，皮肤纵，腠理开，毛发残，腠理薄，烟垢落。当是之时，遇贼风则其入深，其病人也，卒暴。"朱丹溪由此认识到人体气血充实的重要性，并在其临床用药中有所体现。丹溪私淑弟子王纶据此得出："丹溪先生治病，不出乎气血痰，故用药之要有三：气用四君子汤，血用四物汤，痰用二陈汤。"

4. 失时之和与一日之虚

《素问·六节藏象论》云："谨候其时，气可与期，失时反候，五治不分，邪僻内生，工不能禁也。"《素问·四气调神大论》云："春夏养阳，秋冬养阴，以从其根……逆其根，则伐其本，坏其真矣。"认为失时之和即气候不能应时而至或违背四时规律。丹溪继承《内经》思想，提出："大风大雾，虹霓飞电，暴寒暴热，日月薄蚀，忧愁忿怒，惊恐悲哀，醉饱劳倦，谋虑勤动，又皆为一日之虚。"认为恶劣气候和作息摄养失宜是一日之虚的主要原因。此外，朱丹溪还提出："若病患初退，疮痍正作，尤不止于一日之虚。"将病后和患病之虚与"三虚"并列，合为"四虚"，认为此时"若心动则相火亦动，动则精自走"，阴血难于保全，则人体正气不足，难于抗邪。提出节欲宁心，去欲主静，"暂远帷幕，各自珍重，保全天和"等调养摄生之法，并在治疗疾病时注重补气养血以扶助正气，这是对《黄帝内经》的"三虚"理论、调养摄生等的补充与发挥。

附录一
学术论文、会议交流论文、学术著作、发明专利

傅晓骏以第一作者及通讯作者身份公开发表学术论文85篇，其中SCI论文两篇，各种学术交流论文106篇，主编著作5部，发明专利两种。

一、学术论文

1. 傅晓骏. 中药治疗慢性肾功能衰竭对甲状腺激素的影响［J］. 中医药学报，1997（5）：42-43.

2. 傅晓骏. 云南白药外用治验［J］. 中医外治杂志，1997（6）：29.

3. 傅晓骏. 芎葛饮加生脉注射液治疗冠心病42例观察［J］. 实用中医药杂志，1998（1）：9.

4. 傅晓骏. 复方排石汤治疗泌尿系结石77例［J］. 吉林中医药，1998（1）：13-14.

5. 傅晓骏. 慢性肾功能衰竭中药治疗对甲状腺激素的影响［J］. 浙江中西医结合杂志，1998（1）：10-11.

6. 傅晓骏. 五花芍草汤治疗阴虚型胃痛52例疗效观察［J］. 实用中医药杂志，1998（2）：40-41.

7. 傅晓骏. 养阴益胃法治疗胃脘痛52例观察［J］. 实用中医内科杂志，1998（1）：26.

8. 傅晓骏. 丹参四藤饮治疗过敏性紫癜肾炎31例［J］. 陕西中医，1998（10）：438.

9. 傅晓骏. 难治性肾病综合征中西医治疗进展［J］. 医学综述，1999（11）：496-498.

10. 傅晓骏. 慢性肾衰竭的中西医防治进展［J］. 医学综述，2001（1）：45-48.

11. 傅晓骏. 谈"瘀浊蕴毒"与慢性肾衰竭［J］. 中国中西医结合肾病杂志，2002（5）：293.

12. 傅晓骏，张慧嫦，刘瑾，等. 肾毒宁治疗慢性肾衰竭62例临床研究［J］. 中国中西医结合肾病杂志，2004（10）：607-608.

13. 傅晓骏，张慧嫦，刘继红，等．芪蛭合剂对早期糖尿病肾病治疗作用的临床研究［J］．中国中西医结合肾病杂志，2004（9）：535-536．

14. 傅晓骏，张慧嫦，胡焉凡，等．尿微量蛋白评价芪蛭合剂治疗早期糖尿病肾病的疗效［J］．临床医学，2004（9）：47-48．

15. 郎旭军，傅晓骏，成栋，等．肾毒宁冲剂抗慢性肾衰大鼠自由基损伤的实验研究［J］．浙江中医杂志，2007（10）：602-604．（通讯作者）

16. 傅晓骏，郎旭军，何立群．肾毒宁冲剂对慢性肾衰竭大鼠ET、CGRP、NO和NOS的影响［J］．中国中医药科技，2007（2）：76-77．

17. 曹树琦，傅晓骏．中药抗肾纤维化的研究进展［J］．医学综述，2008（13）：2051-2054．（通讯作者）

18. 郎旭军，傅晓骏，何立群．肾毒宁冲剂对慢性肾衰大鼠血管紧张素影响的实验研究［J］．浙江中医杂志，2008（2）：102-103．（通讯作者）

19. 赵延栋，傅晓骏．肾糖颗粒对糖尿病肾病大鼠24 h尿蛋白、血糖及肾组织PDGF-B表达的影响［J］．中医研究，2010（10）：13-16．（通讯作者）

20. 熊荣兵，傅晓骏．肾糖颗粒对糖尿病肾病大鼠TGF-β_1表达的实验研究［J］．实用中医内科杂志，2010，24（9）：3-5．（通讯作者）

21. 熊荣兵，傅晓骏，何立群．肾糖颗粒对糖尿病肾病大鼠C-Ⅳ与FN表达的影响［J］．中国中西医结合肾病杂志，2010，11（8）：677-680，754．（通讯作者）

22. 张婷，傅晓骏．维持性血液透析患者并发急性胰腺炎3例报告［J］．中国中西医结合肾病杂志，2010，11（7）：628-629．（通讯作者）

23. 王雪芳，傅晓骏．血液净化联合药物治疗䓍己中毒一例［J］．中华内科杂志，2010（5）：443．（通讯作者）

24. 熊荣兵，傅晓骏．糖尿病肾病的中医研究进展［J］．浙江中西医结合杂志，2010，20（3）：191-194．（通讯作者）

25. 傅晓骏，赵延栋，张婷．肾糖颗粒干预糖尿病肾病大鼠血清IL-1β改变的实验研究［J］．中华中医药学刊，2011，29（5）：1105-1107．

26. 钱璐，傅晓骏，何立群．肾毒宁冲剂对慢性肾衰竭患者血管活性物质的影响［J］．浙江中西医结合杂志，2011，21（4）：219-221，224．（通讯作者）

27. 钱璐，傅晓骏，何立群．肾毒宁冲剂对慢性肾衰竭患者自由基损伤的临床研究［J］．浙江中医杂志，2011，46（4）：235-237．（通讯作者）

28. 傅晓骏，熊荣兵，张婷．肾糖颗粒对糖尿病肾病大鼠疗效的实验研究

[J]．中国中医急症，2011，20（2）：264-266．

29．钱璐，傅晓骏，何立群．肾毒宁冲剂对慢性肾衰竭大鼠肾组织细胞外基质的影响［J］．中国中西医结合肾病杂志，2011，12（1）：55-57，96．（通讯作者）

30．傅晓骏，熊荣兵．黄芪水蛭制剂对糖尿病肾病大鼠TGF-β_1表达的实验研究［J］．中国中医急症，2012，21（10）：1595-1597．

31．傅晓骏，傅志慧．中药制黄精对慢性肾衰大鼠血液动力学的影响［J］．中华中医药学刊，2012，30（10）：2161-2163．

32．傅晓骏，王国华．中医治疗慢性肾炎蛋白尿的研究进展［J］．中医临床研究，2013，5（22）：120-121．（通讯作者）

33．傅晓骏．中药沉香粉对慢性肾衰大鼠血清ATⅠ、ATⅡ的影响［J］．浙江中医杂志，2013，48（2）：123-124．

34．傅晓骏，熊荣兵．黄芪水蛭制剂对糖尿病肾病大鼠肾组织中C-Ⅳ、FN及IL-1β表达的实验研究［J］．中华中医药学刊，2013，31（2）：305-308，455-456．

35．张婷，傅晓骏．血液净化联合药物治疗曼陀罗中毒1例［J］．中国中西医结合肾病杂志，2014，15（10）：916．（通讯作者）

36．王国华，傅晓骏．蛋白尿方联合科素亚治疗慢性肾炎40例疗效观察［J］．新中医，2014，46（6）：125-127．（通讯作者）

37．熊荣兵，傅晓骏．中药肾糖组方对糖尿病肾病大鼠肾保护作用的实验研究［J］．中国中西医结合肾病杂志，2015，16（10）：858-860．（通讯作者）

38．徐杨，傅晓骏．中药肾毒宁对维持性血透患者血清IL-6水平的影响［J］．陕西中医学院学报，2015，38（3）：83-85．（通讯作者）

39．裘宇科，傅晓骏．针灸治疗尿毒症性皮肤瘙痒的临床研究进展［J］．中国中西医结合肾病杂志，2015，16（4）：367-369．（通讯作者）

40．赵延栋，傅晓骏．中药复方肾糖颗粒对糖尿病大鼠肾脏保护作用的研究［J］．中国医师杂志，2015，17（2）：249-251．（通讯作者）

41．傅晓骏，朱杭溢．婺州医学与八婺地理人文环境关系［J］．中医药管理杂志，2016，24（19）：3-5．

42．胡双燕，傅晓骏．维持性血液透析患者抑郁状况的研究进展［J］．贵阳中医学院学报，2016，38（5）：94-97．（通讯作者）

43．朱杭溢，傅晓骏．浙江金华婺州医学的源起与发展浅述［J］．浙江中医杂志，2016，51（7）：533-534．（通讯作者）

44．钱璐，傅晓骏．傅晓骏治疗慢性肾脏病经验［J］．浙江中医杂志，2016，51（3）：203-204.（通讯作者）

45．张科发，张科进，傅晓骏．婺州名中医张兆智治疗不孕症经验浅述［J］．浙江中医杂志，2016，51（12）：911.（通讯作者）

46．胡双燕，熊荣兵，傅晓骏．肾毒宁颗粒剂对慢性肾衰竭大鼠抗氧化作用研究［J］．浙江中医杂志，2017，52（5）：369-370.（通讯作者）

47．熊荣兵，张婷，何立群，等．中药肾毒宁颗粒对慢性肾衰大鼠肾保护作用及其机制的实验研究［J］．中国中医急症，2017，26（5）：775-778，793.（通讯作者）

48．张婷，傅晓骏．毒蕈中毒致横纹肌溶解并多脏器衰竭案例报道［J］．中国中西医结合肾病杂志，2017，18（4）：355-356.（通讯作者）

49．程志源，傅晓骏．婺州医学学术流派挖掘与整理方法探讨［J］．国际中医中药杂志，2017，39（3）：201-203.（通讯作者）

50．傅晓骏，俞树瀚．傅晓骏教授从"三阴结谓之水"论治水肿［J］．现代中医药，2017，37（2）：10-11.（通讯作者）

51．朱杭溢，胡滨，傅晓骏．禁咒术在江南地区的演变——以浙江"婺州医学"为例［J］．中医药文化，2017，12（1）：33-35.（通讯作者）

52．胡小顿，傅晓骏，倪萍．傅晓骏辨治风湿病经验撷菁［J］．浙江中医杂志，2018，53（12）：861-862.（通讯作者）

53．熊荣兵，傅晓骏．中药肾毒宁方对慢性肾衰大鼠疗效及肾保护作用的实验研究［J］．中医临床研究，2018，10（31）：1-4.（通讯作者）

54．钱璐，李伟明，傅晓骏．基于中医传承辅助平台（V2.5）分析傅晓骏治疗早中期慢性肾功能衰竭用药规律［J］．新中医，2018，50（9）：116-120.（通讯作者）

55．熊荣兵，何立群，傅晓骏．肾毒宁颗粒对慢性肾衰竭大鼠肾组织的抗氧化及MCP-1炎症因子作用的实验研究［J］．中国中西医结合肾病杂志，2018，19（4）：288-291，377.（通讯作者）

56．冯丹丹，朱杭溢，傅晓骏．地域因素对丹溪学派学术思想形成影响探析［J］．中医药管理杂志，2018，26（3）：14-15.（通讯作者）

57．李伟明，傅晓骏．傅晓骏从"中央健，四旁如"论治慢性肾衰竭［J］．浙江中医杂志，2018，53（1）：8-9.（通讯作者）

58．冯丹丹，朱杭溢，傅晓骏．朱丹溪对《内经》三虚理论的继承与发挥

[J]．浙江中医杂志，2019，54（1）：23.（通讯作者）

59. Fu XJ, Hu SY. Shenduning Granule Attenuates Renal Injury from Oxidat Ⅳ e Stress through the Nuclear Factor Erythroid 2–Related Factor 2/Antioxidant Response Element Pathway［J］．Pharmacology，2019，103（5-6）：236-245.

60．傅晓骏，胡小顿，朱杭溢．丹溪学派流传的探索［J］．中医药管理杂志，2020，28（22）：9-11.

61．熊荣兵，傅晓骏．傅晓骏教授从肺论治慢性肾炎蛋白尿经验初探［J］．中医临床研究，2020，12（25）：75-77.（通讯作者）

62．熊荣兵，傅晓骏．傅晓骏从瘀论治肾性水肿经验及常用药对［J］．实用中医内科杂志，2020，34（10）：56-59.（通讯作者）

63．冯丹丹，朱杭溢，傅晓骏，等．丹溪学派形成与传承特点探讨［J］．中医药管理杂志，2020，28（11）：7-8，23.（通讯作者）

64．胡双燕，傅晓骏．傅晓骏治疗狐惑病经验介绍［J］．新中医，2020，52（9）：196-199.（通讯作者）

65．张婷，何扬彪，熊荣兵，等．肾毒宁联合西药治疗尿毒症相关性皮肤瘙痒的临床疗效观察［J］．中国中医药科技，2021，28（4）：575-576.（通讯作者）

66．熊荣兵，傅晓骏．傅晓骏名中医从"虚、瘀、湿"论治肾性水肿经验介绍［J］．中国中西医结合肾病杂志，2021，22（6）：538-540.（通讯作者）

67．傅晓骏，姚敏琪．清振汤及其类方治疗头痛临证运用体会［J］．浙江中医杂志，2021，56（4）：300-301.（通讯作者）

68．姚敏琪，傅晓骏，熊荣兵．糖尿病肾病的中医治则治法研究进展［J］．中国中西医结合肾病杂志，2021，22（3）：272-273.（通讯作者）

69．张婷，何扬彪，熊荣兵，等．重型不典型流行性出血热1例诊治体会［J］．中国中西医结合肾病杂志，2021，22（3）：265-266.（通讯作者）

70．熊荣兵，傅晓骏．名中医傅晓骏论治肾性蛋白尿经验［J］．现代中医药，2021，41（2）：79-82.（通讯作者）

71．熊荣兵，傅晓骏．傅晓骏运用药对治疗慢性肾炎经验［J］．浙江中医杂志，2021，56（11）：838-839.（通讯作者）

72．张婷，何扬彪，熊荣兵，等．中西医结合治疗老年难治性肾病综合征临床研究［J］．中国中西医结合肾病杂志，2021，22（8）：692-694.（通讯作者）

73．Rongbing Xiong, Xiaodi Hu, Shuangyan Hu, etc. Rhein Inhibits Proliferation, Extracellular Matrix Deposition and Inflammation in Mesangial Cells via

ROS/Akt Signaling Pathway［J］. natural product communications，2022，17（10）：1-12.（通讯作者）

74. 周华虹，董艺，成栋，等. 肾毒宁方联合常规西药治疗慢性肾衰竭3～4期气虚血瘀证临床研究［J］. 新中医，2022，54（21）：101-104.（通讯作者）

75. 曾佳雯，熊荣兵，傅晓骏. 傅晓骏教授论治女性复发性尿路感染经验［J］. 浙江中医药大学学报，2022，46（10）：1123-1127.（通讯作者）

76. 朱肖，熊荣兵，傅晓骏. 中医药适宜技术在基层医院肾脏病患者管理中的应用［J］. 中医药管理杂志，2023，31（11）：140-142.（通讯作者）

77. 董艺，周华虹，傅晓骏. 肾毒宁方对痛风性肾病患者疗效及预后的影响分析［J］. 辽宁中医杂志，2023，50（7）：138-140.（通讯作者）

78. 沈素敏，傅晓骏，熊荣兵. 从肠道菌群角度探讨慢性肾脏病的中医辨治［J］. 浙江中医杂志，2023，58（2）：96-98.（通讯作者）

79. 朱婧，吕旭阳，熊荣兵，等. 傅晓骏辨治慢性肾脏病经验拾贝［J］. 中国中西医结合肾病杂志，2023，24（1）：64-66.（通讯作者）

80. 董艺，周华虹，傅晓骏. 益肾通络方加减治疗痛风性肾病的临床疗效观察［J］. 中国中医药科技，2023，30（5）：966-968.（通讯作者）

81. 熊荣兵，傅晓骏. 傅晓骏教授"健脾补肾，化瘀祛浊"思想治疗慢性肾功能衰竭经验介绍［J］. 中医临床研究，2024，16（8）：144-148.（通讯作者）

82. 范财霞，傅晓骏. 傅晓骏治疗肾性血尿的中医辨证思路［J］. 浙江中医杂志，2024，59（3）：220-221.（通讯作者）

83. 朱肖，熊荣兵，傅晓骏. 通痹汤治疗类风湿性关节炎疗效观察［J］. 浙江中医杂志，2024，59（2）：143-145.（通讯作者）

84. 范财霞，傅晓骏，熊荣兵. 肾性蛋白尿的中医治法研究［J］. 中国中医基础医学杂志，2024，30（2）：342-345.（通讯作者）

85. 徐子扬，傅晓骏. 傅晓骏教授从卫气营血辨治过敏性紫癜性肾炎［J］. 基层中医药，2024，3（5）：13-17.（通讯作者）

二、会议交流论文

1. 肾毒宁冲剂对慢性肾衰大鼠肾血流动力学的作用，2010年中华中医药学会肾病学术年会，交流论文.

2. 肾毒宁冲剂对慢性肾衰竭大鼠肾组织细胞外基质的影响，2010年中华中医药学会肾病学术年会，交流论文.

3. 肾糖颗粒对糖尿病肾病大鼠TGF-β_1表达的实验研究，2010年浙江省中医药学会肾病分会学术年会，交流论文．

4. 肾糖颗粒对糖尿病肾病大鼠疗效的实验研究，2010年浙江省中医药学会肾病分会学术年会，交流论文．

5. 肾毒宁冲剂对慢性肾衰竭患者SOD、GSH-px、MDA影响的临床研究，2010年浙江省中医药学会肾病分会学术年会，交流论文．

6. 肾毒宁冲剂对慢性肾衰竭患者肾脏血液动力学血管活性物质影响的临床研究，2010年浙江省中医药学会肾病分会学术年会，交流论文．

7. 傅晓骏教授治疗慢性肾脏病的经验，2012年中华中医药学会肾病学术年会，交流论文．

8. 傅晓骏教授治疗早期糖尿病肾病经验，2012年中华中医药学会肾病学术年会，交流论文．

9. 黄芪水蛭制剂对糖尿病肾病大鼠肾组织中IL-1β表达的实验研究，2012年中华中医药学会肾病学术年会，交流论文．

10. 黄芪水蛭制剂对糖尿病肾病大鼠降蛋白尿作用及TGF-β_1表达的实验研究，2012年中华中医药学会肾病学术年会，交流论文．

11. 乙肝相关性肾炎的诊断与中西医结合治疗治疗，2012年中华中医药学会肾病学术年会，交流论文．

12. 傅晓骏教授肾病Ⅰ号方治疗慢性肾小球肾炎方药探析，2013年中华中医药学会肾病学术年会，交流论文．

13. 狼疮性肾炎的中西医治疗进展，2013年中华中医药学会肾病学术年会，交流论文．

14. 肾淀粉样变，2013年中华中医药学会肾病学术年会，专题讲座．

15. 肾糖颗粒干预糖尿病肾病大鼠血清IL-1β改变的实验研究，2013年中华中医药学会肾病学术年会，交流论文．

16. 中药制黄精对慢性肾衰大鼠肾保护作用的临床试验研究，2013年中华中医药学会肾病学术年会，交流论文．

17. 中医学"治未病"思想在慢性肾衰竭防治的运用，2013年中华中医药学会肾病学术年会，交流论文．

18. 傅晓骏教授治疗慢性肾脏病的经验，2013年浙江省中医药学会肾病分会学术年会，交流论文．

19. 肾毒宁冲剂对慢性肾衰大鼠肾组织TGF-β_1和CTGF的影响，2013年浙江省中医药学会肾病分会学术年会，交流论文.

20. 肾毒宁制剂对慢性肾衰大鼠内皮素影响的实验研究，2013年浙江省中医药学会肾病分会学术年会，交流论文.

21. 中药沉香粉对慢性肾衰大鼠血清ATI、ATⅡ的影响，2013年浙江省中医药学会肾病分会学术年会，交流论文.

22. 中医学"治未病"思想在慢性肾衰竭防治的运用，2013年浙江省中医药学会肾病分会学术年会，交流论文.

23. 运用经典理论辨治水肿病，2014年中华中医药学会肾病分会学术年会，专题讲座.

24. 蛋白尿：肾脏事件的重要危险因素——蛋白尿与肾脏疾病的诊治关系，2014年中华中医药学会肾病分会学术年会，交流论文.

25. 傅晓骏教授治疗慢性肾小球肾炎经验，2014年中华中医药学会肾病分会学术年会，交流论文.

26. 论《内经》"三阴结谓之水"，2014年中华中医药学会肾病分会学术年会，交流论文.

27. 维持性血液透析患者微炎症状态的中西医新认识，2014年中华中医药学会肾病分会学术年会，交流论文.

28. 优化中医辨证方案治疗原发性慢性肾小球肾炎蛋白尿的疗效观察，2014年中华中医药学会肾病分会学术年会，交流论文.

29. 论猪苓汤辨治阴虚水肿病，2015年中华中医药学会肾病学术年会，交流论文.

30. 傅晓骏教授应用半夏泻心汤经验，2015年中华中医药学会肾病学术年会，交流论文.

31. 细胞迁移机制及$TGF-\beta_1$在血管通路内膜增生中作用，2015年中华中医药学会肾病学术年会，交流论文.

32. 血液净化治疗毒蕈中毒致横纹肌溶解症一例，2015年中华中医药学会肾病学术年会，交流论文.

33. 从中医体质学说谈慢性肾脏病的发生与预防，2015年浙江省中医药学会肾病分会学术年会，交流论文.

34. 狼疮性肾炎中医治疗进展，2015年浙江省中医药学会肾病分会学术年会，交流论文.

35. 维持性血液透析患者尿毒症性皮肤瘙痒的针刺治疗进展，2015年浙江省中医药学会肾病分会学术年会，交流论文.

36. 细胞迁移机制及TGF-$β_1$在血管通路内膜增生中作用，2015年浙江省中医药学会肾病分会学术年会，交流论文.

37. 血液净化治疗毒蕈中毒致横纹肌溶解症一例，2015年浙江省中医药学会肾病分会学术年会，交流论文.

38. "治未病"防治肾系疾病的体会，2016年中华中医药学会肾病分会学术年会，专题讲座.

39. 傅晓骏治疗慢性肾小球肾炎经验，2016年中华中医药学会肾病分会学术年会，交流论文.

40. 从氧化应激角度论中医药治疗慢性肾衰，2016年中华中医药学会肾病分会学术年会，交流论文.

41. 黄芪水蛭制剂对糖尿病肾病大鼠尿蛋白及血清IL-1β微炎症因子影响的实验研究，2016年中华中医药学会肾病分会学术年会，交流论文.

42. "治未病"防治肾系疾病的体会，2016年浙江省中医药学会肾病分会学术年会，交流论文.

43. 傅晓骏治疗慢性肾小球肾炎经验，2016年浙江省中医药学会肾病分会学术年会，交流论文.

44. 从氧化应激角度论中医药治疗慢性肾衰，2016年浙江省中医药学会肾病分会学术年会，交流论文.

45. 慢性肾脏疾病的管理和预防，2016年浙江省中医药学会肾病分会学术年会，交流论文.

46. 黄芪水蛭制剂对糖尿病肾病大鼠尿蛋白及血清IL-1β微炎症因子影响的实验研究，2016年浙江省中医药学会肾病分会学术年会，交流论文.

47. 朱丹溪治未病及养生思想总结，2017年浙江省中医药学会丹溪学派研究分会学术年会，交流论文.

48. Nrf_2在大鼠肾衰模型中的表达及肾毒宁颗粒保护作用的实验研究，2017年浙江省中医药学会肾病分会学术年会，交流论文.

49. 肾毒宁颗粒对5/6肾切除大鼠肾衰模型抗纤维化作用及其机制的实验研究，2017年浙江省中医药学会肾病分会学术年会，交流论文.

50. 肾毒宁对5/6肾切除大鼠肾衰模型肾脏氧化应激损伤的保护作用，2017年浙江省中医药学会肾病分会学术年会，交流论文.

51. 中药肾毒宁颗粒在慢性肾衰大鼠肾保护作用及其机制的实验研究，2017

年浙江省中医药学会肾病分会学术年会，交流论文.

52. 中药益气活血组方对糖尿病肾病大鼠肾保护作用的实验研究，2017年浙江省中医药学会肾病分会学术年会，交流论文.

53. 中医药适宜技术在慢性肾病中的应用，2018年浙江省中医药学会肾病分会学术年会，专题讲座.

54. 中药复方颗粒对慢性肾衰大鼠肾组织的抗氧化及MCP-1炎症因子作用的研究，2018年浙江省中医药学会肾病分会学术年会，交流论文.

55. 肾毒宁方对5/6肾切除大鼠的肾脏保护及其机制的实验研究，2018年浙江省中医药学会肾病分会学术年会，交流论文.

56. 中药配方颗粒肾毒宁方对慢性肾衰大鼠肾保护作用的实验研究，2019年中华中医药学会肾病分会学术年会，交流论文.

57. 八婺医学文化挖掘传承经验介绍，2019年浙江省中医药学会名老中医经验与学术流派传承分会学术年会暨浙江省中西部科技论坛中医药分论坛，专题讲座.

58. 白芍总苷运用于尿毒症相关性皮肤瘙痒的临床治疗，2019年浙江省中医药学会名老中医经验与学术流派传承分会学术年会暨浙江省中西部科技论坛中医药分论坛，交流论文.

59. 傅晓骏教授辨治雷诺现象的经验，2019年浙江省中医药学会名老中医经验与学术流派传承分会学术年会暨浙江省中西部科技论坛中医药分论坛，交流论文.

60. 傅晓骏教授治疗孤惑病临床经验，2019年浙江省中医药学会名老中医经验与学术流派传承分会学术年会暨浙江省中西部科技论坛中医药分论坛，交流论文.

61. 傅晓骏老师膏方治疗特色，2019年浙江省中医药学会名老中医经验与学术流派传承分会学术年会暨浙江省中西部科技论坛中医药分论坛，交流论文.

62. 肾毒宁方治疗慢性肾脏病2~4期的临床体会，2019年浙江省中医药学会名老中医经验与学术流派传承分会学术年会暨浙江省中西部科技论坛中医药分论坛，交流论文.

63. 体质辨识在慢性肾脏病的应用，2019年浙江省中医药学会名老中医经验与学术流派传承分会学术年会暨浙江省中西部科技论坛中医药分论坛，交流论文.

64. 从肺论治慢性肾炎蛋白尿一点体会，2019年浙江省中医药学会名老中医经验与学术流派传承分会学术年会暨浙江省中西部科技论坛中医药分论坛，交流论文．

65．中医体质辨识在慢性肾脏病的应用，2020年浙江省中医药学会肾病分会学术年会暨全国名中医王永钧学术经验传承研修班，专题讲座．

66．傅晓骏辨治糖尿病肾病经验，2020年中华中医药学会肾病分会学术年会，交流论文．

67．傅晓骏教授从"虚，瘀，湿"论治肾性水肿经验介绍，2020年中华中医药学会肾病分会学术年会，交流论文．

68．傅晓骏教授治疗慢性肾衰竭的经验，2020年中华中医药学会肾病分会学术年会，交流论文．

69．傅晓骏名中医治疗慢性肾炎药对经验举隅，2020年中华中医药学会肾病分会学术年会，交流论文．

70．中西医结合治疗老年难治性肾病综合征临床研究，2020年中华中医药学会肾病分会学术年会，交流论文．

71．Nrf_2在大鼠慢性肾衰模型中的表达及中药肾毒宁方保护作用的研究，2020年中华中医药学会肾病分会学术年会，交流论文．

72．傅晓骏教授治疗慢性肾脏病经验浅谈，2020年浙江省中医药学会肾病分会学术年会暨全国名中医王永钧学术经验传承研修班，交流论文．

73．傅晓骏辨治肾性蛋白尿经验拾萃，2020年浙江省中医药学会肾病分会学术年会暨全国名中医王永钧学术经验传承研修班，交流论文．

74．重型不典型流行性出血热一例诊治体会，2020年浙江省中医药学会肾病分会学术年会暨全国名中医王永钧学术经验传承研修班，交流论文．

75．中医外治法在慢性肾衰竭中的应用，2020年浙江省中医药学会肾病分会学术年会暨全国名中医王永钧学术经验传承研修班，交流论文．

76．名中医傅晓骏运用药对治疗慢性肾衰竭经验，2021年中华中医药学会肾病分会学术年会，交流论文．

77．中药肾毒宁方对慢性肾衰大鼠肾保护作用的研究，2021年中华中医药学会肾病分会学术年会，交流论文．

78．肾糖方对糖尿病肾病大鼠肾保护作用的实验研究，2021年中华中医药学会肾病分会学术年会，交流论文．

79．傅晓骏教授治疗肾性蛋白尿经验介绍，2021年浙江省中医药学会肾病分会学术年会暨全国名中医王永钧学术经验传承研修班，交流论文．

80. 傅晓骏教授运用益气温阳法治疗淋证经验探析，2021年浙江省中医药学会肾病分会学术年会暨全国名中医王永钧学术经验传承研修班，交流论文．

81. 名老中医临床辨治慢性肾炎规律探讨，2021年浙江省中医药学会肾病分会学术年会暨全国名中医王永钧学术经验传承研修班，交流论文．

82. 慢性肾脏病中医治疗，2021年浙江省中医药学会肾病分会学术年会暨全国名中医王永钧学术经验传承研修班，交流论文．

83. 肾毒宁颗粒对慢性肾衰大鼠MCP-1炎症因子作用的实验研究，2021年浙江省中医药学会肾病分会学术年会暨全国名中医王永钧学术经验传承研修班，交流论文．

84. 肾糖方对糖尿病肾病大鼠氧化应激及血清IL-6影响的实验研究，2021年浙江省中医药学会肾病分会学术年会暨全国名中医王永钧学术经验传承研修班，交流论文．

85. 基于肾－肠轴理论论述慢性肾衰竭与肠道菌群失调研究进展，2021年浙江省中医药学会肾病分会学术年会暨全国名中医王永钧学术经验传承研修班，交流论文．

86. 从经典论治水肿病，2021年浙江省中医药学会中医经典与传承研究分会学术年会，专题讲座．

87. 名中医傅晓骏运用药对治疗慢性肾炎经验，2021年浙江省中医药学会中医经典与传承研究分会学术年会，交流论文．

88. 傅晓骏运用膏方从"虚""瘀""湿热"论治肾脏疾病，2021年浙江省中医药学会中医经典与传承研究分会学术年会，交流论文．

89. 傅晓骏教授论治慢性肾衰竭经验介绍，2022年中华中医药学会肾病分会学术年会，交流论文．

90. 傅晓骏名中医治疗早中期慢性肾衰竭本虚证的用药规律研究，2022年中华中医药学会肾病分会学术年会，交流论文．

91. 肾病综合征中西医结合治疗，2022年浙江省中医药学会肾病分会学术年会暨全国名中医王永钧学术经验传承研修班，专题讲座．

92. 傅晓骏读《疡科纲要》启迪从"毒、热、瘀、虚"论治肾病下肢疮疡，2022年浙江省中医药学会肾病分会学术年会暨全国名中医王永钧学术经验传承研修班，交流论文．

93. 傅晓骏辨治尿路感染经验拾贝，2022年浙江省中医药学会肾病分会学术年会暨全国名中医王永钧学术经验传承研修班，交流论文．

94. 傅晓骏名中医治疗早中期慢性肾衰竭本虚证的用药规律研究，2022年浙江省中医药学会肾病分会学术年会暨全国名中医王永钧学术经验传承研修班，交流论文．

95. 傅晓骏从络病论治痛风性肾病慢性期经验，2022年浙江省中医药学会肾病分会学术年会暨全国名中医王永钧学术经验传承研修班，交流论文．

96. 名中医傅晓骏从五脏论治顽固性尿路感染，2022年浙江省中医药学会肾病分会学术年会暨全国名中医王永钧学术经验传承研修班，交流论文．

97. 肾毒宁方对慢性肾衰竭大鼠肾系膜细胞增殖影响及肾保护作用机制的实验研究，2022年浙江省中医药学会肾病分会学术年会暨全国名中医王永钧学术经验传承研修班，交流论文．

98. 傅晓骏名中医从"虚，瘀，湿"论治慢性肾小球肾炎经验介绍，2023年中华中医药学会肾病分会学术年会，交流论文．

99. 基于中医正邪理论探讨肠道菌群失调与慢性肾病的相关性，2023年中华中医药学会肾病分会学术年会，交流论文．

100. 肾毒宁对慢性肾衰竭大鼠多靶点肾保护作用的实验研究，2023年中华中医药学会肾病分会学术年会，交流论文

101. 傅晓骏教授从"虚、瘀、湿"论治慢性肾炎经验介绍，2023年浙江省中医药学会肾病分会学术年会暨国医大师王永钧学术经验传承研修班，交流论文．

102. 傅晓骏从"血不利则为水"浅析慢性肾衰竭治疗，2023年浙江省中医药学会肾病分会学术年会暨国医大师王永钧学术经验传承研修班，交流论文．

103. 傅晓骏教授运用血尿方治疗尿血病经验探析，2023年浙江省中医药学会肾病分会学术年会暨国医大师王永钧学术经验传承研修班，交流论文．

104. 傅晓骏教授治疗慢性肾脏病学术思想探析，2023年浙江省中医药学会肾病分会学术年会暨国医大师王永钧学术经验传承研修班，交流论文．

105. 中医药健康适宜技术在基层医院肾脏病专科患者管理中的应用，2023年浙江省中医药学会肾病分会学术年会暨国医大师王永钧学术经验传承研修班，交流论文．

106. 肾毒宁方对慢性肾衰大鼠的多靶点肾保护作用的实验研究，2023年浙江省中医药学会肾病分会学术年会暨国医大师王永钧学术经验传承研修班，交流论文．

三、学术著作

1. 主编. 婺州名老中医医案集. 北京：中国中医药出版社，2017.
2. 主编. 金华中医药文化志. 北京：中国中医药出版社，2020.
3. 主编. 傅晓骏肾脏病临床经验集萃. 北京：中国中医药出版社，2021.
4. 主编. 傅晓骏名中医验方撷菁. 北京：中国中医药出版社，2021.
5. 主编. 金华名老中医医案集. 北京：中国中医药出版社，2023.

四、发明专利

1. 一种治疗早期糖尿病肾病的中药制剂及制备方法. 专利号：ZL201110032614.4
2. 一种治疗慢性肾衰的中药制剂及制备方法. 专利号：ZL201010178134.4

附录二
科技奖项、荣誉称号、社会兼职

一、科技奖项

1. 芪蛭合剂治疗早期糖尿病肾病的临床观察与研究，2005年，金华市科学技术三等奖。第2005381号。（第1名）

2. 芪蛭合剂治疗早期糖尿病肾病的临床观察与研究，2006年，浙江省中医药科学技术创新三等奖。第200600041号。（第1名）

3. 肾毒宁对慢性肾衰脾肾阳虚型患者甲状腺激素影响的研究，2008年，浙江省中医药科学技术创新三等奖。第200800074号。（第1名）

4. 加速慢性肾衰进展因素及肾毒宁冲剂干预作用研究，2009年，浙江省中医药科学技术创新二等奖。第200900024号。（第1名）

5. 肾毒宁冲剂延缓早中期慢性肾衰多靶点作用的系列研究，2009年，金华市科学技术二等奖。第090145号。（第1名）

6. 肾毒宁颗粒剂延缓慢性肾衰纤维化作用机制的研究，2011年，浙江省中医药科学技术三等奖。第20110059号。（第1名）

7. 益气逐瘀方对糖尿病肾病干预作用的临床与实验研究，2012年，金华市科学技术三等奖。第2012076号。（第1名）

8. 黄芪水蛭制剂对糖尿病肾病实验鼠细胞因子影响的研究，2014年，浙江省中医药科学技术三等奖。第20140092号。（第1名）

9. 肾糖组方对糖尿病肾病气虚血瘀型整体干预机制的研究，2014年，金华市科学技术二等奖。第2014066号。（第1名）

10. 肾糖组方对糖尿病肾病气虚血瘀型整体干预机制的研究，2016年，证书号：2016-J-3-074-R01，浙江省科学技术进步三等奖。（第1名）

11. 慢性肾病中医风湿证治的临床研究，2019年，证书号2019-J-3-005-R07，浙江省科学技术进步三等奖。（第7名）

12. 脾肾阳虚血瘀型肾衰的理论基础及肾毒宁方干预机制研究，2020年，证书号：2020-J-3-121-R01，浙江省科学技术进步三等奖。（第1名）

二、荣誉称号

1. 1998年被评为"金华市医届新秀"。
2. 2004年被评为"金华市名医"。
3. 2007年被评为2006～2007年度"金华市女职工巾帼爱岗标兵"。
4. 2008年获2007～2008年度"浙江省优秀医师奖"。
5. 2010年被评为"金华市劳动模范"。
6. 2010年被评为"金华市拔尖人才"。
7. 2012年获金华市中医院"名医标兵"。
8. 2013年领导金华市中医院肾病科获"全国五一巾帼标兵岗"。
9. 2013年被评为"金华市名老中医药专家学术经验继承工作指导老师"。
10. 2014年被评为"金华市科技创新领军人才"。
11. 2014年被评为"浙江省名中医"。
12. 2017年被评为"金华市优秀医师"。
13. 2017年被遴选为"全国第六批老中医药专家学术经验继承工作指导老师"。
14. 2017年列为"浙江省傅晓骏名老中医专家传承工作室建设项目"。
15. 2021年列为"傅晓骏全国名老中医药传承工作室建设名单"。
16. 2022年评为"浙江省巾帼创新工作室——傅晓骏科技创新工作室"。

三、社会兼职

1. 中华中医药学会肾病分会常务委员（2010第一届、第二届、第三届、第四届）
2. 中华中医药学会内科分会委员（第六届、第七届2018年）
3. 中华中医药学会学术流派与传承分会委员（2018年第一届）
4. 中华中医药学会名医学术研究分会委员
5. 中华中医药学会医史文献分会委员（2021年第八届）
6. 中国民族医药学会常务理事（2015年）
7. 世界中医药学会联合会医案专业委员会理事（第一届2014—2018年）
8. 浙江省中医药学会常务理事（第六届、第七届2020年）
9. 浙江省中医药学会理事（第五届2010年）
10. 浙江省中医药学会肾病分会副主任委员（第四届、第五届、第六届

2023年）

11. 浙江省中医药学会名老中医经验与学术流派传承分会副主任委员（第一届、第二届2023年）

12. 浙江省中医药学会中医经典与传承研究分会副主任委员（第二届、第三届2023年）

13. 浙江省中医药学会医史文献分会副主任委员（第一届、第二届、第三届2023年）

14. 浙江省中医药学会丹溪学派研究分会常务委员（第一届、第二届2023年）

15. 浙江省中医药学会内科分会常务委员

16. 浙江省中医药学会膏方分会常务委员（2020年第一届、第二届）

17. 浙江省中医药学会中医药文化研究分会常务委员（2022年第三届）

18. 浙江省康复医学会肾脏病康复专业委员会委员（第一届、第二届2022年）

19. 浙江省中西医结合学会肾病专业委员会委员（第三届、第四届2014年）

20. 金华市科学技术协会常务委员（2018—2023年）

21. 金华市女科技工作者协会副会长

22. 金华市中医药学会副会长、秘书长（第五届兼秘书长、第六届兼秘书长、第七届副会长）

23. 金华市中医药文化研究所常务副所长（2015—2023年）

24. 金华市中医药文化研究所所长（2023年）